DR. MED. DAVID L. KATZ

MIT STACEY COLINO

Gut essen

GOLDMANN
Lesen erleben

Buch

Ständig werden neue Diäten, Nahrungsergänzungsstoffe und andere Wundermittel erfunden – und wir machen jeden Trend mit, der uns für gesund verkauft wird. Viele Menschen in unserer Gesellschaft leiden an schweren und oftmals unheilbaren Erkrankungen wie Herzproblemen, Diabetes, Demenz, Krebs und Fettleibigkeit. Aus Angst laufen wir jedem Ernährungs- und Heiltrend hinterher, ohne uns über die Folgen klarzuwerden. Der Ernährungswissenschaftler Dr. David L. Katz erklärt uns leicht verständlich, wie wir für viele dieser Krankheiten das Risiko um 80 Prozent senken können – und welche Trends wir besser nicht mitmachen sollten.

Autoren

Dr. med. David L. Katz ist Professor für Medizin an der Yale University. Er ist Mitbegründer und Leiter des Yale Prevention Research Center, das auf die Erforschung und Prävention chronischer Krankheiten spezialisiert ist. Katz ist Autor zahlreicher wissenschaftlicher Aufsätze und Bücher, unter anderem eines Standardwerks zur Ernährung stationär behandelter Patienten. Er ist Vater von fünf Kindern.

Stacey Colino ist freiberufliche Journalistin. Sie ist spezialisiert auf Gesundheit, Fitness, Psychologie, Wellness und Ernährung und gibt neben ihrer Arbeit als Autorin Kurse als zertifizierte Spinning- und Fitnesslehrerin.

Dr. med. David L. Katz
mit Stacey Colino

Gut essen

Schluss mit dem Ernährungswahn

Aus dem amerikanischen
Englisch von Gaby van Dam

GOLDMANN

Die US-amerikanische Originalausgabe erschien 2013 unter dem Titel »Disease Proof« bei Penguin Publishing Group, New York.

Alle Ratschläge in diesem Buch wurden von den Autoren und vom Verlag sorgfältig erwogen und geprüft. Eine Garantie kann dennoch nicht übernommen werden. Eine Haftung der Autoren beziehungsweise des Verlags und seiner Beauftragten für Personen-, Sach- und Vermögensschäden ist daher ausgeschlossen.

Wir haben uns bemüht, alle Rechteinhaber ausfindig zu machen, verlagsüblich zu nennen und zu honorieren. Sollte uns dies im Einzelfall aufgrund der schlechten Quellenlage bedauerlicherweise einmal nicht möglich gewesen sein, werden wir begründete Ansprüche selbstverständlich erfüllen.

Sollte diese Publikation Links auf Webseiten Dritter enthalten, so übernehmen wir für deren Inhalte keine Haftung, da wir uns diese nicht zu eigen machen, sondern lediglich auf deren Stand zum Zeitpunkt der Erstveröffentlichung verweisen.

MIX
Papier aus verantwortungsvollen Quellen
FSC® C014496
FSC www.fsc.org

Verlagsgruppe Random House FSC® N001967

Dieses Buch ist auch als E-Book erhältlich.

1. Auflage
Vollständige Taschenbuchausgabe Juli 2018

Umschlag: Uno Werbeagentur, München
Umschlagmotiv: GettyImages/TongRo Images Inc
Redaktion: Birthe Katt
Layout: Buch-Werkstatt GmbH, Bad Aibling
Satz: Buch-Werkstatt GmbH, Bad Aibling
Druck und Bindung: GGP Media GmbH, Pößneck
Printed in Germany
JE · Herstellung: cb
ISBN 978-3-442-17751-6
www.goldmann-verlag.de

Besuchen Sie den Goldmann Verlag im Netz

Für meine Patienten – in Dankbarkeit für all die bereichernden Erfahrungen, die mir beim gemeinsamen Streben nach besserer Gesundheit zuteil wurden.

Inhalt

Einleitung

Ist Ihnen schon einmal aufgefallen, dass sich die Medien beim Thema Gesundheit vor allem auf die neuesten erschreckenden Risiken, die derzeit im Trend liegenden Behandlungsmöglichkeiten oder die verheißungsvollsten Supertherapien (die es so natürlich gar nicht gibt) konzentrieren? Das ist so, weil Ernährungs- und Gesundheitstipps in Zeitschriften und im Fernsehen vor allem die Aufgabe haben, uns dazu zu bringen, das jeweilige Magazin monatlich zu lesen beziehungsweise täglich die eine Sendung im Fernsehen einzuschalten. Die ständig neuen Informationen und Tipps wirken geradezu verwirrend, doch das kümmert Verleger oder TV-Produzenten nicht im Mindesten. Ich weiß das, da ich über ein wenig Insiderwissen verfüge.

Über meine Arbeit als Spezialist für Präventivmedizin hinaus war ich als Kolumnist für US-amerikanische Zeitschriften und als medizinischer Experte für US-Nachrichtensendungen tätig. Als ich vor ein paar Jahren eines Abends gerade an den Vorbereitungen für einen Fernsehbeitrag über eine neue Ernährungsstudie saß, riefen mich die Redakteure und Produzenten dieser Sendung an. Wir gingen wie gewöhnlich den Inhalt durch – bis ich ihnen mitteilte, worin meines Erachtens die »Pointe« liegen sollte. An dieser Stelle schaltete sich plötzlich die Senior Producerin ein, die zuvor nur schweigend zugehört hatte: »Das kannst du nicht sagen!«

»Warum nicht?«, fragte ich.

»Weil du das letzte Woche in der Sendung schon erzählt

hast«, erklärte sie. »Es wird langweilig, wenn du immer das Gleiche sagst.«

»Kann sein«, antwortete ich, »doch zufälligerweise sind Obst und Gemüse immer noch sehr gesund!«

Diese Situation ist nicht sonderlich ungewöhnlich; ich habe das während meiner Arbeit bereits ziemlich häufig so erlebt. Der springende Punkt ist, es gibt ein konstantes Spannungsfeld in den Medien zwischen neu und wahr, zwischen fundierten wissenschaftlichen Erkenntnissen und provokativen Schlagzeilen oder verblüffenden Zitaten. Auch wenn ich Verständnis dafür habe, dass die Medien um die Aufmerksamkeit ihres Publikums kämpfen müssen – langweilige wissenschaftliche Erkenntnisse aufzumöbeln, sodass sie aufregender, knackiger oder überraschender daherkommen, verändert sie manchmal derart, dass die Wahrheit kaum noch zu erkennen ist.

Können Sie die Wahrheit vertragen?

Dieses Phänomen erinnert mich an die packende Gerichtsszene aus dem Film »Eine Frage der Ehre«, als der von Tom Cruise verkörperte Navy-Anwalt Daniel Kaffee dem mürrischen Colonel Nathan R. Jessup, gespielt von Jack Nicholson, auf den Zahn fühlt, ob dieser einen Code Red angeordnet habe. Als Kaffee ihn anbrüllt, er wolle die Wahrheit wissen, gibt der andere zurück: »Sie können die Wahrheit doch gar nicht vertragen!«

Auch in der Welt der Medizin und der Gesundheit herrscht die Meinung vor, Menschen könnten die Wahrheit nur vertragen, wenn sie hübsch verpackt ist. Können *Sie* sie vertragen? Das ist eine überaus wichtige Frage, denn falls die Antwort Ja lautet, sind Sie auch imstande, die Kontrolle über die Hauptschalthebel Ihres medizinischen Schicksals zu übernehmen. Wir können sowohl die Zahl unserer Lebensjahre als auch deren Qualität maßgeblich beeinflussen. Wir können uns selbst dabei helfen, Krankheiten und Gesundheitsrisiken zu umgehen und unsere Kinder unterstützen, dasselbe zu tun. Wir können sogar die Implikationen unserer DNA zu unseren Gunsten verändern. Die Hauptschalthebel unseres persönlichen medizinischen Schicksals haben großen Einfluss, und wir selbst können sie jederzeit bedienen. Für die EPIC-Studie (Prospektive europäische Studie über Zusammenhänge zwischen Ernährung und Krebs) mit 23 153 deutschen Probanden im Alter zwischen 35 und 65 Jahren, untersuchten Wissenschaftler in Potsdam den Einfluss von vier Faktoren auf Gesundheit und Lebenserwartung: körperliche Aktivität, Ernährung, Körpergewicht und (Nicht-)Rauchen. Das Vorhandensein jedes einzelnen gesunden Lebensstilfaktors – mindestens 3 ½ Stunden körperliche Aktivität pro Woche, eine gesunde Ernährung (mit viel Obst, Gemüse, Vollkornbrot und wenig rotem Fleisch), ein Body Mass Index (BMI) unter 30 und Nichtraucher zu sein – ging mit einer Senkung des Risikos für alle chronischen Kranheiten einher. Jeder einzelne zum positiven gewendete Lebensstilfaktor verringerte die Wahrscheinlichkeit, chronisch zu erkranken, um 50 Prozent. Am bedeutendsten war jedoch die Erkenntnis, dass die Teilnehmer, die sich bereits zu Anfang der Studie in allen vier Bereichen vorbildlich verhielten, ein um beinahe 80 Prozent niedrigeres Risiko für schwere chronische Krankheiten aufwiesen. Allein die Wahrscheinlichkeit, an

Diabetes zu erkranken, war um 93 Prozent niedriger. Es gibt einfach – und wird es meiner Meinung nach nie geben – kein Medikament, das es mit diesem Ergebnis aufnehmen könnte. Und um die Lebensweise als eine Art Arzneimittel zu nutzen – nun ja, dafür braucht es nicht einmal ein Rezept vom Arzt!

Es ist wichtig, nicht aus den Augen zu verlieren, wie Wissenschaft eigentlich funktioniert: Es geht darum, nach und nach Belege zu sammeln, sowie darum, allmählich ein Verständnis für ein bestimmtes Thema zu entwickeln, was allerdings manchmal auch althergebrachte Wahrheiten mit einschließt. (Ja, Obst und Gemüse sind wirklich gesund, ebenso wie sie es letzte Woche waren und es auch nächste Woche noch sein werden.) Wenn Sie den neuesten Medienberichten zu viel Glauben schenken, die wieder mal verlautbaren, was gesund oder ungesund ist, oder was nun wirklich ein bestimmtes Krankheitsrisiko erhöht beziehungsweise senkt, könnten Sie am Ende das Gefühl haben, unter einer Lawine von Gesundheitsinformationen begraben zu werden. Sie werden frustriert die Hände heben und überhaupt nicht mehr auf solche Mitteilungen achten, auch wenn sie tatsächlich von Belang sind. So weit sollte es natürlich nicht kommen.

Ganz im Gegensatz zu dem, was allgemein angenommen und uns von den Medien manchmal vermittelt wird, bestimmen Gene weder unser Gewicht noch unseren späteren Gesundheitszustand. Sie sagen lediglich etwas über die *Wahrscheinlichkeit* für bestimmte Krankheiten aus. Es geht hier um Möglichkeiten; nichts ist in Stein gemeißelt. Aus unserer DNA lässt sich nicht vorhersagen, dass wir eine bestimmte Krankheit bekommen werden, außer, es handelt sich um solche, deren Ursache in einer Genmutation liegt (wie die Huntington-Krankheit, Mukoviszidose oder Sichelzellenanämie). Tatsächlich sind wir es selbst, die auf der Reise in Richtung Gesundheit oder Krankheit das Steuer in der Hand haben. Hören Sie daher auf, den Genen die Schuld für Ihren zukünftigen Gesundheitszustand zuzuschieben.

Wir haben unsere Gesundheit selbst in der Hand

Die meisten Krankheiten sind keine Zufälle, vielmehr sind sie die Konsequenz dessen, was die Menschen täglich tun. Sie sind eine Stufe zwischen Lebensgewohnheiten und Gebrechen oder Tod. Das bedeutet, dass die Hauptursachen für Tod und Krankheiten größtenteils in unserer Hand liegen, weil sie daraus resultieren, ob wir uns regelmäßig sportlich betätigen und gesund ernähren oder aber rauchen. Im Großen und Ganzen besteht darin die Kernessenz bahnbrechender wissenschaftlicher Forschungen – und es ist zugleich die zentrale Prämisse dieses Buches. Erwiesenermaßen müssen Sie sich also lediglich in vier Bereichen (Ernährung, sportliche Aktivität, Körpergewicht, Nichtrauchen) vernünftig verhalten, um damit das Risiko für *alle* chronischen Krankheiten um 80 Prozent zu senken. Ja, Sie haben richtig gelesen: 80 Prozent! (Die Liste besteht aus vier Aspekten, doch wenn Sie sich gesund ernähren und sportlich aktiv sind, werden Sie automatisch ein gesundes Körpergewicht erreichen – Sie brauchen sich also nur auf drei Dinge zu konzentrieren.) Diese Erkenntnis könnte – und sollte, wie ich finde – unser Leben verändern, indem sie uns dazu bringt, gesündere Entscheidungen hinsichtlich unseres Lebensstils zu treffen. Wenn Sie es richtig anfangen, können Sie Ihre Zukunft bis hin zur genetischen Ebene neu bestimmen. Für einen Präventionsspezialisten wie mich ist dies von grundlegender Bedeutung, da Apathie und Fatalismus zu den ärgsten Feinden von Gesundheit und Heilung gehören.

Von Kindheit an war mir klar, dass ich einmal Arzt werden wollte. Mein Vater ist Arzt, und auch ich wollte etwas Wichtiges tun, das mich herausforderte und etwas bewirkte. Lange habe ich überlegt, welche medizinische Richtung ich wirklich einschlagen wollte. Während meiner Ausbildung im Krankenhaus fiel mir auf, dass ungefähr acht von zehn Patienten ernsthaft krank waren, und dass alle diese Krankheiten durch mehr Bewegung, eine gesunde Ernährung oder den Verzicht auf Tabak hätten vermieden werden können. Es erschien mir tragisch, dass diese Menschen litten und ihr eigenes Leben verkürzten – wo sie sich durch eine gesündere Lebensführung ganz einfach gegen solches Elend hätten schützen können. An diesem Punkt wurde mir klar, wohin mich mein beruflicher Weg führen würde: Ich wollte lernen, wie man sich die Lebensweise, und dabei insbesondere die Ernährung, als Heilmittel zunutze machen konnte, um den Menschen dabei zu helfen, gar nicht erst krank zu werden. Der Rest ist, wie man sagt, Geschichte. Seitdem arbeite ich als Internist und Spezialist für präventive Medizin. Bei der Behandlung meiner Patienten stütze ich mich auf beide Aspekte meiner Ausbildung – und versuche, so viele Menschen wie möglich davor zu bewahren, noch einmal mein Patient oder der irgendeines anderen Arztes zu werden!

Schreiben Sie Ihre Zukunft neu

Tatsache ist, gesunde Verhaltensweisen schaffen die Möglichkeit, die Karten der Genetik zu den eigenen Gunsten neu zu verteilen. Schließlich beeinflussen Gene die Gesundheit nicht durch ihre bloße Existenz; sie verkörpern ein Rezept für biologisches Material, das zubereitet werden muss, um eine Krankheit anzustoßen. Indem Sie Ihren Lebensstil verändern, können Sie das Verhalten der Gene modifizieren und dabei insbesondere ihre Expression beeinflussen, also die Form, in der die genetische Information zum Ausdruck kommt. Nur weil Sie ein Gen besitzen, das Sie beispielsweise anfälliger für Darmkrebs oder Lungenkrebs macht, heißt das noch lange nicht, dass Sie diese Krankheit tatsächlich entwickeln werden. Wenn Sie regelmäßig Sport treiben, sich gesund ernähren, nicht rauchen und nicht übergewichtig sind, stehen die Chancen gut, dass Sie diese Krankheiten niemals bekommen werden, auch, wenn andere Familienmitglieder davon betroffen sind.

Der Mensch verfügt nur über eine begrenzte Zahl von Körperteilen – es steht nicht zu erwarten, dass neue Organe oder Knochen entdeckt werden – und das Gleiche gilt auch für die Kompetenzen (Skills), die unser Leben retten und die Gesundheit wie auch unser Wohlergehen fördern können. Manche Menschen verfügen über eine gewisse Bandbreite an Skills, mit deren Hilfe sie trotz all der widerstreitenden Informationen und entgegenstehenden gesellschaftlichen Kräfte schlank und gesund bleiben können. Sie wurden nicht mit diesen Skills geboren; sie haben sie irgendwann in ihrem Leben erlernt, und Sie können das auch. Sie können sich das

Ganze wie einen lebensnotwendigen Werkzeugkasten vorstellen, von dem Sie bisher nicht einmal wussten, dass Sie ihn brauchen: Sobald Sie einmal über ihn verfügen und mit den verschiedenen Werkzeugen umgehen können, werden Sie es Ihr Lebtag nicht mehr verlernen.

Dass sich die Erkrankungsrate an allen chronischen Leiden um 80 Prozent reduzieren lässt, zählt zu den beeindruckendsten Fortschritten in der Geschichte des Gesundheitswesens. Auch wenn es sich zweifelsohne um ein hervorragendes Ergebnis handelt, es ist nur eine Statistik, und Statistiken sind im Allgemeinen langweilig, trocken, nichtssagend – und anonym. Was können wir also tun, damit diese Vorstellung mehr Begeisterung in uns entfacht? Lassen Sie uns einmal im Detail betrachten, wie sich diese Risiken auf Ihren persönlichen Kontext auswirken. Hatten Sie oder einer Ihrer Lieben schon mal einen Herzinfarkt, einen Schlaganfall, eine Krebserkrankung oder Diabetes? Vergegenwärtigen Sie ihre Gesichter, sprechen Sie ihre Namen aus, und erinnern Sie sich daran, wie es sich für Sie anfühlte, als Sie erfuhren, dass sie eine lebensbedrohliche Krankheit entwickelt hatten. Wissen Sie noch, wie erschütternd das war? Stellen Sie sich jetzt die Gesichter von Freunden, Kollegen, Nachbarn und anderen vor, wie diese sich die Gesichter ihrer nächsten Mitmenschen vor Augen halten, die ähnliche Diagnosen erhalten haben. Denken Sie darüber nach, wie sie sich gefühlt haben müssen. Wahrscheinlich wird Ihnen nicht gefallen, was Sie da sehen.

Doch warten Sie: Stellen Sie sich jetzt vor, wie es wäre, wenn acht von zehn Menschen, die sich diese persönliche Katastrophe vor Augen gehalten haben, nie eine solch furchtbare Nachricht erhalten hätten, weil es einfach nicht passiert wäre? Ihre Mutter ist nie an Krebs erkrankt. Ihr guter Freund oder

Kollege hatte keinen Herzinfarkt. Ihr Großvater hatte keinen Schlaganfall. Sie haben keinen Diabetes entwickelt. Das ist doch gleich ein sehr viel schönerer, begeisternderer und bedeutend erbaulicherer Gedanke, nicht wahr? Besser noch: Diese Vorstellung kann tatsächlich wahr werden, wenn jeder von uns in den Bereichen Ernährung, Bewegung und Nichtrauchen seinen Teil beiträgt. Der Schlüssel liegt darin, alles was wir im Moment über die Möglichkeiten der Bekämpfung chronischer Krankheiten wissen, in die Tat umzusetzen, denn Wissen wird erst dann Macht, wenn es sinnvoll eingesetzt wird.

Die zweite Chance für Ihren Körper

Wenn ich meine Patienten nach dem Grund ihres Praxisbesuchs bei mir frage, so antworten die meisten: »Um wieder gesund zu werden«, wenn ihnen gerade etwas fehlt, während diejenigen, die gerade körperlich gesund sind, sich häufig Tipps von mir holen, um diesen Zustand aufrechterhalten zu können. Meine zweite Frage lautet dann stets: »Warum ist es Ihnen überhaupt wichtig, gesund zu sein? Wozu ist Gesundheit gut?«

Die übliche Reaktion auf diese Fragen ist Schweigen. Niemand macht sich wirklich Gedanken darüber, dass Gesundheit *für* etwas gut ist, doch genau so ist es. Sie ist dazu da, dass wir das Leben leben können, das wir wollen und verdienen, um uns wohl zu fühlen und den Alltag so gut wie möglich zu meistern. Sie ist weder Prüfung noch Buße oder Strafe. Sie ist eine Belohnung und die Rendite für unsere Investition in uns selbst (übrigens eine Rendite, die die Investition mehr als rechtfertigt). Das gilt für das Geld, das wir für unsere

Alterssicherung oder für die Ausbildung unserer Kinder auf die Seite legen, und das gilt selbstverständlich auch für den Einsatz zur Verbesserung unserer Gesundheit. Schließlich ist das Leben schöner, wenn man gesund ist. Und wenn Sie diese Erkenntnis weitergeben, indem Sie Ihre gesundheitsfördernden, krankheitsbekämpfenden Strategien mit Ihren Lieben teilen, wird Ihr Leben noch schöner werden, weil die Menschen, die Sie lieben, sich ebenso wie Sie bester Gesundheit erfreuen werden.

Sie brauchen Engagement und Übung, bis diese Skills automatisch und ohne nachzudenken ablaufen, vor allem in Anbetracht der Welt, in der wir heute leben. Wir haben es uns nicht ausgesucht, in ein Umfeld geboren zu werden, das Adipositas (Fettleibigkeit) fördert, dennoch sind wir hier. Wir haben es uns nicht ausgesucht, umgeben von einer Flut äußerst wohlschmeckender, kalorienreicher Fertignahrungsmittel zu leben, dennoch sind wir hier. Und obwohl wir es uns ebenfalls nicht ausgesucht haben, zu der ersten Generation des *Homo sapiens* zu gehören, die sich von der Arbeit bis hin zu Freizeitaktivitäten völlig auf alles erleichternde Technik stützen kann, und – Sie ahnen es bereits – dennoch sind wir hier. In unserer modernen Welt braucht man weder ein Vielfraß zu sein, um sich zu überessen, noch ein Faulpelz, um sich zu wenig zu bewegen und somit zuzunehmen. Das ist auch der Grund, warum Adipositas und chronische Erkrankungen inzwischen keine Ausnahmeerscheinungen mehr sind, sondern vielmehr die Norm.

Es liegt sowohl in der Verantwortung der Politiker wie auch in unserer eigenen, etwas für die allgemeine Gesundheit zu tun. Während Sie darauf warten, dass die Welt sich ändert, können Sie das Steuer selbst in die Hand nehmen, um Ihren Gesundheitsverlauf und den Ihrer Familie in eine bessere Richtung zu lenken. Wie das geht, erfahren Sie in diesem Buch. Es ruft zum Handeln auf, bietet einen Entwurf für eine gesündere Lebensweise und untersucht die spezifischen Faktoren, die zu dem epidemiehaften Auftreten von Adipositas und chronischen Erkrankungen in unserer Kultur führen. Gleichzeitig, und das ist noch viel wichtiger, liefert es die benötigten Werkzeuge, um überhaupt gesundheitsfördernde Veränderungen vornehmen zu können. So können Sie Ihr Gewicht besser unter Kontrolle halten, Ihr natürliches Immunsystem stärken, lebensverändernde Krankheiten im Keim ersticken und möglicherweise sogar durch Krankheiten verursachte Schäden revidieren. Sie bekommen zum allerersten Mal im Leben einen kompletten Werkzeugsatz in die Hand, der es Ihnen ermöglicht, Ihr medizinisches Schicksal zum Positiven zu wenden. Es ist wie Fahrradfahren: Wenn man es einmal beherrscht, verlernt man es nie mehr.

In den folgenden Kapiteln erfahren Sie, wie Sie Ihre Willenskraft stärken und die Kompetenzen erwerben können, die Sie dabei unterstützen, Ihre Ernährungsgewohnheiten zu Hause wie auch unterwegs zu verbessern, wie Sie gesünder einkaufen und kochen und wie Sie körperlich aktiver werden können. Sie lernen, wie sich Ihre Geschmacksknospen trainieren lassen, damit Sie gesündere Speisen bevorzugen, Sportarten zu finden, die Ihnen Spaß machen und wie Sie diese in Ihren Alltag integrieren können, und Sie lernen das Geschenk körperlicher Vitalität besser schätzen. Außerdem werden Sie herausfinden, wie Sie auch andere Aspekte Ihres Lebensstils verbessern beziehungsweise lindern können – darunter soziale Kontakte, Schlaf, Stress und Schmerzen –, sodass diese Ihre Ess- und Bewegungsgewohnheiten positiv verstärken können. Und das Allerbeste: Sie werden schließlich in der Lage sein, einen Plan zu entwerfen, der ganz genau an Ihre Situation und Ihre Bedürfnisse angepasst ist. Packen wir es an!

1

Die Kraft der natürlichen Ernährung

In unserer Kultur tendieren wir dazu, Krankenhäuser, Kliniken, Ärzte, Krankenschwestern und andere medizinische Berufe unter dem Begriff »Gesundheitssystem« zusammenzufassen. Das könnte zu der Annahme verleiten, es gäbe eine Instanz – beispielsweise ein Arzt, ein Medikament oder eine Therapie – mit der ultimativen Kontrolle über Ihre Gesundheit. Doch das ist nicht der Fall. Im Großen und Ganzen konzentriert sich unser gegenwärtiges System auf die Behandlung von Krankheiten, es ist also im eigentlichen Sinne gar kein »Gesundheitssystem«. Ohne Frage, Kranken muss geholfen, ihre Leiden sollen gelindert werden. Doch nur in den seltensten Fällen stehen tatsächlich gesundheitsfördernde Maßnahmen im Fokus des professionellen medizinischen Services. Diese liegen fast ausschließlich in Ihrer Macht.

Ein kürzlich erschienener Bericht des Centers for Disease Control and Prevention (CDC) weist darauf hin, dass wir unsere gesteigerte Lebenserwartung viel eher innovativem biomedizinischem Fortschritt als unseren persönlichen Entscheidungen verdanken. Das National Center for Health Statistics am CDC berichtete, dass die allgemeine Lebenserwartung in den Vereinigten Staaten beim noch nie dagewesenen Höchststand von 77,9 Jahren liege, wobei die Frauen mit durchschnittlich 80,4 Jahren die Männer, die im Mittel 75,3 Jahre alt werden – wie immer –, überleben würden.

2012 veröffentlichte die Zeitschrift *The Lancet* einen ausführlichen Bericht darüber, dass die Lebenserwartung fast überall rund um den Globus aufgrund von verschiedensten Fortschritten in der modernen Medizin und dem Gesundheitswesen steige. Die schlechte Nachricht: In den wirtschaftsstarken Ländern wie auch in den Entwicklungsländern wachsen die Probleme durch chronische Leiden. Immer mehr Menschen erkranken in immer jüngerem Alter und mit immer länger andauernden Krankheitsphasen – ein Problem, das vor allem die USA betrifft.

Ein Artikel des Berichts beschäftigt sich mit einem Mess-Standard, der »HALE« genannt wird – was so viel bedeutet wie »gesunde Lebenserwartung«. In den Vereinigten Staaten lag die gesunde Lebenserwartung 2010 für Männer bei 65,0 Jahren (etwa 11 Jahre weniger als die eigentliche Lebenserwartung), während sie bei Frauen bei 67,4 Jahren (etwa 13 Jahre weniger als die eigentliche Lebenserwartung) lag. Das Beunruhigendste an diesen Zahlen ist die Differenz zwischen der eigentlichen und der gesunden Lebenserwartung: ein beträchtlicher Zeitraum, in dem unsere Lebensqualität von chronischen Krankheiten und Gebrechen belastet wird. Dieses Verhältnis ist mehr als bedenklich.

Sowohl die *Lancet* Studie wie auch das CDC berufen sich auf zuverlässige Daten, die darauf hinweisen, dass die Quoten für Fettleibigkeit, Diabetes und chronische Erkrankungen in den USA (und, in zunehmendem Maße, auch weltweit) einen historischen Höchststand erreicht haben. Man kann sich das ganz leicht ausrechnen. Steigt die Lebenserwartung gleichzeitig mit der Zahl der chronischen Erkrankungen an, so bedeutet dies, dass wir zwar länger leben, das allerdings in schlechterer Verfassung. In den Vereinigten Staaten werden mehr als 75 Prozent der Gesundheitsausgaben – insgesamt mehrere 100 Milliarden Dollar pro Jahr – auf die Behandlung chronischer Leiden verwandt. Doch das müsste nicht so sein. Der Schlüssel zur Erlangung wahrer Gesundheit liegt allein in unserer Hand. Jeder von uns hat das Potential, seine gesundheitliche Situation im Laufe seines Lebens zu verändern – doch wir brauchen die richtigen Skills, um auf dieses Potential zurückgreifen zu können.

Bis heute beschäftigen sich zahlreiche Menschen mit der Frage, inwieweit es natürliche Faktoren (Genetik) sind oder aber die Ernährung (Umwelt), durch die unser individuelles Gesundheitsrisiko maßgeblich bestimmt wird. Seit etwa zehn Jahren wird diese Diskussion wieder sehr viel lebhafter geführt. Nun, da das Mysterium des menschlichen Genoms enträtselt war, nahm man allgemein an, dass den Ursachen für Krankheiten bald mithilfe der Gentechnik beizukommen wäre. Was sich so nicht bewahrheitet hat. Doch völlig unerwartet hat sich eine andere Erkenntnis herauskristallisiert: Immer mehr wissenschaftliche Untersuchungen zeigten das Ausmaß auf, in dem die Umwelt (und dabei insbesondere unsere Lebensgewohnheiten) das Risiko zur Entwicklung lebensbedrohlicher chronischer Erkrankungen beeinflusst – und das sogar in ihrem genetischen Ursprung. Mit anderen Worten, wir haben an der verkehrten Stelle gesucht und die falschen Fragen gestellt. In Wahrheit brauchen wir keine neuen wissenschaftlichen Durchbrüche oder Nobelpreise, um die genetischen Ursachen bedeutender Krankheiten zu beheben. Wir verfügen bereits über die benötigten Fähigkeiten, und es ist an der Zeit, uns sowohl auf gesellschaftlicher wie auch auf individueller Ebene wieder auf sie zu besinnen.

Schließlich bringt die landesweite Adipositas-Epidemie ernsthafte gesundheitliche Konsequenzen für uns und unsere Angehörigen mit sich: Sie verursacht explodierende Kosten bei den Gesundheitsausgaben und führt zu einer verringerten nationalen Produktivität (rechnet man die hohen Abwesenheitsraten, die ineffiziente Arbeitsleistung sowie mangelnde berufliche Aufstiegschancen mit ein). Mittlerweile lassen sich laut neueren Forschungsergebnissen ungefähr 17 Prozent der medizinischen Ausgaben auf Adipositas zurückführen. Die genannten Studien wiesen darauf hin, dass die Auswirkungen der landesweiten (Über-)Gewichtsproblematik auf die Gesundheitsausgaben in etwa doppelt so hoch sind wie ursprünglich angenommen. Extremes Übergewicht ist nicht das einzige Problem; hinzu kommen die chronischen Erkrankungen – manche lebensbedrohlicher Art (wie Herzerkrankungen und Diabetes), andere beeinträchtigen die Lebensqualität (wie Arthrose oder chronisches Sodbrennen) –, die sich häufig hinzugesellen. Während in Deutschland nach Informationen des Robert Koch-Instituts gegenwärtig rund ein Viertel aller Deutschen unter Adipositas leiden, sind in den USA nach Aussage des CDC sogar annähernd 35 Prozent aller Erwachsenen adipös (nach der Definition, dass ihr Body Mass Index oder ihr BMI bei mindestens 30 liegt). Ein neuerer Bericht weist darauf hin, dass die Zahl in den USA bis zum Jahr 2030 noch auf 42 Prozent steigen wird, sodass es in den nächsten zwei Jahrzehnten zu Mehrkosten von 549,5 Milliarden Dollar im Gesundheitsetat der USA kommen wird. Das ergibt ein 15-Faches des jährlichen Haushalts des Nationalen Gesundheitsinstituts der USA! Mit anderen Worten: Wir sind dabei, mehr als eineinhalb Jahrzehnte Finanzierung des weltweit führenden biomedizinischen Forschungslabors für absolut vermeidbare Kosten zu verschwenden, die entstehen, weil wir immer noch dicker werden.

Für den Fall, dass der gegenwärtige Trend weiter andauert, prognostiziert das CDC für das Jahr 2050, dass einer von drei US-Amerikanern (in etwa hundert Millionen Menschen) an Diabetes erkrankt sein wird. Mittlerweile müssen sogar die Fünf- bis Vierzehnjährigen immer häufiger aufgrund von ischämischen Schlaganfällen (die häufigste Variante, ausgelöst durch einen Rückgang der Blutzufuhr im Gehirn) behandelt werden, wie eine Studie der CDC unlängst ergeben hat. Die Ursache hierfür liegt meist in einer Adipositas im Kindesalter und dem damit einhergehenden Bluthochdruck. Eine derart junge Altersgruppe würde man wohl kaum mit Schlaganfällen und ischämischen Herzerkrankungen in Verbindung bringen, doch sie treten in wachsendem und alarmierendem Ausmaß auf. Darüber hinaus legen neuere Studien nahe, dass die Voraussetzungen für Herzerkrankungen im Erwachsenenalter – darunter Arteriosklerose, Bluthochdruck, Diabetes, Anomalien des Cholesterinspiegels und Stoffwechselstörungen – tatsächlich bereits in der Kindheit geschaffen werden, und dass die kindliche Adipositas dabei eine beträchtliche Rolle spielt.

Die traurige Wahrheit ist, dass die Zahl der kindlichen Adipositasfälle in den letzten Jahrzehnten in erschreckendem Maße zugenommen hat. Und obwohl neuere Daten nahelegen, dass möglicherweise der Höchststand erreicht wurde, sind immer mehr und immer jüngere Kinder von Fettleibigkeit betroffen, wobei auch das Ausmaß der Krankheit immer weiter ansteigt. Nach offiziellen Zahlen werden circa 17 Prozent aller Kinder in den USA als adipös bezeichnet (ihr BMI übersteigt die 95. Perzentile ihres Alters und Geschlechts), zusätzlich werden weitere 10 bis 15 Prozent als übergewichtig betrachtet (mit einem BMI über der 85. Perzentile). In manchen Minderheitengruppierungen sind es sogar bis zu 50 Prozent. Obwohl diese Statistiken mehr als alarmierend sind, zeigen sie vielleicht immer noch nicht das ganze Ausmaß der Adipositasproblematik unter Kindern auf. Denn die zugrunde liegenden Definitionen von kindlicher Adipositas und Übergewicht werden eher exklusiv als inklusiv angewendet – unter anderem, damit die Zahl der Kinder, die mit diesen stigmatisierenden Begriffen belegt werden, möglichst gering bleibt. Ein beiläufiger Blick auf unsere Umgebung legt die Vermutung nahe, dass die tatsächliche Anzahl übergewichtiger Kinder erheblich höher ist.

Noch vor weniger als einer Generation bezeichnete man den Typ-2-Diabetes für gewöhnlich als »Altersdiabetes«. In den letzten beiden Jahrzehnten hat sich eine Wandlung vollzogen. Betrachtete man sie früher als eine Krankheit, die fast ausschließlich Menschen mittleren Alters und älter, abhängig von ihrer gesundheitlichen Verfassung, betraf, ist sie heute eine Kinderkrankheit epidemischen Ausmaßes, die bereits Sechsjährige trifft – und zwar vor allem aufgrund ihres Lebensstils. Neben den inhärenten Gesundheitsrisiken (unter anderem drohen Herzinfarkt, Erblinden, Amputation und Nierenkrankheiten) haben Kinder mit diesem Leiden ein erhöhtes Risiko für Herzkrankheiten und andere chronische Erkrankungen. Weil Kinder mit Typ-2-Diabetes deutlich mehr Jahre ihres Lebens mit dieser Krankheit verbringen als Menschen, die erst im Erwachsenenalter erkranken, haben sie auch mehr Zeit, Komplikationen zu entwickeln. Wie die American Academy of Pediatrics (AAP) vor kurzem feststellte, könnte dies die erste Generation von Kindern sein, deren Lebenserwartung unter der ihrer Eltern liegt. Eine wahrhaft ernüchternde Realität.

Das soeben beschriebene Szenario zeigt eine eindeutige und omnipräsente Gefahr auf – diese klopft auch an Ihre Tür, sie lauert Ihnen und Ihren Kindern auf. Wir sollten uns daher alle persönlich angesprochen fühlen. Alle zugänglichen Forschungsanalysen der letzten beiden Dekaden kommen ausnahmslos zu dem Ergebnis, dass ausreichende Bewegung, gesunde Ernährung und Nichtrauchen die Hauptschalthebel unseres medizinischen Schicksals seien. Diese Studien stellen zwar einen Rückgang der gesundheitlichen Schäden durch Takakkonsum fest – der Raucheranteil der Bevölkerung sank auf etwa 20 Prozent –, doch im Gegenzug steigen die Folgen schlechter Essgewohnheiten und Bewegungsmangels an, in manchen Fällen sogar dramatisch.

Etwas muss sich ändern

Wir haben zwei Möglichkeiten: Entweder wir wenden die vorhergesagten Entwicklungen ab, oder wir gehen an ihnen zugrunde. So einfach ist das. Für diejenigen, die bereits an einer dieser Erkrankungen leiden, besteht noch die dritte Option: Dieser durch einen gesunden Lebensstil entgegenzuwirken, beziehungsweise besser mit der Krankheit leben zu können. Wissen ist Macht, doch das gilt nur, wenn man erkennt, wie dieses Wissen anzuwenden ist. Höchstwahrscheinlich ist Ihnen das Ausmaß Ihrer Macht im Moment gar nicht bewusst, oder Sie wissen nicht, wie Sie mit ihr umgehen sollen. (Nach der Lektüre dieses Buches wird das anders sein!)

Das trifft zumindest auf die meisten meiner Patienten zu, die ich im Laufe der Jahre behandelt habe.

Vor ein paar Jahren kam ein junger Mann namens Doug in meine Praxis. Er wollte wissen, ob ihm ein Herzinfarkt drohe und, falls ja, was er dagegen machen könne. Die Motivation, die den 27-Jährigen zu diesem Schritt trieb, ist so weit verbreitet wie mächtig: Angst. Sein Vater, gerade 50 Jahre alt, hatte vor kurzem erst einen Herzinfarkt erlitten – und glücklicherweise überlebt –, und so hatte Doug zum ersten Mal in seinem Leben angefangen, ernsthaft über seine eigene Gesundheit nachzudenken. Er nahm an, es läge in meiner Macht, ihm das Schicksal seines Vaters zu ersparen, ein ziemlich weit verbreiteter Glaube. Doch er irrte sich. Er allein vermochte einen Herzinfarkt zu verhindern.

Als ich ihn über seinen Lebensstil befragte, erfuhr ich, dass weder Doug noch sein Vater rauchten. Allerdings hatte sich sein Vater vor dem Herzinfarkt sehr wenig bewegt, sich ziemlich schlecht ernährt und war erheblich übergewichtig. Doug hatte ebenfalls Übergewicht und bewegte sich kaum. Und, genau wie sein Vater, hatte er ziemlich schlechte Essgewohnheiten – seine Ernährung bestand vorwiegend aus Fastfood und Fertiggerichten und nur zu einem sehr geringen Teil aus naturbelassenen Lebensmitteln.

Dieser junge Mann kam in Todesangst in meine Praxis und erwartete von mir, dass ich die Dinge wieder in Ordnung bringe. Er nahm an, ich würde seinen Blutdruck und seinen Cholesterinspiegel kontrollieren und vielleicht noch ein Kardiogramm und einen Belastungstest anordnen. Als ich ihn fragte, wie wir seiner Ansicht nach weiterverfahren sollten, falls sein Blutdruck erhöht wäre, und ob ich ihm dann Medikamente verschreiben sollte, antwortete er, er wolle keine Medikamente einnehmen, wenn es nicht unbedingt erforderlich sei.

So fingen wir an, andere Möglichkeiten zu diskutieren. Es war ihm klar, dass Bewegung, Gewichtsreduktion und eine natriumarme Ernährung die Schlüsselfaktoren für die Regulierung des Blutdrucks sind. Er wusste auch, dass Haferflocken, Gemüse, Obst und Fisch seinen Cholesterinspiegel positiv beeinflussen; dass sich Frittiertes negativ auf ihn auswirkt; und dass es ebenfalls hilfreich wäre, Sport zu treiben und abzunehmen.

Die Tests, die ich durchgeführt habe, ergaben einen normalen Blutdruck, der sich allerdings im oberen Toleranzbereich bewegte, und auch seine Blutfettwerte waren normal, wenn auch nicht ideal. Doug begriff, dass die Verfassung seines Vaters mit 27 Jahren wahrscheinlich ziemlich ähnlich gewesen war, dass jedoch all diese Gesundheitsrisiken mit zunehmendem Alter steigen. Er war sich außerdem bewusst, dass sich die Anwendung der ihm bekannten Verhaltenskriterien positiv auf seinen Blutdruck und seine Cholesterinwerte auswirken würde.

Ich fragte mich daher: Worauf wartete Doug noch? Er kannte doch schließlich zahlreiche Lebensstilfaktoren, die eine medikamentenähnliche Wirkung entfalteten – warum wendete er sie dann nicht an? Vielleicht brauchte er mich, um ihn darin zu bestärken, dass dies wirklich der richtige Weg für ihn war. Vielleicht brauchte er auch ein wenig Unterstützung, um herauszufinden, wie er es konkret anfangen sollte. Vielleicht brauchte er mich auch, um ihn zu motivieren. Ich denke, er kam unter anderem in meine Praxis, weil er Teil des vorherrschenden Glaubens war, jedes Leiden ließe sich durch eine Tablette oder eine Operation heilen. So wird es schließlich in unserer hochtechnisierten Kultur propagiert: dass größtenteils den Ärzten und dem Gesundheitssystem die Macht über unsere Gesundheit zukomme. Doch in Wirklichkeit hatte ich es nicht in der Hand, ihm das Schicksal seines Vaters zu ersparen. Diese Macht lag in überwältigendem Maße bei ihm selbst.

Ich freue mich, hier zu berichten, dass Doug nach einer Reihe von Terminen diese einfachen Erkenntnisse angenommen und sinnvoll angewendet hat. Als ich ihn das letzte Mal traf, war er schlanker, fitter, gesünder und machte sich bedeutend weniger Sorgen über seine Zukunft – weil er sein medizinisches Schicksal in die eigene Hand genommen hatte, wo es auch hingehörte.

Eine bequeme (und wichtige!) medizinische Wahrheit

Seit vielen Jahren fragen wir uns im Rahmen der Debatte Natur versus Kultur, was wichtiger ist: Die Karten, die uns gegeben wurden, oder das Wissen, wie diese einzusetzen sind. Die verblüffende Wahrheit lautet: Jedem Einzelnen obliegt es, seine Karten neu zu verteilen! Durch die Kraft des eigenen Lebensstils lässt sich das Schicksal umformen, und das bereits auf der Ebene der Gene. Mithilfe von gesunder Ernährung und sportlicher Betätigung lässt sich das Risiko für chronische Erkrankungen reduzieren und manchmal sogar eine bereits bestehende Krankheit heilen beziehungsweise ein Rückfall vermeiden.

1993 veröffentlichte das angesehene *Journal of the American Medical Association*, kurz *JAMA*, eine Studie von Dr. J. Michael McGinnis und Dr. William Foege, die sich mit den genauen Todesursachen in den USA auseinandergesetzt hatten. Darin beschrieben sie die augenfällige Offenbarung, die wir alle im medizinischen Sektor übersehen hatten: All die Krankheiten, die wir seit langem als die wichtigsten Todesursachen auflisteten – Herzerkrankungen, Krebs, Schlaganfall, Lungenentzündung und Diabetes – sind genau genommen keine *Ursachen*. Diese Krankheiten sind die *Ergebnisse* beziehungsweise die *Auswirkungen* davon, wie die Menschen leben. Wenn jemand, sagen wir einmal, an einem Herzinfarkt stirbt, ist es wenig aufschlussreich, den Tod auf die Erkrankung des kardiovaskulären Systems zurückzuführen, nicht wahr? Was uns eigentlich interessiert, ist, was genau zu der Erkrankung des kardiovaskulären Systems geführt hat.

Die Antwort lag bereits klar auf der Hand, es brauchte nur noch jemanden, der nach ihr suchte. Und das war es, was McGinnis und Foege taten. Sie fanden heraus, dass es im Großen und Ganzen gerade mal zehn Verhaltensweisen waren, auf die sich vorzeitiges Sterben und chronische Krankheiten zurückführen ließen: Tabakkonsum, Ernährungsgewohnheiten, körperliche Aktivität, Alkoholkonsum, Belastung durch Keime, toxische Belastung, Verwendung von Schusswaffen, Sexualverhalten, Verkehrsunfälle und Konsum illegaler Drogen. Im Rahmen dieser Zehnpunkteliste nahmen die ersten drei eine dominierende Stellung ein: Tabakkonsum, Ernährungsgewohnheiten und körperliche Aktivität. Diese waren im Jahr 1990 in beinahe 80 000 Fällen mitverantwortlich für einen frühen Tod – das waren 80 Prozent der Gesamtzahl! Als sich Forscher des CDC dem Thema ein Jahrzehnt später erneut zuwandten, fanden sie wenig Neues. Immer noch waren ungünstige Ernährungsgewohnheiten, mangelnde Bewegung und Rauchen die Hauptgründe für eine schlechte Gesundheit.

Kürzlich untersuchten Wissenschaftler des CDC anhand von 8375 Testpersonen den Zusammenhang dreier gesunder Verhaltensweisen – gesunde Ernährung, ausreichend körperliche Bewegung und Verzicht auf Zigaretten – mit dem Risiko, vorzeitig zu versterben. Innerhalb eines Zeitraums von mehr als fünf Jahren wiesen die körperlich Aktiveren ein um 51 Prozent reduziertes Sterberisiko auf. Bei denjenigen, die sich lediglich gesund ernährten, war es um 23 Prozentpunkte gesunken, während es bei den Nichtrauchern um satte 56 Prozent geringer ausfiel. Für diejenigen, die alle drei gesunden Verhaltensweisen praktizierten, reduzierte sich das Risiko, durch irgendeine Krankheit vorzeitig zu versterben, um 82 Prozent. Inzwischen ist eine norwegisch-britische Forschergruppe mit einer Studie über 5000 britische Probanden zu ziemlich ähnlichen Ergebnissen gekommen, wie die Fachzeitschrift *Archives of Internal Medicine* im April 2010 berichtete.

Wie sich herausstellt, fällen wir jeden Tag aufs Neue Entscheidungen über Leben und Tod, einfach, indem wir bestimmen, was wir unserem Körper zuführen und wie wir ihn benutzen. Die Auswirkungen dieser Entscheidungen sind tatsächlich bis auf die Ebene unserer DNA zu spüren.

2008 hat einer meiner Freunde, Dr. Dean Ornish, zusammen mit seinen Kollegen von der University of California eine aufschlussreiche Studie mit dem Titel »The Gene Expression Modulation by Intervention with Nutrition and Lifestyle« (GEMINAL) – Dt. »Modulation der genetischen Expression mittels Ernährung und Lebensstil« –, durchgeführt. Untersucht wurden 30 Männer mit Prostatakrebs im Frühstadium, die sich für eine gründliche Beobachtung ihrer Krankheitsentwicklung eigneten und sich keiner Operation, Strahlen-

oder Chemotherapie unterziehen mussten. Der Hintergrund: Manche Formen des Prostatakrebses bilden im ganzen Körper Metastasen; in diesen Fällen ist die Krankheit verheerend und verläuft sehr oft tödlich. Andere Prostatatumoren wiederum sind indolent; sie bleiben einfach an Ort und Stelle und verhalten sich ruhig. Nicht weniger als 80 Prozent aller US-amerikanischen Männer, die über 80-jährig sterben, haben Prostatakrebs. Doch sie sterben eher mit ihm als durch ihn.

Die GEMINAL-Studie hat an Hand der verschiedenen indolenten Prostatakrebsformen die Auswirkungen eines veränderten Lebensstils ermittelt, ohne den Einfluss medikamentöser oder operativer Krebstherapien. Die Veränderungen beinhalteten eine fettreduzierte, pflanzenbasierte Vollwerternährung; Techniken der Stressreduktion; gemäßigtes körperliches Training und die Teilnahme an einer psychosozialen Selbsthilfegruppe. Im Laufe der dreimonatigen Studiendauer wurden die üblichen Gesundheitswerte kontrolliert: Gewicht, Blutdruck, Cholesterinspiegel und so weiter. Wie zu erwarten stand, hatten sich alle deutlich verbessert. Der PSA-Wert (prostataspezifisches Antigen) – ein Tumormarker für Prostatakrebs – sank, wenn auch nur unwesentlich.

Doch das eigentlich Außergewöhnliche dieser Studie war die Tatsache, dass sie auch Gesundheitsmarker außer den üblichen Verdächtigen erfasste. Mittels modernster Labortechniken untersuchten die Forscher die Auswirkungen des veränderten Lebensstils auf die genetische Ebene – mit bemerkenswerten Ergebnissen. Bei der Analyse von Gewebeproben aus der Prostata vor und nach den drei Studienmonaten beobachteten sie deutliche Veränderungen in der Gen-Aktivität. Rund 50 Gene, die im Zusammenhang mit der Unterdrückung von Krebszellen stehen, zeigten eine erhöhte Aktivität bezüglich ihrer RNA-Produktion (eine Nukleinsäure, die als Informationsträger vor allem Instruktionen von der DNA übermittelt), während knapp 500 Gene, die mit dem Fortschreiten von Krebs in Verbindung stehen, eine verringerte Aktivität aufwiesen. Das beobachtete Veränderungsmuster in den Genen blieb konstant und stand eindeutig im Zusammenhang mit einem gesunkenen Risiko für die Entwicklung und das Voranschreiten von Krebs. Mit anderen Worten, eine Neuausrichtung von Lebensstil und Ernährung wirkt sich direkt auf die Doppelhelix der DNA aus!

Die Ergebnisse der Studie (das veränderte Verhalten gerade jener Gene, die dem Wachstum von Krebszellen entgegenwirken sollen) lassen den Schluss zu, dass sich eine Krebserkrankung durch einen veränderten Lebensstil tatsächlich umkehren lässt. Wenn der Krebs durch eine Veränderung im genetischen Verhalten plötzlich zum Stillstand gebracht wird – und wenn dieser Krebs daraufhin nie mehr wächst, sich ausbreitet oder andere erkennbare Schäden herbeiführt –, ist das in etwa gleichbedeutend mit einer Heilung. Selbstverständlich brauchen wir noch Langzeitstudien, um diese Wirkung zu beweisen, doch die Forschung weist bereits darauf hin.

War diese Studie zum Zeitpunkt ihres Entstehens noch einzigartig, ist das heute längst nicht mehr so. Andere Wissenschaftler kamen zu ähnlichen Ergebnissen. Auch sie beobachteten eine veränderte Genexpression, hervorgerufen durch eine Umstellung der Lebensweise. Diese Studien, von denen es ständig mehr gibt, weisen auf mögliche Nutzen für verschiedenste Bereiche hin – darunter Brust-, Dickdarm- und andere Krebsarten, Herzerkrankungen, Schlaganfall, Diabetes und vieles mehr. Wir wissen seit langem, dass sich eine Gewichtsabnahme günstig auf die Gesundheit eines übergewichtigen Menschen auswirkt, und dass sie bei zusätzlicher Insulinresistenz sowohl die Insulinsensitivität verbessert wie auch vor Diabetes schützt. Das Diabetes-Präventions-Programm, eine multizentrische (d. h. an mehreren Kliniken durchgeführte) klinische Forschungsstudie, verglich die Wirkung von gesünderem Lebensstil einerseits und dem Diabetesmedikament Metformin andererseits bei Diabetes-Typ-2-Hochrisikopatienten. Dabei stellten die Forscher fest, dass eine ausgewogene, vernünftige Ernährung kombiniert mit moderater sportlicher Betätigung das Körpergwicht durchschnittlich um 7 Prozent reduzierte, wodurch das Diabetesrisiko um satte 58 Prozent verringert wurde. Im Gegensatz dazu reduzierte sich das Risiko für einhergehende Diabetes durch Medikamenteneinnahme lediglich um 31 Prozent. Ja, richtig: Eine leichte Verbesserung des Lebensstils in Verbindung mit einem moderaten Gewichtsverlust verhinderte bei knapp zwei von drei Hochrisikopatienten eine Erkrankung an Diabetes. Also bei beinahe doppelt so vielen wie nach der Gabe von Metformin.

Das ist sicherlich beeindruckend, doch die neuesten Erkenntnisse im Bereich der Genetik übertreffen das Ganze noch. Vor kurzem wurde in einer Studie mit dem Namen GENOBIN (Gene Expression in Obesity and Insulin Resistance [Genetische Expression bei Adipositas und Insulinresistenz]) herausgefunden, dass sich durch einen langfristigen Gewichtsverlust darüber hinaus auch die Gene verändern lassen, die beim Zellsterben beteiligt sind. Wenn man die Aktivität dieser Gene herunterreguliert, wirkt das wie eine Salbe, die direkt auf die DNA appliziert wird und vor Krankheit und Alterung schützt. Es ist, als würde man sich innerlich einen Schutzanzug anziehen.

Es ist tatsächlich so: Wenn Sie Ihren Lebensstil, insbesondere Ihre Ess- und Bewegungsgewohnheiten, umstellen, verändert sich auch die Expression Ihrer Gene. Das gilt auch für den Fall, dass bei Ihnen bereits eine bestimmte Krankheit diagnostiziert wurde. Gleichzeitig senken Sie so die Wahrscheinlichkeit für einen möglichen Rückfall. Zwar nehme ich in meiner Praxis keine Messung der Genexpression vor – das ist im klinischen Bereich nicht üblich –, doch habe ich viele Patienten gesehen, die nach einer düsteren Prognose ihr Schicksal selbst in die Hand nahmen und ihren Gesundheitszustand vor allem durch einen gesünderen Lebensstil zum Besseren wendeten. Ich erinnere mich an einen früheren Patienten namens Dale. Als Dale Mitte 50 war, arbeitete er zu viel, schlief zu wenig, litt unter Stress, bewegte sich wenig bis nie und, besonders gravierend, ernährte sich ziemlich ungesund (Unmengen von Frittiertem und sehr viel rotes Fleisch, dabei zu wenig Gemüse, Vollkorn und Obst). Nachdem ihn ein Herzinfarkt zunächst in die Notaufnahme und anschließend auf die Intensivstation befördert hatte, mussten Dales verstopfte Arterien mittels Herzkatheterisierung geöffnet werden. Sein Kardiologe verschrieb ihm zahlreiche Medikamente und beobachtete ihn engmaschig. Dale entschied sich nach dem Eingriff, fortan ein gesünderes Leben zu führen.

Als wir uns zum ersten Mal trafen, war Dale Anfang 60. Er hatte seine Ernährung bereits deutlich verbessert und war inzwischen körperlich aktiv. Als wir uns das letzte Mal wegen einer Routineuntersuchung sahen, war er 73 und fit, muskulös und sehnig. Sein Blutdruck und sein Cholesterinspiegel waren ideal. Die Ergebnisse seines Belastungs-EKGs waren optimal, er war die personifizierte Gesundheit. Das einzige

Arzneimittel, das er einnahm, war Aspirin. Er brauchte einfach nichts anderes.

Bei Patienten, denen Diabetes oder Krebs diagnostiziert wurde und die daraufhin ihre Lebensgewohnheiten verändert haben, konnte ich ähnliche Schicksalsumkehrungen beobachten – ein Muster, das durch die Forschung bestätigt wurde. In einem vor kurzem erschienenen Artikel über den Zusammenhang von körperlicher Aktivität und Krankheitsentwicklung bei Krebspatienten kamen die Forscher der Bellarmine University in Louisville, Kentucky, zu dem Ergebnis, dass regelmäßige sportliche Betätigung eng mit einem verringerten Rückfallrisiko bei Brust-, Dickdarm- und Prostatakrebs zusammenhängt. Mehr noch: Je mehr Sport ein Krebsüberlebender treibt, so die Forschungsergebnisse, desto niedriger ist seine Rückfallwahrscheinlichkeit.

Kurzer Exkurs zum Thema Rauchen

Auch für Raucher gibt es eine Möglichkeit, bereits entstandene Schäden wieder rückgängig zu machen – indem sie mit dem Rauchen aufhören. Auch, wenn diese Angewohnheit heutzutage nicht mehr so sehr verbreitet ist, immerhin sind etwa 20 Prozent aller Erwachsenen in den USA Raucher. Dabei sollte man eines unbedingt wissen: Das Rauchen von Zigaretten schädigt so ziemlich jedes Körperorgan und ist, laut der American Cancer Society, für mindestens 30 Prozent aller tödlich verlaufenden Krebserkrankungen verantwortlich. Durch das Rauchen erhöht sich zudem das Risiko für Herzerkrankungen, Schlaganfall, Aneurysma, Osteoporose, Makuladegeneration (eine Erkrankung der Augen, die zu

Erblinden führt) und andere chronische Krankheiten. Sollten Sie also rauchen, hören Sie damit auf. Wirklich, darüber lässt sich nicht diskutieren.

Glücklicherweise gibt es dazu eine Reihe von Hilfsmitteln, darunter Selbsthilfegruppen, Nikotinersatztherapien (Kaugummis, Nikotinpflaster, Nasensprays, Inhalatoren und Lutschtabletten), Arzneimittel (wie bestimmte Antidepressiva), Hypnose und Akupunktur.

Am besten besprechen Sie mit Ihrem Arzt, welche(s) sich für Sie am besten eignen – also, schnell den Terminkalender gezückt und den Zeitpunkt zum Aufhören notiert!

Je früher Sie mit dem Rauchen aufhören, umso besser ist es für Sie und Ihre Gesundheit, gleichwohl es nie zu spät ist. Es könnte auch sein, dass Sie mehrere Anläufe benötigen, bis Sie den Ausstieg endgültig schaffen. In einer neueren Studie mit 113752 Frauen und 88496 Männern im Alter zwischen 25 und 79 Jahren fanden Forscher des Center for Global Health Research in Toronto heraus, dass das Risiko, an einer x-beliebigen Ursache zu versterben, bei gegenwärtigen Rauchern dreimal höher liegt als bei Nichtrauchern. Gleichzeitig wiesen die Raucher eine um etwa zehn Jahre verkürzte Lebenserwartung auf. Doch die eigentliche Überraschung kommt noch: Es ergab sich überdies, dass sich die Lebenserwartung nach der Rauchentwöhnung sehr viel deutlicher wiederherstellt, als man vielleicht annehmen dürfte. Diejenigen, die im Alter zwischen 25 und 34 Jahren mit dem Rauchen aufhörten, eroberten sich dadurch die ganze Dekade, die sie ansonsten verloren hätten, zurück; bei denen, die zwischen 35 und 44 aufhörten, waren es neun Jahre, während es bei den 45- bis 54-Jährigen sechs zurückgewonnene Jahre der ursprünglichen Lebenserwartung waren. Es ist also in jedem Alter sinnvoll, mit dem Rauchen aufzuhören, will man einen frühzeitigen Tod abwenden.

Die Kraft der Epigenetik

Wir alle wurden mit bestimmten Genen geboren; das ist eine feststehende Tatsache. Doch in unserem modernen Verständnis von Genetik und Genomforschung wird der Schwerpunkt mehr und mehr auf die Rolle der »Epigenetik« gelegt, also darauf, wie Gene durch ihre Umgebung beeinflusst werden. Also durch … *Sie*! Wie wir gesehen haben, verändert Ihre Lebensweise – also Ernährung, sportliche Aktivität, Schlafverhalten, Stressbewältigung und andere Gewohnheiten – die Umgebung Ihrer Gene, die dann wiederum ihr Verhalten ändern. Bestimmte Gene führen unter Umständen zu einer höheren Anfälligkeit für Entzündungen (was sich im ganzen Körper schädigend auf das Gewebe auswirken kann), Alterung (eine sukzessive Verschlechterung der Körperfunktionen auf zellulärer und organischer Ebene), Degeneration (Verschleißerscheinungen in den Gefäßwänden der Arterien, Knorpel oder Gelenke) sowie Oxidation (ein körperlicher Prozess, analog zum »Rosten«). Die Expression dieser Gene wird wiederum von der Umgebung in Ihrem Körper bestimmt. Auch auf die Gene, die dafür sorgen, dass Sie mehr oder weniger Insulin, Cholesterin oder weiße Blutkörperchen produzieren, wirkt sich Ihr Lebensstil aus.

Wenn Sie gesundheitsfördernde Angewohnheiten entwickeln, können Sie der DNA, mit der Sie geboren wurden, eine zweite Chance geben. Sie können mittels gesünderer Verhaltensweisen die Karten der Genetik zu Ihren Gunsten neu verteilen – das geht sogar so weit, dass Sie die Wahrscheinlichkeit für eine schlechte Gesundheitsdiagnose um 80 Prozent reduzieren können. Das sind unerhört gute Quoten! Das lässt sich weder durch ein Medikament noch durch Nahrungsergänzungsmittel oder durch irgendeine medizinsche Behandlungsform toppen. *Nicht einmal annähernd.*

Wenn Sie sich also gesund ernähren und körperlich aktiv sind, können Sie damit unmittelbar vieles für sich erreichen, darunter bessere Laune und Schlafqualität, mentale Klarheit, mehr Energie, weniger Schmerzen und Stress sowie ein ausgeprägteres allgemeines Wohlbefinden. In einem kürzlich erschienenen Artikel kamen Forscher der Universität Auckland in Neuseeland zu dem Ergebnis, dass sportliche Aktivität von leichter bis mittelstarker Intensität geeignet ist, bei Menschen, die gerade mit dem Rauchen aufhören, sowohl das Verlangen nach Zigaretten wie auch die Entzugserscheinungen zu reduzieren. Warum also noch lange überlegen, bei all den positiven Nebeneffekten?

Auch, wenn Sie bereits an einer chronischen Erkrankung leiden, Ihre Prognose wird mit ziemlicher Sicherheit eine bessere sein, wenn Sie gut auf sich achten. Das gilt für Krebs, das gilt für Bluthochdruck und für Diabetes. Es gibt auch Menschen, die trotz optimalem Ernährungs- und Bewegungsverhalten beispielsweise an Bluthochdruck oder Cholesterinanomalien leiden; diese müssen selbstverständlich mit Medikamenten behandelt werden, doch eine gesunde Lebensweise trägt auch zu einer effektiveren Wirkung der Medikation bei.

Die wichtigste Frage, die Sie sich jetzt stellen sollten, lautet: Wie effektiv nutze ich die Schalthebel, die meine medizinische Zukunft bestimmen? Bei den meisten Menschen lautet die ehrliche Antwort: »kaum«. Bei manchen sogar: »überhaupt nicht«. Falls das auch für Sie gilt: Das ist nicht Ihr Fehler. In unserer Kultur und Gesellschaft ist das leider normal. Doch das muss in Ihrem Fall und dem Ihrer Familie nicht so bleiben. Es ist an der Zeit, einen neuen Standard aufzustellen! Die Reise dorthin beginnt mit der Willenskraft. Für diese müssen Sie sorgen. Sollten Sie *nicht* willens sein, sich für sich und Ihre Familie für eine Reihe von Dingen einzusetzen – eine bessere Gesundheit, ein besseres und längeres Leben, größere Vitalität und die 80-prozentige Senkung des Risikos, *jemals* an *irgendeiner* ernsthaften Krankheit zu leiden –, dann sollten Sie dieses Buch am besten jetzt schließen.

Sich dafür einzusetzen reicht allerdings nicht aus. Es wird heutzutage viel über Willenskraft geredet – über die Skill-Power (der Begriff wird später noch genauer erläutert) redet man viel zu wenig. Möglicherweise *möchten* Sie Pilot einer 747 sein, es ist jedoch besser, es nicht auszuprobieren, wenn man nicht über das nötige Können verfügt. Vielleicht *möchten* Sie die Welt vom Gipfel des Mount Everest aus betrachten. Ohne fortgeschrittene bergsteigerische Fähigkeiten ist jedoch gar nicht erst an eine Besteigung zu denken. Etwas für sein Wohlbefinden zu tun ist weit weniger schwierig, doch auch dafür ist Skill-Power erforderlich, wie im nächsten Kapitel ausführlich beschrieben werden wird.

Die *eine* glückbringende, isolierbare Zutat zur Verbesserung des Lebensstils, die sowohl den Gesundheitszustand optimiert als auch zu Gewichtsverlust verhilft, die sich patentieren und verkaufen lässt, existiert so nicht. Die Lösung liegt vielmehr im großen Ganzen. Nicht Vitamin E oder Resveratrol machen eine gesunde Ernährung aus, es sind vielmehr die wirklich guten Lebensmittel selbst. Für ein effektives, gesundheitsförderndes Training braucht man keine ausgefallenen Sportgeräte, sondern regelmäßige Bewegung. Sie können sich eine Art »idealen Werkzeugkasten« zusammenstellen, mit dem Sie Krankheiten vermeiden und gesund leben können. Indem Sie sich das geeignete Arsenal an Werkzeugen beschaffen und den Umgang damit erlernen, haben Sie alle Voraussetzungen zur Erlangung der Prämie – ein gesünderes, längeres Leben bei größerer Vitalität – erfüllt. *Darin* liegt die eigentliche Offenbarung.

2

Skill-Power aufbauen: Wo ein Wille ist, ist auch ein Weg

Der frühere Präsidentschaftskandidat Mike Huckabee ist einer meiner Freunde, und obwohl unsere politischen Ansichten sich deutlich voneinander unterscheiden, respektieren wir einander. (Nebenbei bemerkt fänden wir es beide schön, wenn es das in unserer Gesellschaft häufiger so gäbe.) Mike und ich trafen uns zum ersten Mal während seiner Zeit als Gouverneur von Arkansas, in der er auch Vorsitzender der National Governors Association war. Er hatte es sich zum Ziel gesetzt, das Thema Adipositas in der Kindheit aufzugreifen, und weil mir das Privileg zuteilwurde, diese Mission voranzubringen, hatte ich dabei ganz nebenbei die Gelegenheit, ihn persönlich kennenzulernen. Eines Tages, wir passierten beim Joggen gerade die Clinton Library im Zentrum von Little Rock, wurde mir mit einem Mal bewusst, welches Sicherheitsgefühl diese besondere Situation in mir hervorrief, mit einem Gouverneur durch Straßen zu joggen, die in seinen Zuständigkeitsbereich fielen. »Nun ja«, erwiderte er, während wir gerade eine belebte Kreuzung überquerten, »du darfst dabei aber nicht vergessen, dass etwa die Hälfte dieser Menschen für den anderen Kandidaten gestimmt hat!«

Zu dieser Zeit hatte Mike gerade etwa 50 Kilo abgenommen und sich auf diese Weise von einem ernsthaft adipösen hin zu einem Marathon laufenden Menschen entwickelt (nachzulesen in seiner inspirierenden Autobiographie *Quit Digging Your Grave with a Knife and Fork).* Mike führte seinen Erfolg darauf zurück, dass er die persönliche Verantwortung für seine Gewichtsprobleme übernommen hatte, womit er ohne Zweifel recht hat. Auch gebührt ihm dafür großer Respekt. Aber, und das habe ich ihm in so mancher Diskussion gesagt, er verfügte über deutlich mehr Möglichkeiten als der Durchschnittsbürger – unter anderem standen ihm ein persönlicher Koch und ein ganzer Mitarbeiterstab zur Verfügung. Als Gouverneur brauchte er nur zum Hörer zu greifen, und jeder Gesundheitsexperte im Bundesstaat (wenn nicht sogar im ganzen Land) würde sich vor Hilfsbereitschaft überschlagen. In der Tat wurde Mike zum Beispiel die fachkundige Beratung des Adipositasexperten und Generalarztes für Arkansas, Dr. Joe Thompson, zuteil.

Ich habe den Gouverneur darauf hingewiesen – und werde nicht müde, auch andere bei jeder erdenklichen Gelegenheit darauf hinzuweisen –, dass die Chancen auf dem Gebiet der Gesundheit nicht gleich verteilt sind. Vergleichen wir beispielsweise die Situation des Gouverneurs mit der einer alleinerziehenden Mutter, die 14 Stunden am Tag arbeitet und wenig Unterstützung bei der Erziehung ihrer Kinder erfährt. Möglicherweise sollte sie abnehmen und körperlich aktiv werden, um etwaige drohende Krankheiten zu verhindern. Doch ihre Arbeitszeit macht es ihr unmöglich, tagsüber draußen Zeit zu verbringen, und nach der Arbeit zieht es sie sofort nach Hause, um bei ihren Kindern zu sein. Natürlich könnten wir dieser Frau sagen, sie solle sich doch mal in den eigenen Hintern treten und das Problem angehen. Doch die traurige Wahrheit ist, dass ihr für diesen Tritt das passende Schuhwerk fehlt – und sie es sich wahrscheinlich nicht einmal leisten kann!

In unserer Kultur sagen wir gerne: »Wo ein Wille ist, ist auch ein Weg.« Sicher, das ist ein schöner Gedanke, doch in Wahrheit ist es nicht möglich, jedes Ziel zu erreichen, das man sich setzt, sofern man nicht über die erforderlichen Mittel oder die Möglichkeit, danach zu streben, verfügt. Vielmehr ist dort, wo ein Wille ist, lediglich ein Wille. Er ist ein wichtiger erster Schritt, aber er reicht alleine nicht aus. Man braucht auch einen Weg, einen, den man erkennen, dem man immerfort folgen kann.

In den nachfolgenden Kapiteln erfahren Sie, wie Sie die erforderliche Skill-Power erlangen können, die Ihnen dabei helfen wird, die Herausforderungen eines gesunden Lebensstils in unserer modernen Welt zu meistern. Natürlich wäre es ideal, wenn der Weg hin zu mehr Wohlbefinden weniger Schlaglöcher, Bodenwellen und Umleitungen hätte – gäbe es auf diesem Weg weniger Hindernisse, läge Ihnen die Last dieser Reise nicht so schwer auf den Schultern. Doch wir können nicht darauf warten, dass die Welt sich ändert – nicht, wenn unsere Gesundheit jeden Tag aufs Neue auf dem Spiel steht. Wir müssen in der Zwischenzeit unser eigenes Verhalten verändern und mit der Welt zurechtkommen, wie sie gerade ist.

Im ersten Schritt beschäftigen wir uns daher mit der Willenskraft, der inneren Stärke, die es Ihnen erlaubt, Entscheidungen, Wünsche und Pläne zu überdenken und durchzuführen. Willenskraft umfasst auch die Fähigkeit, aus einem angestrebten Ziel Kraft zu generieren, um damit Veränderungen anzustoßen, die richtige Richtung einzuschlagen und sich auf die Zielgerade zu begeben. Sie können sich bei dem präfrontalen Kortex Ihres Gehirns für diese Funktionen bedanken: War er früher nur auf die Kontrolle körperlicher Bewegungen beschränkt, so hat er sich inzwischen weiterentwickelt und nimmt einen größeren Bereich des Gehirns ein. Auf diese Weise kontrolliert er Ihre Aufmerksamheit, Gedanken und Gefühle und somit auch Ihre Handlungen. Ohne präfrontalen Kortex würde niemand auch nur über ein Fünkchen Selbstkontrolle verfügen. Und obwohl wir hochentwickelte menschliche Wesen sind, hat eine Umfrage der American Psychological Association aus dem Jahr 2012 gezcigt, dass die meisten US-Amerikaner es immer wieder vordergründig auf mangelnde Willenskraft zurückführen, wenn sie ihre Ziele wie Abnehmen, Sparen, mehr Sport treiben oder ihren Lebensstil verändern nicht erreichen.

Aus den Spider-Man-Comics und -Filmen stammt die weit verbreitete Annahme, dass große Macht auch große Verantwortung bedeutet. Ben, der Onkel des Protagonisten Peter Parker, erteilte ihm diesen klugen Rat. Das ist eine noble Maxime, die wir auf dem Schauplatz der Gesundheit, wie auch in anderen Lebensbereichen, stets beherzigen sollten. Doch es gibt, oder zumindest sollte es ihn geben, noch einen Folgesatz auf diesen Sinnspruch: Man muss zuerst ermächtigt werden, bevor man Verantwortung übernehmen kann. Andernfalls hat man vielleicht den Willen, doch es fehlt der Weg. Das wäre dann die Formel für ernsthafte Frustration und der Rahmen für Misserfolg.

Das Drucksystem-Modell

Seit inzwischen beinahe 20 Jahren beschäftige ich mich in meinem Labor am Yale-Griffin Prevention Research Center mit dem Thema Verhaltensveränderung. Dort habe ich vor ein paar Jahren mit meinen Kollegen ein Konzept zur Verhaltensmodifizierung mit dem Namen Drucksystem-Modell (Pressure System Model) entwickelt, und wir haben seither wiederholt die Ergebnisse darauf basierender Studien veröffentlicht. Der Begriff *Drucksystem* stammt ursprünglich aus der Meteorologie, wo er zur Vorhersage des Wetters eingesetzt wird – eben je nachdem, ob wir uns gerade in einem Hoch- oder einem Tiefdruckgebiet befinden. Unser Verhalten wechselt, ebenso wie der Wind, von einem Hoch zu einem Tief, wobei zwei Drucksysteme beteiligt sind: Motivation und Widerstand.

Wenn die Motivation für eine Verhaltensänderung hoch ist (mit anderen Worten, es ist leicht zu schaffen), werden Sie mit hoher Wahrscheinlichkeit Ihr Ziel erreichen. Fehlt es jedoch an Motivation, oder ist diese zu niedrig, fehlt Ihnen auch der Wind in den Flügeln. In diesem Fall ist es unerheblich, ob der Widerstand hoch oder niedrig ist, weil Sie es ohne die Motivation, Ihr Verhalten ändern zu wollen, gar nicht erst versuchen würden. Wenn Sie kein Interesse daran haben zu trainieren, nützt es auch nichts, wenn Sie sehr viel Freizeit, einen Ganztagesplatz für Ihr Kind sowie Unterstützung von Freunden und Familie oder sogar einen Heimtrainer haben; Sie werden sich wahrscheinlich trotzdem nicht bewegen.

Die Situation vieler Menschen liegt genau zwischen diesen beiden gegensätzlichen Szenarios. Sie haben vielleicht ein Ziel, das Sie erreichen wollen – ob es nun darum geht, abzunehmen, vitaler zu werden, länger zu leben oder die schädlichen Auswirkungen aktueller Krankheiten (wie Diabetes oder Bluthochdruck) rückgängig zu machen –, doch es fällt Ihnen einfach zu schwer. Wenn die Motivation zwar relativ (oder sogar sehr) hoch ist, die Hindernisse aber noch höher, werden Sie das Verhalten auch nicht ändern – und zwar nicht, weil Ihnen der Wille dafür fehlt, sondern weil Sie den Weg nicht kennen, der zu Ihren Zielen führt. Mithilfe des Drucksystem-Modells können Sie ermitteln, was zwischen Ihnen und einer besseren Gesundheit steht: Ist es mangelnde Motivation, eine Reihe von Hindernissen oder beides? Was nicht kaputt ist, muss auch nicht repariert werden, doch *wenn* etwas »kaputt« ist, sollten Sie Ihre gesamte Aufmerksamkeit darauf richten, damit Sie Ihre angestrebten Ziele erreichen. Der Wert dieses Modells liegt in seiner Einfachheit: Sie brauchen nur genau zu betrachten, warum Sie Ihre Gewohnheiten ändern wollen und was Ihnen dabei im Weg steht. Indem Sie einschätzen, ob es die Motivation ist, die Sie steigern müssen, ob Sie ein beträchtliches Hindernis umschiffen müssen, oder gar beides, können Sie die Strategien festlegen, die Ihnen am besten dabei helfen, Ihre Bewegungs- und Ernährungsgewohnheiten sinnvoller zu gestalten.

Lassen Sie uns zu dem Beispiel von Mike Huckabee zurückkehren. Während seiner Präsidentschaftskampagne 2008 konnte ich nicht umhin, zu bemerken, dass er wieder ein ganzes Stück zugenommen hatte. Ich bezweifle sehr, dass es ihm plötzlich am nötigen Willen fehlte, Übergewicht zu vermeiden und gesund zu leben. Was ihm allerdings abhandengekommen war, waren all die Resourcen, die ihm zuvor behilflich gewesen waren. Mit anderen Worten, »der Weg« wurde für ihn sehr viel schwerer, weil er mit deutlich mehr Hindernissen konfrontiert wurde. Hatte sein Wille unter den vorherigen Umständen noch ausgereicht, so galt das für die veränderte Situation während seiner Präsidentschaftskampagne nicht mehr.

So ist das im Leben. Damit man alle Stolpersteine auf dem Weg zu einem angestrebten Ergebnis oder Ziel überwinden kann, braucht es einen genügend großen Willen.

Wie groß dieser Wille sein muss, hängt von der Dimension und Zahl dieser Hürden oder Barrieren ab. Sind es viele und/ oder sehr hohe Hindernisse, muss man entweder so leidenschaftlich und verbissen für das eigene Anliegen kämpfen, dass einen nichts mehr davon abhalten kann, das angestrebte Ziel zu erreichen – oder, man findet Wege, diese Hindernisse zu überwinden beziehungsweise zu umgehen. Die meisten von uns ziehen die zweite Möglichkeit vor.

Die erste Möglichkeit erfordert Skill-Power – also die Fertigkeiten, Strategien, Ressourcen und Werkzeuge, die es einem ermöglichen, alle Hindernisse, die sich einem in den Weg stellen, zu überwinden. Tatsächlich verhält es sich sogar folgendermaßen: Verfügt man über reichlich Skill-Power, so braucht es im Gegenzug weniger Willenskraft, damit man ein Ziel erreichen kann. Das eine funktioniert schlecht ohne das andere. Zusammen ergeben sie ein mächtiges Doppel, mit dem sich jede Aufgabe bewältigen lässt.

Ein typisches Beispiel: Forscher der Aston University in Großbritannien gingen in einer Studie der Frage nach, inwieweit man Typ-2-Diabetes durch Veränderungen des Lebensstils vorbeugen kann. Sie verglichen dabei insbesondere die Wirkung einer motivationalen Intervention (auf die Stärkung des Selbstvertrauens ausgerichtet, durch den festen Glauben, man könne es schaffen) mit einer volitionalen Intervention (ausgerichtet auf Planung von Aktivitäten und Strategien) sowie einer Kombination aus den beiden.

Während bei der motivationalen Herangehensweise die motivierenden Gedanken der Teilnehmer zunahmen, war es die kombinierte Herangehensweise, die die Patienten am meisten dabei unterstützte, weniger Fett zu sich zu nehmen, mehr Sport zu treiben und größere Mengen Obst und Gemüse zu essen. In einer ähnlichen Studie testeten Wissenschaftler der Coventry University, Großbritannien, welche der drei Methoden die Probanden am wirkungsvollsten dabei unterstützte, dauerhaft an einem Walking-Programm teilzunehmen. Wieder einmal hatte die kombinierte Herangehensweise die Nase vorne. Die Probanden gingen nicht nur häufiger und intensiver walken, sie gewannen darüber hinaus auch noch deutlich mehr Selbstbewusstsein, was wiederum einen großen Teil dazu beitrug, dass sie die körperliche Aktivität beibehielten.

Alle Jahre wieder

Besonders schön lassen sich die Stärken und Schwächen der Willenskraft anhand der Neujahrstradition der guten Vorsätze aufzeigen. Gerade weil die Menschen weiterhin unbeirrt an dieser Tradition festhalten, ist dies ein gutes Beispiel für den Triumph der Hoffnung über die Erfahrung. Einerseits gefällt mir, was dies über unseren kollektiven Sinn für Optimismus aussagt! Den Brauch, sich an Silvester Ziele für das neue Jahr zu setzen, gibt es schon seit geraumer Zeit. Schon die alten Babylonier haben ihn gepflegt. Wie Historiker berichten, versprachen sie sich an Neujahr gegenseitig, geliehene landwirtschaftliche Geräte wieder zurückzugeben.

Die Römer, die den Monat Januar nach ihrem vorwärts und rückwärts blickenden Gott Janus benannten, ließen ihr vergangenes Verhalten zum Jahreswechsel häufig kritisch Revue passieren und gelobten Besserung für die Zukunft.

Wie auch immer es den Babyloniern und den alten Römern zu ihren Zeiten ergangen ist, uns gelingt es im modernen Zeitalter mehr schlecht als recht, unsere Vorsätze in die Tat umzusetzen. Die meisten Studien weisen darauf hin, dass weniger als die Hälfte der gesetzten Ziele – zum Beispiel, sich gesünder zu ernähren, abzunehmen, mehr Sport zu treiben, mit dem Rauchen aufzuhören – über den Februar hinaus Bestand hat. Mindestens eine Studie kommt zu dem Ergebnis, dass weniger als 20 Prozent der Vorsätze zwei Jahre oder länger vorhalten. Um ehrlich zu sein, überraschen mich diese doch recht guten Zahlen. Sie verdeutlichen, dass der Willenskraft, wie der Name schon sagt, in der Tat eine gewisse Kaft innewohnt. Denn zumindest bringt sie jedes Jahr aufs Neue Scharen von Menschen dazu, sich etwas, das sie für erstrebenswert halten, verbindlich vorzunehmen, obwohl sie wissen, dass die Umsetzung mit harter Arbeit verbunden ist.

Und, seien wir ehrlich: Es ist tatsächlich anstrengend, sich gut zu ernähren und körperlich aktiv zu sein, vor allem in unserer modernen Welt. Es bedeutet eine ungeheure Herausforderung, die persönliche Verantwortung für Ernährung und Bewegung zu übernehmen, wenn die Gesellschaft das nicht unterstützt. In der menschlichen Geschichte waren Kalorien fast durchgängig ziemlich spärlich vorhanden und äußerst schwierig zu ergattern, körperliche Bewegung ergab sich zwangsläufig. In einer solchen Welt brauchte niemand mithilfe seiner Willenskraft zu verhindern, dass er zu viel aß oder sich zu wenig bewegte; die richtigen Mengen zu essen und aktiv zu sein gehörten zum Überleben. Wir haben uns jedoch eine moderne Welt geschaffen, in der es ein Einfaches ist, ständig zu sitzen und exzessive Mengen an Kalorien zu uns zu nehmen.

Wie alle Kreaturen verfügen menschliche Wesen über ein angeborenes Abwehrsystem gegen Umweltrisiken, das sie auch vor dem Verhungern schützt. Darüber hinaus haben wir eine hohe Toleranz gegenüber körperlicher Belastung. Das bedeutet, unser Körper kann sich gut an Situationen anpassen, die eine geringe Kalorienzufuhr und sehr viel Bewegung beinhalten. Doch gegen das umgekehrte Szenario, die Auswirkungen von Kalorienexzessen und die Verlockung des Sofas, ist er nahezu machtlos – das ist in unserer genetischen Veranlagung einfach nicht vorgesehen. Wenn es nicht nur möglich, sondern sogar sehr leicht ist, zu viel zu essen und sich zu wenig zu bewegen, tun wir das auch. Das ist der Grund, warum wir heute in dieser Welt der epidemischen Adipositas und der damit einhergehenden chronischen Erkrankungen leben.

Davon auszugehen, dass sich all dies mit reiner Willenskraft überwinden lässt, ist ein bisschen viel verlangt; das macht die Skill-Power so wichtig (und deshalb widmet dieses Buch *ihr* so viel Raum). Doch die erste wichtige Fertigkeit (»skill«) besteht darin, sich überhaupt erst einmal in einer absolut konstruktiven Weise für etwas zu interessieren. »Wille« ist hier gleichbedeutend mit »Verlangen«. Die Willenskraft macht sich dieses Verlangen zunutze, um ein Handeln anzustoßen. Mit anderen Worten, Willenskraft bedeutet, den Willen als eine Kraft für Veränderung einzusetzen. Die Psychologen Roy Baumeister und John Tierney zeigen in ihrem Buch *Die Macht der Disziplin*, dass jeder über eine bestimmte Quelle der Willenskraft verfügt, aus der er schöpfen kann – es gibt also keine gesonderten Willenskraft-Quellen für das Essverhalten, die Arbeit oder für persönlichen Beziehungen –, und die Quelle wird allmählich, durch jeden Akt des Willens, immer weiter geleert. Baumeister konnte beobachten, »dass der Wille wie ein Muskel ermüdet, wenn er überstrapaziert wird, aber sich auch durch Training langfristig stärken lässt.«

In der Tat ist das menschliche Gehirn ein in höchstem Maße formbares Organ, das durch Übung dazu trainiert werden kann, bessere Leistungen beim Lösen von Kreuzworträtseln, Klavierspielen, Erlernen neuer Computerprogramme und sogar Selbstbewusstsein zu erbringen. Um unseren Lebensstil zu verändern, bestehen die ersten Schritte darin, unseren Willenskraft-Muskel zu trainieren und vermehrt bewusste Entscheidungen zu treffen, während wir gleichzeitig die Skill-Power entwickeln, die wir später noch gut brauchen werden. Es geht also darum, ein völlig neues Muster zu entwickeln – zu erkennen, wie Sie sich normalerweise verhalten würden, um dann bewusst gesündere Entscheidungen zu treffen.

Die Architektur der Veränderung

Unsere Reaktion auf eine spezielle Situation basiert auf einer Entscheidung, die wir aufgrund zahlreicher, teilweise konkurrierender Einflüsse treffen. Bewusst oder unbewusst wägen wir die Pros und Kontras möglicher Alternativen ab, ganz gleich, ob es sich dabei um unsere Gewohnheiten beim Essen, Trinken, Schlafen, beim Sport oder bei der Stressbewältigung handelt. Um ein neues Verhaltensmuster annehmen zu können, ist es erforderlich, dass wir das ursprüngliche Muster ablegen. Diese Umstellung ist ziemlich schwierig, weil jede

Veränderung darauf hinausläuft, etwas Vertrautes aufzugeben und wir generell das Bekannte dem Unbekannten vorziehen. Es ist auf jeden Fall einfacher, den Status quo beizubehalten – aber vergessen Sie nicht: Alles zunächst Unbekannte gewinnt mit der Zeit an Bekanntheit.

Will man etwas Neues anfangen, geht das höchst selten über den Weg des geringsten Widerstandes. Man kann das anhand eines schweren Gegenstands, der auf dem Boden liegt, illustrieren: Diesen in Bewegung zu *versetzen* erfordert eine deutlich höhere Kraftanstrengung, als ihn in Bewegung zu *halten*. Ebenso verhält es sich mit einer Veränderung – ist sie erst einmal angestoßen, haben Sie den anstrengendsten Teil hinter sich. In dieser Gleichung spielen Ihre Prioritäten eine große Rolle, da die Ernährungs- und Bewegungsmuster, für die Sie sich in der Vergangenheit entschieden haben, sehr viel darüber aussagen, wie Sie vermutlich leben möchten. Das soll nicht heißen, dass eine Änderung der Muster unmöglich ist, es bedeutet nur, dass es vielleicht nicht so einfach ist, wie Sie es sich vielleicht vorstellen. Vorbereitung und Beharrlichkeit sind unbedingt erforderlich. Aber auch, dass Sie Körper und Gehirn die nötige Unterstützung zukommen lassen – durch ausreichend Schlaf, Erholung und essentielle Nährstoffe –, damit Sie physich und mental für die kommenden Herausforderungen gewappnet sind.

Obwohl sich die meisten Menschen ihre guten Vorsätze für das neue Jahr typischerweise zum selben Zeitpunkt setzen, gibt es keinen Grund anzunehmen, sie alle wären zum selben Zeitpunkt für nachhaltige Veränderungen bereit. Wie das bekannte, von James O. Prochaska und seinen Kollegen von der University of Rhode Island entwickelte »Stufenmodell« der Verhaltensänderung sehr deutlich zeigt, haben manche Menschen die Absicht, irgendwann ihr Verhalten zu ändern, andere stecken in der konkreten Planung, wieder andere sind mittendrin im Veränderungsprozess. Doch es gibt auch Menschen, die nicht einmal in der Nähe der Startlinie stehen. Falls Sie zur letztgenannten Gruppe gehören, besteht die Herausforderung darin, zunächst einmal die Voraussetzung für die Veränderungen zu schaffen, die Ihre Gesundheit, Ihr Leben und Ihre Lebensdauer verbessern werden. Doch als Allererstes sollte man sich darüber klarwerden, wo man eigentlich gerade steht – ob Sie also gerade über eine Verhaltensänderung nachdenken, sich darauf vorbereiten, mittendrin sind, gerade versuchen, erreichte Veränderungen beizubehalten oder sich von Fehltritten erholen.

Von Thomas Edison stammt der bekannte Satz: »Genie ist ein Prozent Inspiration und 99 Prozent Transpiration.« Das Gleiche gilt für nachhaltige Veränderungen des Lebensstils. Wie Experten im Bereich der Verhaltensveränderung bestätigen, ist es im Allgemeinen besonders schwierig, sein Ernährungsmuster zu verändern. Zwar ist es ebenfalls hart, mit dem Rauchen aufzuhören, doch die Entscheidung an sich ist einfach: Ja, ich höre auf, oder nein, ich höre nicht auf. Mit körperlicher Bewegung verhält es sich ein wenig komplizierter, jedoch nicht viel. Ernährung eignet sich logischerweise nicht für einen Ja-oder-nein-Ansatz. Essen ist überlebenswichtig, man kann darauf nicht verzichten; allerdings beeinhaltet es auch erhebliche Risiken. Wenn Menschen ihr Verhalten zu verändern versuchen, um die Gesundheit und das Wohlbefinden zu verbessern, übersehen sie dabei häufig die Barrieren, die sich ihnen dabei in den Weg stellen. Wenn es Ihnen beispielsweise Ihr Zeitplan erschwert, regelmäßig körperliche Bewegung einzubauen, könnte sich dieses Hindernis negativ auf Ihre Motivation auswirken, körperlich aktiv zu werden. Und weil es eine besondere Herausforderung darstellt, plötzlich für gesündere Mahlzeiten einzukaufen und diese selbst zuzubereiten, könnte der schnelle, gewohnte Fastfood-Konsum einer besseren Ernährung im Weg stehen. Aus diesem Grund ist die Skill-Power so wichtig.

Insbesondere beim Thema Abnehmen habe ich im Laufe der Jahre den Eindruck gewonnen, dass viele meiner Patienten vor allem durch ihre früheren Versuche, ihr Verhalten zu ändern, entmutigt waren. Viele Menschen haben es bereits sehr oft und ohne bleibenden Erfolg probiert, sich gut zu ernähren und mehr zu bewegen, ihr Gewicht unter Kontrolle zu halten und ihre Gesundheit zu verbessern. Nach und nach knabbern diese »Misserfolge« am Selbstvertrauen und sogar an der Hoffnung. Das wirft die Frage auf: Wie kann es sein, dass der Entschluss eines Menschen, sich überwiegend nährstoffreich, mit gesunden Lebensmitteln, zu ernähren und sich regelmäßige zu bewegen, zunichtegemacht wird? Die Ursache liegt vor allem in einer überwältigenden Hürde: Unser »toxisches« Umfeld, in dem Fastfood, Junkfood und leere Kalorien in oftmals übergroßen Portionen omnipräsent sind und man mit wenig Bewegung durch den Tag kommt. Wenn jemand bereits mehrere Versuche unternommen hat, dieses Ernährungs- oder Bewegungsmuster zu verändern, gibt er oder sie möglicherweise völlig auf und verliert dabei womöglich sein Selbstwertgefühl.

Dieser Prozess kann sehr frustrierend sein, wie Nancy, eine langjährige Patienten, bezeugen kann. Nancy, mittlerweile Ende 60, ist intelligent, aktiv, lebhaft, interessiert und eine liebevolle Ehefrau, Mutter, Großmutter, Schwester und Freundin. Trotz ihrer zahlreichen positiven Attribute benützt Nancy häufig nur ein einziges Wort, um sich selbst zu beschreiben:

fett. Über die Jahre hat sie es in gemeinsamer Arbeit mit mir geschafft, etwa 15 Kilo abzunehmen, ein Gewichtsverlust, den sie seit Jahren beibehalten hat. Und obwohl Nancy heute ihrem Gewicht weniger kritisch gegenübersteht, finde ich es traurig, dass die buchstäblich jahrzehntelange Selbstanklage für ihre Unfähigkeit, abzunehmen, einige psychologische wie emotionale Narben hinterlassen hat.

Aufgrund meiner 20-jährigen medizinischen Erfahrung bin ich davon überzeugt, dass Scham, Vorwürfe und Selbstbezichtigungen schwerer wiegen als jedes Pfund zu viel. Diese Last muss zuallererst abgelegt werden; danach lassen sich die Kilos sehr viel leichter »abwerfen«. Während ich niemanden für seine Gewichtsprobleme beschuldigen würde, halte ich es für absolut notwendig, dass jeder Mensch die persönliche Verantwortung für die Lösung seiner Probleme übernimmt. Mit anderen Worten, es ist möglich, die Verantwortung für die Lösung eines Problems zu übernehmen, ohne dabei für das Problem an sich beschuldigt zu werden. Damit ein Mensch jedoch überhaupt Verantwortung übernehmen kann, muss er zunächst dazu befähigt werden – und zwar sowohl mittels der Willenskraft wie auch der Skill-Power. Wenn es an einer der beiden Grundvoraussetzungen fehlt, ist ein Scheitern sehr wahrscheinlich, Selbstvorwürfe sind die Folge – ein Weg, der direkt in die Abwärtsspirale führt. Viele Jahre hat es Nancy an der nötigen Skill-Power gemangelt, mit der Konsequenz, dass ihr Gewicht eine immer stärkere Quelle der Frustration für sie bedeutete.

Vorwürfe bringen nichts

Für den Fall, dass Sie bereits motiviert sind, Ihre Gewohnheiten zu ändern, hier ein wichtiger Hinweis: Sich selbst dafür zu beschuldigen oder von anderen dafür beschuldigt zu werden, es noch nicht geschafft zu haben, ist in etwa so, als würde man jemanden treten, der bereits am Boden liegt. Beschuldigungen tragen lediglich dazu bei, Gefühle des Scheiterns zu erzeugen und die Motivation zu zerfressen. Wenn Sie abnehmen wollen, müssen Sie sich erst darüber klarwerden, dass es sehr viel wichtiger ist, die Last der vergangenen, vergeblichen Versuche loszuwerden als die überflüssigen Pfunde. Sollten Sie es bisher nicht geschafft haben, Ihre Ess- oder Bewegungsgewohnheiten zu verändern, konzentrieren Sie sich zunächst bewusst darauf, die ungeheure Last aus Enttäuschung, Selbstanschuldigung oder Scham abzulegen. Sie haben nicht versagt; Sie hatten einfach nicht die nötigen Fertigkeiten.

Schließlich würden Sie sich auch keine Selbstvorwürfe machen, wenn Sie es nicht geschafft hätten, den Gipfel des Mount Everest zu erreichen, wenn Sie über keinerlei bergsteigerische Erfahrung verfügten. Ohne diese Fertigkeiten kämen Sie erst gar nicht auf die Idee, es auszuprobieren! Leider braucht es in unserer modernen Welt auch Skill-Power, wenn man sich gesund ernähren und ausreichend bewegen will. Sollten Sie also versucht haben, Ihre Gewohnheiten zu ändern, ohne über diese Skill-Power zu verfügen, so hatten Sie einfach keine Chance. Schütteln Sie daher die Erfahrungen aus der Vergangenheit ab, und verschaffen Sie sich die nötigen Fertigkeiten, sodass Sie dieses Mal Ihr Ziel erreichen. Auf diese Weise können Sie sich gut vorbereiten und sich vom frischen Wind in die richtige Richtung tragen lassen – hin zu einer besseren Gesundheit.

Für das einfache Konstrukt des Drucksystem-Modells müssen Sie lediglich zwei Fragen beantworten. Sie wissen dann, ob Sie sich eher darauf konzentrieren müssen, Ihre Motivation zu erhöhen, Hindernisse zu überwinden, oder aber auf beides. Dies sind die Fragen:

1. Tragen meine derzeitigen Ernährungs- und Bewegungsgewohnheiten wirklich optimal zur Förderung meiner Gesundheit und zur Vermeidung von Krankheiten bei?

Falls Ihre Antwort *ja* lautet: Herzlichen Glückwunsch! Klappen Sie dieses Buch zu, und lesen Sie etwas anderes.

Lautet Ihre Antwort *nein*, gehen Sie weiter zu Frage zwei.

2. Bin ich bereit und gewillt, meine Ernährungs- und Bewegungsgewohnheiten sinnvoller zu gestalten?

Antworten Sie mit *ja, auf jeden Fall*, haben Sie die nötige Motivaton, und es ist an der Zeit, die Hürden, die sich Ihnen in den Weg stellen, zu überwinden.

Falls Sie aber mit *irgendwie schon* oder *vielleicht* antworten, müssen Sie wahrscheinlich erst mal an Ihrer Motivation arbeiten, bevor Sie sich daranmachen, Hürden zu überwinden.

Sollte Ihre Antwort dagegen *nein* ausgefallen sein, sind Sie noch nicht bereit für die Herausforderungen, die eine solche Veränderung bedeutet. In diesem Fall sollten Sie sich erst einmal ein wenig Zeit nehmen, um mit den nachfolgenden Strategien an Ihrer Ambivalenz zu arbeiten.

Das Unterbewusste an die Oberfläche holen

In Wahrheit denken wir selten erst einmal bewusst darüber nach, wenn wir uns für eine bestimmte Verhaltensweise entscheiden. Meist fällen wir sie über eine Art Autopilot. Es erscheint mir eher unwahrscheinlich, dass Sie erst mal Tabellen und Grafiken erstellen, um die entsprechenden Pros oder Kontras von bestimmten Fragen abzuwägen, wenn es beispielsweise darum geht, mehr oder weniger zu schlafen, hart zu arbeiten (oder nicht), zu trainieren (oder nicht) beziehungsweise sich auf die eine oder andere Weise zu ernähren. Doch unterbewusst sind Sie diese Pros und Kontras sehr wohl durchgegangen und haben sie bezüglich ihrem Nutzen oder ihrer Zweckmäßigkeit einander gegenübergestellt.

Ein Beispiel: Sicherlich ist Ihnen bekannt, dass es förderlich für die Gesundheit ist, acht Stunden pro Nacht zu schlafen. Wenn Sie jedoch weniger schlafen, dann aus dem Grund, weil Sie bereit sind, den gesundheitlichen Nutzen irgendeinem anderen Nutzen zu opfern (oder weil Sie an Schlaflosigkeit leiden). Eventuell können Sie durch weniger Schlaf beruflich produktiver sein (oder glauben das zumindest), oder aber Sie können mehr Zeit mit Ihrem Partner und/oder Ihren Kindern verbringen oder die Zeit nutzen, um Ihre Wohnung aufzuräumen. Auch, wenn Sie sich irgendwann erschöpft oder gereizt fühlen, werden Sie unter Umständen den Zusammenhang nicht erkennen – oder wollen ihn nicht erkennen. Der Mensch ist ziemlich geschickt, wenn es darum geht, einen rationalen Grund für Entscheidungen zu finden.

Infolge dieser unbewussten Analyse besteht die Möglichkeit, dass Ihre Motivation für eine den Lebensstil betreffende Entscheidung in mehrere Richtungen gleichzeitig weist. Sie können motiviert sein, mit dem Rauchen aufzuhören (weil es gesünder für Sie wäre) und zur gleichen Zeit die Motivation haben, weiterzurauchen (weil Sie süchtig sind, oder weil es Sie entspannt). Sie können dazu motiviert sein, rauszugehen und Sport zu treiben (weil es Sie belebt und stärkt) und gleichzeitig die Motivation haben, auf der Couch sitzen zu bleiben (weil Sie sich dort wohl fühlen). Sie können dazu motiviert sein, kein Junkfood mehr zu essen, während Sie gleichzeitig die Motivation haben, dieses Ernährungsmuster beizubehalten, ganz besonders dann, wenn Sie unter Stress stehen.

Das tatsächliche Maß an Motivation, das erforderlich ist, um eine angestrebte Verhaltensveränderung umzusetzen, wird effektive Motivation (EM) genannt, das ist die Nettodifferenz zwischen der Motivation für Veränderung (*motivation to change*, MC) und der Motivation, den Status quo beizubehalten (*motivation to maintain)* (MM). Das ergibt also folgende Gleichung: EM=MC-MM. Damit die effektive Motivation (EM) ausreichend hoch ist, muss man demnach die Motivation für die gewünschte Veränderung (MC) dahingehend verstärken, dass sie um ein Beträchtliches höher ist als die Motivation, den Status quo beizubehalten (MM).

Ambivalenz liegt in der Natur des Menschen, doch die Gefahr ist groß, für längere Zeit im Treibsand des Für und Wider stecken zu bleiben, statt sich auf ein Ziel zuzubewegen. Manchmal müssen Sie die Karten ganz bewusst und absichtlich zu Ihren Gunsten neu verteilen. Doch zuerst sollten

Sie sich ein ganz genaues Bild von Ihrer aktuellen Situation machen. Sollten Sie nämlich versuchen, eine derart herausfordernde Änderung wie die des eigenen Essverhaltens vorzunehmen, ohne sich zuvor ein schonungslos ehrliches Bild Ihrer Motivation zu machen, könnten Sie von den Ergebnissen (oder deren Mangel) enttäuscht werden.

Motivation und Ambivalenz lassen sich sehr effektiv beurteilen, indem man in einer Tabelle alle zu erwartenden Vor- oder Nachteile, die sich durch eine Veränderung ergeben, einander gegenüberstellt. Sie können diese Tabelle einfach halten oder in weiteren Spalten auch die Vor- und Nachteile miteinbeziehen, die eine Fortsetzung der aktuellen Situation mit sich brächte (als Beispiel siehe Tabelle 2.1 weiter unten). Wählen Sie das Thema dieser Tabelle so spezifisch oder allgemein, wie es Ihren Bedürfnissen entspricht, beispielsweise »Überdenken der Ernährungsweise« oder »Reduktion der Natriumzufuhr« oder auch »Täglich 20 Minuten walken«.

Tabelle 2.1 Pro und Kontra zur Umstellung oder Fortsetzung Ihrer Ernährungsgewohnheiten

Essverhalten verändern	
Vorteile	**Nachteile**
Ich nehme ab. Ich verbessere meine Gesundheit. Ich habe mehr Energie. Mein Aussehen verbessert sich.	Es ist sehr anstrengend. Ich müsste einige meiner liebsten Süßigkeiten und Snacks aufgeben. Vielleicht muss ich hungern. Vielleicht fühle ich mich gestresst.

Essverhalten beibehalten	
Vorteile	**Nachteile**
Es ist einfach. Ich kann weiterhin meine Lieblingsspeisen essen. Ich kann mich beim Naschen vom Stress erholen.	Ich nehme nicht ab. Mein Gesundheitszustand wird sich nicht verbessern. Ich könnte durch den Jo-Jo-Effekt noch mehr zunehmen. Ich könnte womöglich krank werden.

Sie können diese Tabelle für jede Art von Verhaltensumstellung, über die Sie gerade nachdenken, verwenden. Am effektivsten ist diese Maßnahme, wenn die Situation noch völlig offen ist – also genau dann, wenn die Motivation, etwas zu verändern oder beizubehalten, in etwa gleich hoch ist. Oft reicht es schon aus, diese Pro-und-Kontra-Tabelle zu erstellen und noch mal durchzusehen, um die nötige Zusatzmotivation zu erhalten und voranzukommen. Es ist aber auch möglich, dass die Analyse der Vor- und Nachteile genau zu dem entgegengesetzten Ergebnis führt: Dass nämlich die harten Fakten eher für die Beibehaltung der aktuellen Situation sprechen. In diesem Fall ist die Motivation, den Status Quo beizubehalten (MM) höher als die Motivation für einen Wandel (MC), sodass die effektive Motivation (EM) unter null liegt. Ein solches Ergebnis hat zwei wahrscheinliche Ursachen: Erstens, Ihre Analyse ist nicht komplett. Es gibt noch ein paar Vorteile der Veränderung oder Nachteile der Beibehaltung, die Sie vergessen haben zu notieren. Die zweite Möglichkeit besteht darin, dass Ihre Analyse zwar korrekt ist, allerdings noch ein wenig modifiziert werden muss, bevor sie Ihre Entscheidung für die Veränderung unterstützt. Sie können dazu beitragen, indem Sie sich neue Kompetenzen (Skills) aneignen, die eine Umstellung leichter machen, oder sich neue Informationen beschaffen, die eine Verhaltensänderung noch erstrebenswerter machen. Wenn Sie den Vorteilen einer Verhaltensänderung (beziehungsweise den Nachteilen einer Beibehaltung des Status quo) weitere überzeugende Argumente hinzufügen oder nach ernsthaftem Nachdenken einige der Nachteile für Veränderung (oder Vorteile der Beibehaltung des Status quo) entfernen, wird das zu einem völlig neuen Ergebnis führen. Angenommen, Sie hätten Tabelle 2.1 in der vorliegenden Form ausgefüllt: Was könnten Sie noch zugunsten einer Ernährungsumstellung anführen, um das Blatt doch noch zu wenden? Es erfordert gründliches Nachdenken, um ausreichend Enthusiasmus für eine Verhaltensänderung zu entwickeln, aber es ist der Mühe wert.

Wenn Sie es schaffen, Ihre Ambivalenz zu überdenken und das Gewicht in Richtung Verhaltensänderung zu verlagern, so leisten Sie einen entscheidenden Beitrag zur Stärkung Ihrer Entschlossenheit und Ihrer Motivation, den Absprung tatsächlich zu wagen. Möglicherweise werden Sie beim Überdenken Ihrer Ambivalenz das eine oder andere Argument hinzufügen oder auch streichen. Jede Modifikation der Tabelle lässt das Bild Ihrer Motivation klarer und vollständiger in Erscheinung treten. Die Analyse gibt Ihnen entweder das Signal, dass Sie sofort mit den Veränderungen anfangen können, oder aber, dass Sie die Tabelle vielleicht zunächst noch ein paar Mal überarbeiten müssen – beides ist in Ordnung, weil beides Teil des natürlichen Veränderungsprozesses ist. Hauptsache, Sie haben diesen Prozess überhaupt angestoßen.

Es gibt noch weitere nützliche Methoden, wie Sie die Motivation für Veränderung aufbauen und maximieren können.

Dazu gehört beispielsweise die positive oder negative Imagination. Bei der *positiven Imagination* entwickeln Sie eine besonders attraktive visuelle Vorstellung Ihrer eigenen Person, mit einem von Ihnen angestrebten Aussehen oder einer Verhaltensweise. Oder aber Sie stellen sich vor, welche Auswirkungen es auf Ihren Alltag hätte, wenn Sie diese Ziele erreichen würden. *Negative Imagination* bedeutet natürlich das komplette Gegenteil: Sie stellen sich Situationen vor, die absolut nicht wünschenswert sind, die Sie vermeiden möchten, indem Sie die angestrebte Veränderung erreichen. Sollten Sie jemanden kennen, der die Auswirkungen schlechter Ernährung und/oder mangelhafter Bewegung am eigenen Leib erfahren hat (wie zum Beispiel Fettleibigkeit oder einen Herzinfarkt), kann er Ihnen als warnendes Beispiel dienen.

Beim *Modell-Lernen* sucht man nach einem Verhaltensmuster, das dem gewünschten entspricht, und verwendet es als Mustervorlage für die eigenen Bemühungen. Sollten Sie also jemanden kennen, der sich gesund ernährt, schlank, fit und voller Energie ist, so kann er oder sie Ihnen als Vorbild dienen, das Ihrer Motivation einen gehörigen Schub verpasst. Sie können sich ihre oder seine Strategien abschauen und ausleihen.

Bei der *Verstärkung* geht es darum, verschiedene Wege zu entwickeln, um unerwünschtes Verhalten zu vermeiden und gewünschtes Verhalten zu belohnen. Verbinden Sie ein neues, gesünderes Essverhalten mit einer bestimmten Belohnung (gehen Sie zum Beispiel shoppen, oder machen Sie sich einen schönen Abend mit Freunden); Sie erhöhen damit die Motivation, den richtigen Weg weiterzuverfolgen. Hilfreich kann in diesem Zusammenhang auch ein »negativer Motivationsanreiz« sein, für den Fall, dass man sich nicht an das gewünschte Ernährungsmuster hält (so wird ein Fehltritt zumindest nicht gleich zu einem Fall ins Bodenlose ...). Sie könnten beispielsweise etwas absagen, das Sie besonders gerne tun, falls Sie sich nicht an Ihre selbst gesetzten Ernährungs- oder Bewegungsvorgaben halten. Nur Sie können entscheiden, ob Sie eher auf die Aussicht einer Belohnung, einer Bestrafung oder einer Kombination von beidem reagieren.

Die Motivation lässt sich auch steigern, wenn man sich öffentlich dazu verpflichtet, seine Gewohnheiten umzustellen. Man nennt das auch *freiwillige Selbstverpflichtung*. Die Verpflichtung an sich wird zu einem weiteren Beweggrund, sich zu ändern, und ist eine positive Form der Verstärkung. Erzählen Sie einem Freund, dem Sie vertrauen, oder einem Familienmitlied von Ihren Plänen, sobald Sie wirklich dazu bereit sind, diese umzusetzen. Die freiwillige Selbstverpflichtung ist für sich genommen bereits sehr hilfreich, darüber hinaus ergeben sich dabei oft noch andere Formen der motivierenden Unterstützung: Ihre Vertrauten geben Ihnen unter Umständen *soziale Unterstützung*, indem sie Ihnen anbieten, Ihnen bei Ihren Bemühungen behilflich zu sein, Sie positiv ermutigen, wenn Sie es am nötigsten brauchen, oder Sie sogar auf Ihrem Weg begleiten. Möglicherweise inspirieren Sie Ihren Unterstützer sogar dazu, selbst eine Veränderung anzustoßen. In diesem Fall könnten Sie sich gegenseitig helfen, ermutigen und motivieren – also eine positive Wechselwirkung schaffen.

Letztlich besteht das beste Rezept, um einen guten Gesundheitszustand zu erreichen und beizubehalten, aus einer angemessenen Menge Willensstärke sowie einer großen Dosis Skill-Power. Zwar ist der Wille eine der Schlüsselqualifikationen, um Ihr medizinisches Schicksal überhaupt selbst in die Hand nehmen zu können, aber bei weitem nicht die einzige. Wie Sie in den nachfolgenden Kapiteln lesen werden, brauchen

Sie noch weitere unterstützende Kompetenzen, um sich Ihren eigenen, persönlichen Weg hin zu besserer Gesundheit und Wohlbefinden zu bahnen und sich darauf zurechtzufinden.

Die Willensstärke gibt Ihnen die nötige Starthilfe, doch es ist die Skill-Power, mit der Sie es schaffen, auf diesem Weg zu bleiben und schließlich die Ziellinie zu überqueren.

Wenn der Zugang zu Nahrungsmitteln zu leicht wird

Es ist eine Ironie des Schicksals, dass die meisten *Ursachen* für schlimmste gesellschaftliche Gesundheitsprobleme einst *Problemlösungen* waren. Hatten unsere Vorfahren Hunger, so war es für sie eine gute Sache, eine möglichst große Menge schmackhafter Speisen zu ergattern. Unsere Ahnen waren in ihrem Alltag komplett von ihrer Muskelkraft abhängig, sei es bei der Nahrungsbeschaffung oder der Flucht bei drohender Gefahr. Daher bedeutete die Erfindung arbeitserleichternder Werkzeuge einen riesigen Durchbruch. Wir haben es mit der Nutzung dieser Werkzeuge übertrieben und haben sie zu Volksfeinden gemacht, die unsere Gesundheit, unseren Hüftumfang und unser Wohlergehen bedrohen.

Die Folge davon ist, dass manche Elemente unserer Kultur, die früher einmal sehr sinnvoll waren, inzwischen völlig sinnentleert sind. Ich bezeichne sie als kulturellen Anachronismus – also als Entwicklungen, die inzwischen rückständig und obsolet sind, weil sie durch die veränderten Umstände irrelevant geworden sind. Wir sind in unserem Bestreben, immer genug zu essen zu haben und uns nur in einem erträglichen Maße zu bewegen, weit über das Ziel hinausgeschossen, sodass wir schließlich zu viel Nahrung und zu wenig körperliche Bewegung hatten. Dadurch haben wir vormals sinnvolle Elemente unserer Kultur in ihr Gegenteil verkehrt, sodass sie schließlich sinnentleert waren. Wir haben diesen Anachronismus selbst geschaffen.

Während der Steinzeit betrug die durchschnittliche Überlebensrate des Homo sapiens grob geschätzt 20 Jahre, während die durchschnittliche Lebenserwartung bei etwa 40 lag. Das Leben war ziemlich gesund; nur dauerte es eben nicht so lange. Heute herrscht das gegenteilige Szenario: Die Lebenserwartung ist stark angestiegen, doch das Leben an sich ist nicht mehr so gesund.

Die Grundursache von Adipositas lag schon immer in einer energetischen Schieflage – genauer gesagt, in einer zu hohen Kalorienzufuhr bei zu wenig körperlicher Aktivität. Doch es kommt auch auf die Quelle der Kalorien an. Junkfood ist ziemlich problembeladen, das ist kein Geheimnis. Es werden jede Menge Kalorien in eine kleine Portion gepackt, die häufig sehr schnell verstoffwechselt werden und dabei den Insulinspiegel nach oben treiben, was zu vermehrter Fettbildung im Bauch und in der Leber führt. Darüber hinaus regen sie den Appetit an. Große Mengen Zucker, Natrium und/oder Fett (Zutaten, wie sie reichlich in Fertignahrung enthalten sind) stimulieren nach wissenschaftlichen Erkenntnissen die Opioid- oder die Lustrezeptoren im Gehirn, eben jene Rezeptoren, die auch auf Drogen wie Morphium reagieren. Mit der Folge, dass industriell verarbeitete Lebensmittel im wahrsten Sinne des Wortes süchtig machen können.

In einer Welt, in der mithilfe von Darstellungen des Gehirns wie funktioneller Magnetresonanztomographie (MRT) die Geschmackskombination bestimmt wird, die die größtmögliche Appetitzunahme bewirkt, reicht die Willensstärke allein nicht aus, um sich vernünftig zu ernähren. Sie brauchen stärkere Waffen. Wenn es beim Chipsproduzenten Lays in seinen Werbesendungen heißt: »Bet you can't just eat one!«, kommen Sie dann auf den Gedanken, dass im Vorfeld der Produktion ein Ärzteteam dafür gesorgt hat, dass das auch stimmt? Ja, Sie haben richtig gelesen: Produzenten industriell gefertigter Lebensmittel beschäftigen ganze Arbeitsgruppen, um die perfekte Mischung aus Fett, Zucker und/oder Natrium zu ermitteln, die das Lustzentrum Ihres Gehirns aufleuchten lässt, sodass Sie sich dem Impuls, mehr von dem jeweiligen Produkt zu konsumieren, nur sehr schwer widersetzen können.

Erschwerend kommt hinzu, dass diese stark verarbeiteten Lebensmittel aggressiv vermarktet werden und auf ihrer Verpackung den angeblichen ernährungsphysiologischen Nutzen hervorheben, während die negativen Details verschleiert werden. Die Verbraucher haben dadurch natürlich ein besseres Gefühl, wenn sie fettreduzierte Erdnussbutter oder Kekse mit niedrigem Fettgehalt kaufen. Und eine verzerrte Sichtweise auf das, was sie ihrem Körper zuführen, wenn sie diese Lebensmittel konsumieren.

Wir haben es unter anderem der Allgegenwärtigkeit der Autos, den Annehmlichkeiten des Internets, den Drive-ins und der allgemeinen Automatisierung zu verdanken, dass unsere heutige Gesellschaft die passiven Tätigkeiten begünstigt. Tatsächlich ist unsere Gesellschaft in zunehmendem Maße von vier Rädern abhängig. 1969 gingen 48 Prozent der US-amerikanischen Kinder zu Fuß zur Schule; 2009 waren es weniger als 13 Prozent, wie eine Studie, veröffentlicht im *American Journal of Preventive Medicine*, gezeigt hat. Das bedeutet nicht nur für die Kinder einen starken Rückgang körperlicher

Aktivität, sondern möglicherweise auch für die Familienmitglieder, die sie ansonsten zu Fuß zur Schule begleitet hätten. Zwar ist es angenehm, Maschinen und Technologie anstelle unserer Muskeln einzusetzen, doch stellt es eine Bedrohung der individuellen Gesundheit dar. Diese Erkenntnis kann Ihnen dabei helfen, bewusst durchdachte und fundiertere Entscheidungen zu treffen, insbesondere, wenn Sie gerade nicht in Eile sind.

Mittlerweile hängt eine berufliche Tätigkeit immer seltener mit körperlicher Arbeit zusammen. Das bestätigt auch eine kürzlich von der *PLoS* (kurz für *Public Library of Science*) veröffentlichte Studie, die ergeben hat, dass Männer heutzutage im Schnitt 142 Kilokalorien weniger pro Arbeitstag verbrennen als noch 1960, während es bei Frauen 124 sind. Bezieht man in die Betrachtung mit ein, dass es in etwa 240 Arbeitstage pro Jahr gibt, verbrennt ein Mann heute geschätzte 34 000 Kalorien weniger als noch vor 50 Jahren. Und weil ein Kilogramm Körperfett der Energie von ungefähr 7000 Kilokalorien entspricht, schlägt dieser verringerte Verbrauch mit einer Gewichtszunahme von knapp fünf Kilogramm zu Buche – und das innerhalb nur eines Jahres! Bei einer Frau wären es im gleichen Zeitraum gute vier Kilo. Das allein könnte schon eine der Hauptursachen der modernen Adipositasepidemie darstellen.

Wenn wir diesen selbst geschaffenen, fatalen Trend der chronischen Erkrankungen umkehren wollen, gibt es dafür zwei mögliche Lösungen: Wir können die Welt verändern, oder aber wir ändern uns und nehmen unsere Gesundheit selbst in die Hand. Die in unserer Gesellschaft vorherrschende Ansicht, dass es lediglich eines starken Willens bedarf, um Gewohnheiten zu verändern, ist bestensfalls Wunschdenken und schlechtestenfalls geradezu absurd. Wie wir gesehen haben, ist die Willensstärke ein notwendiger Teil der Lösung. Und selbstverständlich brauchen wir eine große Dosis Unterstützung durch die Eigenverantwortlichkeit. Doch wir müssen darüber hinaus auch mit den notwendigen Fertigkeiten ausgestattet werden. Man kann sich das so vorstellen: Sich zu sehr auf die Willensstärke zu verlassen, ist so ähnlich, als wenn man versucht, mit lediglich angehaltenem Atem in der Tiefsee zu tauchen – unmöglich! Im Gegensatz dazu bedeutet Skill-Power, zu lernen, wie man die Tauchausrüstung benutzt. Anfangs ist es zwar anstrengend, doch wenn man es einmal gelernt hat, kann man unter Wasser bleiben – und dabei weiteratmen.

Ein Weg heißt »Skill-Power«

Betrachten wir eine Studie, die 2012 vom *Journal of the Academy of Nutrition and Dietics* veröffentlicht wurde: Wissenschaftler haben 189 Probanden, die in ihrem Haushalt für das Einkaufen und die Zubereitung der Speisen zuständig waren, zwei verschiedenen Gruppen zugeteilt: Einmal einer Gruppe mit umfassender Ernährungserziehung, in der ein Nährwertprofilierungssystem zur Einordnung der Lebensmittel (nach ihrem Gehalt an Vitaminen, Mineralien und anderen Nährstoffen) verwendet wurde, die anderen einer Kontrollgruppe, die lediglich allgemeine Informationen über Nährwerte erhielt. Nach acht Wochen waren die Teilnehmer, die das Nährwertprofilierungssystem kennengelernt hatten, besser in der Lage, nährstoffreiche Lebensmittel zu identifizieren. Darüber hinaus planten sie ihre Mahlzeiten gewissenhafter, aßen mehr Obst und Gemüse und ernährten sich insgesamt besser als die Teilnehmer der Kontrollgruppe. Der Grund: Sie erlernten spezielle Fertigkeiten, die sie im Lebensmittelladen nutzen konnten. Ähnlich erging es einer Reihe von übergewichtigen Erwachsenen, die an einem 26-wöchigen Ernährungs- und Bewegungsprogramm der YMCA in Atlanta teilnahmen: Sie verzehrten mehr Obst und Gemüse und trieben häufiger Sport, mit der Folge, dass sie bedeutend an Gewicht verloren. Ein weiterer Sieg, der auf das Konto der Skill-Power geht!

Sieht man diesen Tatsachen ins Auge, ist es von großer Bedeutung, den richtigen Weg hin zu einem gesünderen Leben zu finden – und diesen auch weiterhin zu verfolgen. Wir müssen den Einflüssen unserer Umgebung standhalten, aber es ist machbar, und es ist längst nicht so schwierig, wie manche Menschen glauben. Für den Anfang sollten Sie vor allem Lebensmittel auswählen, die direkt aus der Natur stammen und nicht aus der Fabrik. Nutzen Sie jede sich bietende Gelegenheit, um sich zu bewegen – ob Sie nun Treppen steigen, statt den Lift zu nehmen, zu Fuß gehen, statt mit dem Auto zu fahren, oder aktive Familienunternehmungen den passiven vorziehen. Für diese Entscheidungen braucht es Skill-Power, nicht nur Willensstärke.

Wille und Fertigkeit sind in einer Weise miteinander verwoben, die die meisten Menschen übersehen. Mit der richtigen Skill-Power ist alles nur noch halb so schwierig, gleichzeitig wird nicht mehr so viel Willensstärke benötigt, um einer Aufgabe gewachsen zu sein. Um mir das zu veranschaulichen, erinnere ich mich oft an mein Medizinstudium. Die medizinische Assistenzzeit (die Jahre der medizinischen Ausbildung im Krankenhaus, die direkt auf den

Abschluss des Medizinstudiums folgen) ist bekanntermaßen brutal, auch heute noch, nachdem die Höchststundenzahl im Dienst eines Assistenzarztes begrenzt wurde. In meiner Zeit als Assistenzarzt hatte ich teilweise jede vierte Nacht Notdienst; manchmal auch jede dritte. Das bedeutete, ich ging am Montag in die Klinik, arbeitete den ganzen Tag und die ganze Nacht, arbeitete auch noch tagsüber am Dienstag, kam Dienstagabend nach Hause, stand am Mittwochmorgen auf und ging erneut bis zum Abend in die Klinik. Donnerstag ging ich wieder los und immer so weiter. Doch das war ein Klacks gegen die medizinische Ausbildung meines Vaters. Jede zweite Nacht hatte er Notdienst: Er arbeitete also um die 36 Stunden, ging zum Schlafen nach Hause, um den Vorgang anschließend gleich wieder zu wiederholen – und das jahrelang. *Oh, Mann!*

Auch, wenn sich die Umstände in der medizinischen Assistenzzeit im Laufe der Jahre verbessert haben, sind sie immer noch ziemlich hart, und das hat wahrscheinlich seinen guten Grund. Es ist ein ziemlich großer Entwicklungsschritt, zu einem Arzt zu werden, der oft unter ernormem Zeitdruck im Zustand völliger Erschöpfung über Leben und Tod zu entscheiden hat. In dieser Zeit des Wandels alles Erforderliche zu erledigen, bezeichne ich häufig als »externe Disziplin«. Ein Konglomerat aus Regeln, Vorschriften und Routinen *bringt* einen dazu, das Richtige zu tun, es lässt einen einen völlig neuen Verhaltensmodus *erlernen*. Anfangs verfügen die Assistenzärzte noch nicht über ein inneres Führungssystem, daher werden sie von einem System aus Vorschriften auf Kurs gehalten. Es gibt beispielsweise strikte Vorschriften, wie man Fieber zu beurteilen hat, einen Anruf aus der Intensivstation beantwortet, einen neuen Patienten aufnimmt oder mit einem

Herzstillstand umgeht. Es ist genau festgelegt, wann man Blut abzunehmen hat und die Laborergebnisse überprüft, wann man zur Visite geht und wann man Formulare ausfüllt. Sobald die Ärzte all diese zermürbenden Erfahrungen überstanden haben, geschieht etwas wahrhaft Erstaunliches: Sie haben diese Regeln ausnahmslos internalisiert. Was am Anfang ein Netz aus Regeln war, hat sich schließlich zu neuen Gewohnheiten, ja sogar zum Instinkt entwickelt.

Hier lässt sich Folgendes lernen: Möchte man seine Gewohnheiten ändern, kann man das zum einen schaffen, indem man es mit aller Macht versucht; das ist die Version der Willenskraft. Eine weitere Möglichkeit besteht darin, sich so lange an die Regeln zu halten, bis man diese externe Disziplin internalisiert hat; so funktioniert die Entwicklung von Skill-Power. Regeln machen es der Willenskraft leichter, und sobald man sie sich einmal zu eigen gemacht hat, werden sie Teil der persönlichen Skills, was wiederum zu einer positiven Kettenreaktion führt.

Das folgende Beispiel zum Thema Diät bringt das Ganze vielleicht noch deutlicher auf den Punkt: Die meisten Diäten münden nicht in einem langfristigen Gewichtsverlust. Ihre Vorschriften, was man essen darf und was nicht, erzielen lediglich eine kurzfristige Wirkung: Sie hindern Sie mittels externer Disziplin daran, vom Kurs abzukommen. Deshalb ist es auch völlig unerheblich (mit Blick auf den kurzfristigen Gewichtsverlust), ob Sie Fett oder Kohlenhydrate weglassen, ausschließlich Speck oder Kuchen essen, nur noch im Licht des Vollmonds oder auf einem Bein stehend essen oder sich anderweitig verrückt gebärden. Das Einzige, was zählt, ist Folgendes: Sobald man sein undiszipliniertes Essverhalten in ein diszipliniertes umwandelt, egal wie dämlich und wenig unterstützenswert diese Disziplin auch sein mag, Sie werden mit hoher Wahrscheinlichkeit, zumindest kurzfristig, abnehmen.

Die wenigsten Diäten bieten einem eine Disziplinform an, die sich einigermaßen vernünftig internalisieren lässt. Natürlich schaffen Sie es, abzunehmen, wenn Sie eine Zeit lang nichts als Speck zu sich nehmen, doch damit werden Sie langfristig gesehen sicherlich nicht Ihre Essgewohnheiten oder Ihre Gesundheit verbessern. Höchstwahrscheinlich wird Ihnen auf lange Sicht der Speck zum Hals raushängen. Die Disziplinformen der meisten Diäten sind nur auf begrenzte Zeit ausgelegt, obwohl uns der Kampf mit dem Körpergewicht ein Leben lang beschäftigt – eine ziemlich widersprüchliche Situation.

Es gibt noch eine weitere Herangehensweise, die auf längere Zeit sehr viel erfolgversprechender ist: Sie kombinieren so lange Willenskraft mit externer Disziplin, bis Sie Ihre eigene innere Skill-Power entwickelt haben. Ja, richtig, der Prozess startet mit der Willenskraft, weil Sie es wirklich *wollen* müssen, Ihr Gewicht, Ihre Gesundheit und Ihren Lebensstil zu verändern, damit es überhaupt so weit kommen kann. Doch Sie sollten noch etwas externe Disziplin hinzufügen – nicht à la »ich mache jetzt eine Diät«, an die Sie sich nur für einen kurzen Zeitraum halten können, sondern so, wie sie bei der Ausbildung von Ärzten, Soldaten, Piloten oder Tiefseetauchern zum Einsatz kommt. Diese Form der Disziplin beinhaltet Regeln, die Sie sich zu eigen machen können, und die so für immer Teil Ihrer Geisteshaltung wie auch Ihrer gewohnten Verhaltensweisen werden.

Sobald dieser Punkt erreicht ist, können Sie sich immer stärker auf die Skill-Power stützen und werden merken, dass die Willenskraft gar nicht mehr so wichtig ist.

Nachdem Sie nun die erforderlichen Maßnahmen ergriffen haben, um Ihre Willenskraft einzuschätzen, Ihre Motivation zu maximieren und Ihre Ambivalenz zu überdenken, ist es jetzt an der Zeit, etwas externe Disziplin einzusetzen, die Sie dabei unterstützt, Ihre Ziele zu erreichen. Das dient nicht nur der Entlastung Ihrer Willenskraft, Sie gewinnen darüber hinaus auch genügend Zeit für die Entwicklung der Skill-Power, die es Ihnen ermöglicht, die angestrebten Lebensstilveränderungen endgültig umzusetzen. In Tabelle 2.2 finden Sie eine Reihe von »Regeln«, die Sie dabei unterstützen, mit dem Abnehmen zu beginnen, das Fitnessniveau zu verbessern und Ihren allgemeinen Gesundheitszustand zu verbessern. Es handelt sich hierbei um Richtlinien, denen Sie für unbegrenzte Zeit folgen können, beziehungsweise so lange, bis sie zu einem festen Bestandteil Ihres Lebens geworden sind. Damit sie ihre Wirkung entfalten, müssen Sie konsequent bleiben. Die positiven Auswirkungen auf Ihre Gesundheit sind der Mühe wert. Wenn Sie diesen Maximen folgen, ist das im Grunde der erste Schritt hin zu einem gesünderen Leben.

Tabelle 2.2 Die zehn Regeln der externen Disziplin (ZRED) für ein gesundes Leben

Regel/Hintergrund
1. Verzichten Sie auf Fastfood. Fastfood führt auf direktem Wege zu Gewichtszunahme und Gesundheitsproblemen. Meiden Sie es, während Sie Ihren Lebensstil runderneuern. Wenn Sie erst einmal vor dem Drive-in-Schalter stehen, ist es zu spät, es sich noch einmal zu überlegen.

Regel/Hintergrund
2. Trinken Sie Wasser. Flüssige Kalorien treiben die Energiezufuhr in die Höhe, obwohl sie nicht satt machen. Softdrinks, Säfte und dergleichen enthalten sehr viel Zucker. Machen Sie einen großen Bogen um alle Softdrinks; trinken Sie Wasser (eventuell verfeinert mit einer Zitronen-, Limetten oder Orangenscheibe), wenn Sie durstig sind. Lassen Sie die Finger von Light-Getränken, sie eignen sich höchstens für den kurzen Übergang, während man sich angewöhnt, zu wirklich gesunden Durststillern wie Wasser zu greifen. Die künstlichen Süßungsmittel in diesen Diät-Getränken steigern die Lust auf Süßes, und der eingesparte Zucker mogelt sich auf andere Weise in die Ernährung.
3. Essen Sie Salat. Die verschiedenen Salatsorten stecken voller Nährstoffe bei gleichzeitig extrem geringem Kaloriengehalt. Wenn Sie vor jeder Hauptmahlzeit einen gemischten Salat mit einem oder zwei Esslöffeln Dressing essen, wird der Sättigungsprozess unterstützt, sodass Sie insgesamt weniger Kalorien zu sich nehmen.
4. Treiben Sie täglich ein wenig Sport. Wenn Sie mit der Runderneuerung Ihrer Gesundheit anfangen, sollten Sie körperlich aktiv werden. Sie sollten für den Anfang mindestens fünf Tage pro Woche jeweils 20 Minuten lang irgendeine Bewegungsform betreiben, die in etwa so anstrengend ist wie zügiges Gehen. Machen Sie es sich zu einer Regel, an die Sie sich auch halten.
5. Achten Sie auf Ihren Schlaf. Wenn Sie ausreichend und gut schlafen, haben Sie Ihren Appetit besser unter Kontrolle und mehr Energie für körperliche Bewegung. Streben Sie an, immer acht Stunden pro Nacht, sofern das überhaupt möglich ist, zu schlafen. Achten Sie auf gute Schlafhygiene (vgl. Kapitel 12), die Sie auf Ihrem Weg unterstützt.
6. Achten Sie darauf, was Sie essen. Vermeiden Sie gedankenloses Essen. Essen Sie nur, wenn dies gerade Ihre Hauptaktivität ist. Essen Sie nicht nebenher, während Sie gerade etwas anderes tun. Dabei isst man schnell zu viel oder das Falsche, ohne es überhaupt zu merken (wird oft als »Essensamnesie« bezeichnet).

Regel/Hintergrund
7. Essen Sie Lebensmittel, die aus Ihnen bekannten Zutaten bestehen. Verzichten Sie auf Lebensmittel mit Zutaten, die ein Achtjähriger nicht aussprechen kann. Sonst kann es passieren, dass Sie einen Happen voller Zusatzstoffe und Chemikalien zu sich nehmen, die wenig bis gar keinen Nährwert aufweisen. Bei naturbelassenen Lebensmitteln wissen Sie genau, was drin ist; für industriell gefertigte Speisen gilt das sehr oft nicht.
8. Planen Sie alle Mahlzeiten. Essen Sie nicht nur, weil Sie etwas anlacht. Essen Sie nur das, was Sie geplant haben, und zwar zum beabsichtigten Zeitpunkt. Essen Sie nicht nur, weil beispielsweise ein Kollege wegen seines Geburtstags Kuchen mit ins Büro bringt. Essen Sie, wenn Sie hungrig sind, und hören Sie auf, wenn Sie genug gegessen haben – noch bevor Sie komplett satt sind.
9. Erzählen Sie es allen. Erzählen Sie allen Ihnen wichtigen Menschen von den Umstellungen, die Sie für Ihre Gesundheit vornehmen wollen, und erklären Sie, warum. Erzählen Sie ihnen auch von diesen Regeln, damit sie Ihnen dabei helfen können, diese einzuhalten.
10. Choose what you chew – Sie bestimmen, was Sie essen.* Behalten Sie die Kontrolle über Ihre Speisenwahl, sowohl zu Hause wie auch beim Auswärtsessen. Stecken Sie immer eine Frischhaltebox mit gesunden Lebensmitteln ein, damit Sie diese stets greifbar haben. Vorschläge dafür finden Sie in Kapitel 9.
* Riesen Dank an dieser Stelle an Kellee McQuinn von kidtribe.com für diese großartige Textzeile aus ihrem Musikvideo »Unjunk Yourself!«. (https://www.youtube.com/watch?v=PLaS0En9Q98)

Willenskraft und Skill-Power aufeinander abstimmen

Wie wichtig es ist, Willenskraft und Skill-Power aufeinander abzustimmen, lässt sich schön am Beispiel einer anderen Verhaltensumstellung illustrieren, die ebenfalls von elementarer Bedeutung für die Gesundheit ist: mit dem Rauchen aufzuhören. Vor einigen Jahren habe ich mich gefragt, warum so viele Menschen, die es versucht haben, dabei gescheitert sind. An Motivation fehlte es ihnen nicht; sonst hätten sie gar nicht erst versucht, diese Angewohnheit abzulegen. Wahrscheinlich lag es eher am Offensichtlichen: an der Abhängigkeit vom Nikotin. Doch auch diejenigen, die es mithilfe von Nikotinersatztherapie und/oder Medikamenten versuchen, schaffen es oftmals nicht. Doch woran liegt das? Mir kam in den Sinn, es könnte vielleicht Hindernisse geben, die wir gar nicht bemerken, und die deshalb nie thematisiert werden.

Folgende Allegorie half mir dabei, Licht ins Dunkle zu bringen: Stellen Sie sich vor, von der anderen Seite eines Feldes winkt Ihnen ein Preis, beispielsweise ein großer goldener Pokal, und Sie möchten *wirklich unbedingt* dort hingelangen. Doch, leider Gottes, steht eine Steinmauer ohne Fenster und Türen mitten im Weg, und es führt kein Weg daran vorbei. Ich denke, so ähnlich könnte es sich anfühlen, wenn man ganz allein mit dem Rauchen aufhören möchte – mit dem goldenen Pokal einer besseren Gesundheit immer in Sichtweite. Stellen Sie sich jetzt vor, Ihr Arzt kommt des Weges und bietet Ihnen seine Hilfe an – analog zu einer Abrissbirne, die ein großes Loch in die Mauer schlagen könnte. Sie spüren auf einmal, wie leicht es ist, an den goldenen Pokal zu kommen. Doch was, wenn hinter der ersten Wand eine zweite Wand, dann eine dritte und immer so weiter lauert?

Als ich an die Herausforderung dachte, die es bedeutet, auf diese Weise mit dem Rauchen aufzuhören, fragte ich mich, wie viele dieser Mauern es wirklich sind, die zwischen der Absicht eines Menschen, nicht mehr zu rauchen und dem Ziel, Nichtraucher zu sein, liegen. Gibt es so etwas wie eine abgeschlossene Liste aller Stolpersteine, die den Versuch, das Rauchen sein zu lassen, gemeinhin zum Scheitern verurteilen? Wie sich herausstellte, ist die Antwort ein entschiedenes »Ja«. Es gibt in der Tat sieben landläufige Gründe, warum jemand es nicht schafft, endgültig die Zigaretten wegzulegen. Das sind Nikotinsucht, Angst und/oder Depression, Alkoholismus, Drogenabhängigkeit, Stress, das Zusammenleben mit einem Raucher und Angst vor Gewichtszunahme. Einige, die es versuchen, stehen allen diesen Hindernissen gegenüber, andere nur ein paar, doch die allermeisten müssen mehr als eine dieser Hürden überwinden. Stellt man sich jede dieser Barrieren vor wie eine Steinmauer, wird schnell deutlich, warum es so viele Menschen nicht schaffen, mit dem Rauchen aufzuhören, auch wenn sie dabei Unterstützung erhalten. Es reicht nicht aus, mit der Abrissbirne ein paar der Mauern niederzureißen; solange sie nicht alle fallen, schafft man es trotzdem nicht.

Nachdem ich die Frage aufgeworfen habe, was die Menschen eigentlich daran hindert, ihr gesundheitsschädigendes Verhalten abzulegen, entwickelten meine Kollegen und ich eine Technik zur Verhaltensmodifikation, die wir *impediment profiling*, also die Erstellung eines Hindernisprofils, nannten. Über die Jahre haben wir einige Studien zu dieser Methode durchgeführt und auch veröffentlicht – mit dem Ergebnis, dass sie funktioniert! Wir erstellten eine Hindernisanalyse für die Raucherentwöhnung, mit der sich herausfinden lässt, welche der sieben Barrieren ein bestimmter Mensch zu überwinden hat. Das Ergebnis einer Serie von Pilotstudien waren bisher nie gekannte Ausstiegsquoten. Die Mehrheit der Raucher, die sich an der Studie beteiligten, hatte den Ausstieg geschafft, und die Hälfte war auch nach Ablauf eines Jahres noch Nichtraucher; die Erfolgsquote ist also doppelt so hoch wie bei den üblichen Ansätzen.

Die Idee hinter der Hindernisanalyse lässt sich auch auf alle anderen Lebensstilveränderungen anwenden. In einer Studie mit 1687 erwachsenen Probanden haben Forscher der University of Minnesota herausgefunden, dass es die meisten Teilnehmer sehr genossen, gemeinsam mit anderen zu essen. Wer seine Hauptmahlzeiten regelmäßig in Gesellschaft einnahm, ernährte sich im Allgemeinen gesünder, und aß deutlich mehr Obst und Gemüse. Trotzdem gaben 35 Prozent der Männer und 42 Prozent der Frauen an, kaum Zeit zu finden, gemeinsam mit anderen zu speisen. In diesem Fall besteht das Hindernis in einem Mangel an Zeit und der richtigen Organisation. Gelänge es diesen Menschen, das Hindernis zu umgehen, würde sich die Qualität ihrer Ernährungsweise verbessern, sie könnten ihre Mahlzeiten intensiver genießen, und sie hätten häufiger die Gelegenheit, soziale Kontakte zu pflegen – ein dreifacher Gewinn. Doch eine solche Veränderung erfordert Skill-Power.

Wenn Sie genau identifizieren, was Sie daran hindert, Ihr Essverhalten zu verbessern oder mehr Bewegung in Ihr Leben einzubauen, können Sie die nötigen Skills entwickeln, diese Hindernisse zu überwinden. Strategien zur Problemlösung und Fehlerbehebung tragen einen wesentlichen Bestandteil dazu bei. In Rahmen einer Studie nahmen 272 Frauen sechs

Monate lang an Programmen zur Verbesserung ihres Lebensstils teil, die sie auch beim Abnehmen unterstützen sollten. Dabei haben Forscher der University of Florida herausgefunden, dass diejenigen, die ihre Problemlösungskompetenz verbesserten – indem sie sich wöchentlich Ziele für die Veränderung ihres Essverhaltens und ihrer sportlichen Aktivität setzten, Hindernisse einschätzten und Problemlösungsstrategien entwickelten – mehr an Gewicht verloren (mehr als zehn Prozent ihres Körpergewichts) und sich konsequenter an den Plan hielten als die anderen Teilnehmerinnen.

Es gibt viele verschiedene Skills, die Ihnen dabei helfen können, an das Ziel Ihrer Wünsche zu gelangen. Sie können ganz bewusst darauf achten, was Sie dazu bringt, sich zu überessen. Daraufhin können Sie ebendiese Faktoren verändern. Sie können volumenreiche Speisen auswählen, die Sie ohne viele Kalorien satt machen. Sie können lernen, die Zutatenlisten zu deuten und übergroße Aromenvielfalt in Speisen oder Snacks zu vermeiden (da ein Übermaß an Aromen Sie eventuell dazu verleitet, mehr zu essen). Je mehr Skills Sie durch die Lektüre der folgenden Kapitel erwerben, desto besser werden Sie für jede beliebige Situation gewappnet sein. Es gibt entscheidende Skills in den Bereichen Einkaufen, Kochen, Zeitmanagement und Integration von sportlichen Aktivitäten in die hektische Alltagsroutine. Für jede Herausforderung, die Ihnen unsere Gesellschaft auf dem Weg zu einer besseren Gesundheit als Stolperstein vor die Beine wirft, gibt es den passenden Skill, mit dem Sie das Hindernis überwinden oder umgehen. Sie erstellen sich ein komplettes »Werkzeugset«, das es Ihnen ermöglicht, ein gesundes Gewicht zu erreichen und beizubehalten, fit zu werden und zu bleiben und Krankheiten im Keim zu ersticken. Das könnte Ihnen möglicherweise das Leben retten.

3

Das Hau-ruck-Prinzip

Im Gegensatz zum oft zitierten Sprichwort ist Wissen nicht gleich Macht; es ist vielmehr eine Grundvoraussetzung für Macht. Wahre Macht beruht auf der Fähigkeit, sein Wissen *einzusetzen*. In Bezug auf eine gesunde Lebensweise und die Prävention von Krankheiten ist Wissen notwendig, um den Pfad zu einer gesünderen Lebensweise überhaupt gehen zu wollen. Die Herausforderung besteht selbstverständlich darin, sich ernsthaft und leidenschaftlich genug darum zu bemühen, das Wissen in Routine umzuwandeln. Sie müssen dabei nicht immer perfekt vorgehen. Das Ziel besteht darin, den Weg zu einer besseren Ernährung kontinuierlich mit Fortschritten zu pflastern und ihn körperlich aktiver zu beschreiten. Es ist nicht sicher, ob Sie durch diese Veränderungen gleich Ihr Idealgewicht erreichen, aber Sie werden sich ihm mit Sicherheit immer weiter annähern, und, was noch wichtiger ist, Sie werden Ihre Gesundheit verbessern, was genau genommen das wichtigere Ziel ist.

Tatsächlich fällen wir tagtäglich Entscheidungen über Leben und Tod durch die Wahl der Speisen, die wir unserem Körper zuführen und ihrer Zubereitungsart. Warum also nicht bewusst den positiven Pfad beschreiten, der zu besserer Gesundheit und einem längeren Leben führt? Archimedes sagte: »Gebt mir einen Hebel, der lang genug … ist, und ich kann die Welt mit einer Hand bewegen.« Nun, der Hebel, mit dem sich Ihre Gesundheit in einen besseren Zustand bringen lässt, ist in der Tat lang genug – und er liegt in Ihrer Hand. Nun brauchen Sie noch das Wissen und die Macht, um ihn zu verwenden.

Mit diesem Hebel dringen Sie bis in die Doppelhelix Ihrer DNA vor – und verbessern damit sogar die Gesundheit Ihrer Gene. Als eine der aufschlussreichsten Erkenntnisse aus dem Human Genome Project, das 2003 abgeschlossen wurde, gilt, dass nicht die Gene an sich die Krankheiten auslösen. Es ist das Wechselspiel bestimmter Hochrisikogene mit ungesunden Umwelteinflüssen (darunter schlechte Ernährung, körperliche Inaktivität und Rauchen), das zu Krankheiten führt.

Setzen Sie daher Ihrer Gesundheit zuliebe Ihr Ess- und Bewegungsverhalten klug ein, und rauchen Sie nicht – damit Sie den Hebel in die richtige Richtung schwenken und so Ihre Zukunft verbessern können. Es ist überhaupt nicht kompliziert; es ist nur ungewohnt. Sie brauchen keine spartanische, klösterliche Existenz zu führen oder auf »Planet Gesundheit« zu leben. Der Schlüssel liegt darin, Speisen zu lieben, die Ihnen diese Liebe zurückgeben, jede erdenkliche Möglichkeit für Bewegung zu nutzen und mit allen schädlichen Angewohnheiten, wie zum Beispiel Rauchen, aufzuhören. Wenn Sie mit all diesen Werkzeugen und Regeln weise umgehen, können Sie auf unserem Planeten ein gesundes Leben führen.

Denken Sie daran, welche ernährungstechnischen Entscheidungen Sie an einem typischen Tag treffen: Woraus bestehen Ihr Frühstück, Mittagessen, Abendessen und die

Snacks? Bei der Arbeit haben Sie die Wahl, ob Sie sich in der Kantine etwas Gebäck mitnehmen oder Kekse im Konferenzraum, oder sich eine Handvoll Gummibärchen aus der allzeit bereitstehenden (und immer gefüllten) Bonbonniere Ihres Kollegen genehmigen. Vielleicht müssen Sie sich entscheiden, ob Sie zusammen mit Ihren Kollegen in einem Fastfood-Restaurant zu Mittag essen oder alleine eine gesündere Möglichkeit wählen. Und wenn Sie abends essen gehen, werden Sie mit einer Vielfalt an Wahlmöglichkeiten konfrontiert, die alles übersteigt, was Ihre Küche zu bieten hat.

Was die Bewegung betrifft, so gibt es zahlreiche Möglichkeiten, diese in Ihren Alltag zu integrieren, ob es sich nun um eine Trainingseinheit zu einem festen Zeitpunkt handelt, oder ob Sie die Kinder zu Fuß zur Schule oder zum Bus bringen und abholen, oder ob Sie zu Fuß Besorgungen machen. Im Arbeitsalltag werden Sie häufig vor der Wahl stehen, entweder den Lift zu nehmen oder Treppen zu steigen, direkt zum Büro eines Kollegen zu gehen oder ihm eine E-Mail zu schreiben. Nach der Arbeit und an den Wochenenden entscheiden Sie über Freizeitaktivitäten mit der Familie oder Freunden – also unter anderem, ob Sie dabei Bewegung mit ins Spiel bringen und was Sie essen werden.

Jede dieser Möglichkeiten hält ihre eigenen Herausforderungen für Sie bereit; das ist auch der Grund, warum die Skills auf dem Weg zu einer besseren Gesundheit eine derart große Rolle spielen. Natürlich wünschen wir uns alle, es ginge wie von selbst, gesund zu leben und chronische Krankheiten zu vermeiden. Schön wär's …! In Wahrheit liegt die Magie einzig darin, die nötigen Skills richtig einzusetzen, um Gesundheit und Wohlbefinden zu verbessern.

Im Laufe eines jeden beliebigen Tages hat man in Bezug auf die Ernährung und die Bewegung immer wieder die Möglichkeit, gesundheitsfördernde Entscheidungen zu fällen. Wie bereits beschrieben, können Sie sich durch eine bewusste Auswahl der Lebensmittel und sportliche Betätigung vor gefürchteten Krankheiten schützen und somit vor schweren körperlichen Einschränkungen und einem frühzeitigen Tod. Sie möchten einen Beweis? Bitte sehr: Forscher der University of Michigan und des National Institute on Aging haben eine Studie durchgeführt, an der sich 713 Frauen in ihren 70ern beteiligten. Es stellte sich heraus, dass die Frauen, die am meisten Sport trieben, gegenüber denjenigen, die sich nur wenig bewegten, ein um 72 Prozent geringeres Risiko aufwiesen, innerhalb der nächsten fünf Jahre zu sterben.

Darüber hinaus zeigte sich, dass die Teilnehmerinnen mit dem höchsten Obst- und Gemüsekonsum (gemessen am Carotinoid-Spiegel im Blut, einer Gattung gesundheitsfördernder Pflanzenpigmente) mit einer um 50 Prozent höheren Wahrscheinlichkeit die nächsten fünf Jahre überleben würden als ihre Altersgenossinnen, die kaum Obst und Gemüse aßen.

Sie müssen bei Ihren Bemühungen, Ihr Ernährungs- und Bewegungsmuster zu verändern, sicherlich den Verlockungen zur ungesunden Lebensweise in unserer Gesellschaft standhalten. Doch es ist zu schaffen und längst nicht so schwierig, wie manche Menschen glauben. Und sobald sich die ersten spürbaren Erfolge einer gesünderen Ernährung und mehr Bewegung einstellen, wird Sie das positiv darin bestärken, diesen Weg weiterzuverfolgen. Wenn man die nötige Skill-Power erlangt, so wirkt das ungeheuer motivierend. Sich eine gesündere Lebensweise anzueignen, kann ebenso erfüllend sein wie die Anwendung einer anderen, neu erworbenen Fertigkeit (wie zum Beispiel Klavierspielen oder Paella kochen), das Ausüben einer gerade erst erlernten Sportart (wie zum Beispiel Skifahren) oder eines neu entdeckten Talents (neue, spektakuläre Schrittkombinationen für einen anmutigeren Tanzstil). Und der potentielle Lohn macht die Mühen mehr als wett: Sie können Ihr medizinisches Schicksal auf genetischer Ebene umgestalten, werden sich im Alltag wohler und vitaler fühlen und können Ihren Lieben gesunde Verhaltensweisen vorleben und an sie weitergeben, damit auch sie sich besser vor Krankheiten schützen können. Man kann es sich in etwa vorstellen wie ein Rezept für etwas, das wir alle unbedingt verinnerlichen sollten, damit wir es schaffen, in unserer derzeitigen Gesellschaft gesundheitsbewusst zu leben.

Hier ein Beweis dafür, wie wichtig diese Rezeptur ist: Wie bereits erwähnt, vermag ein verbesserter Lebensstil die Wahrscheinlichkeit für Herzerkrankungen um 80 Prozent zu senken, die für Diabetes um 90 Prozent und die für Krebserkrankungen um 60 Prozent.

Darüber hinaus haben Studien gezeigt, dass diejenigen, die auf die folgenden vier Fragen die richtige Antwort parat haben, mit einer um 80 Prozent verringerten Wahrscheinlichkeit jemals schwere chronische Krankheiten erleiden werden: Rauchen Sie? Ernähren Sie sich gesund? Treiben Sie regelmäßig Sport? Haben Sie Ihr Gewicht unter Kontrolle?

Schritt für Schritt

Lassen Sie uns diese Fragen der Reihe nach betrachten. Es ist hinlänglich bekannt, dass Rauchen einer der Hauptrisikofaktoren für Lungenkrebs, Herzerkrankungen und Schlaganfall ist. Doch in der Tat ist es auch für Krebsarten in Mundraum, Rachen, Kehlkopf, Brust, Magen, Blase, Gebärmutter, Gebärmutterhals und Nieren verantwortlich. Rauchen wird überdies mit Unfruchtbarkeit, Osteoporose, Frühgeburten und niedrigem Geburtsgewicht, Lungenemphysem und Bronchitis in Verbindung gebracht. Nach Angaben des *Center for Disease Control and Prevention* fordert Tabakkonsum jedes Jahr mehr Todesopfer »als alle am HI-Virus Verstorbenen, Drogen- und Alkoholtoten, Verkehrstoten, Suizid- und Mordopfer zusammen.« Ja, richtig: *Zusammen.* Deshalb ist es nur klug, das Rauchen sein zu lassen. Falls Sie rauchen, hören Sie damit auf – so einfach ist das. Sie bekommen besser Luft und leben länger und gesünder.

Eine optimale Ernährungsweise hat ebenfalls weitreichende positive Konsequenzen für den ganzen Körper – angefangen bei der Energie, dem Immunsystem, der Verdauung, der Knochengesundheit, der körperlichen Leistungsfähigkeit, über die Laune, bis hin zu verschiedenen Aspekten kognitiver (mentaler) Funktionen. Eine gesunde Ernährungsweise, die viel Obst, Gemüse, Vollkornprodukte, Hülsenfrüchte, Nüsse, fettreduzierte Milchprodukte und einige Proteinquellen enthält, trägt entscheidend dazu bei, das Risiko für chronische Leiden wie Herzerkrankungen, Bluthochdruck, Cholesterinprobleme, Krebs, Osteoporose und Diabetes zu senken. Einfach ausgedrückt, versorgt eine gesunde Ernährungsweise Ihren Körper mit allen Nährstoffen, die er braucht, um seine täglichen Aufgaben zu erfüllen, das Wohlbefinden zu erhalten und Krankheiten zu bekämpfen. In gewissem Sinne kann die Nahrung eine sehr wirksame Medizin sein – ebenso wie die Bewegung.

Durch regelmäßigen Sport treten im ganzen Körper weniger Entzündungen auf, werden die Abwehrkräfte gestärkt, der Kreislauf und die Herzgesundheit verbessert, die Knochendichte wie die Muskelkraft erhöht und die allgemeine Lebensqualität verbessert. Darüber hinaus wird das Risiko für zahlreiche Krankheiten gesenkt, darunter Diabetes, Herzerkrankungen, Schlaganfall, Krebs und Arthritis. Tägliche sportliche Betätigung stärkt zudem die Konzentration, das Gedächtnis und die Produktivität.

Beim Körpergewicht handelt es sich selbstverständlich nicht um eine Verhaltensweise. Aber es wird (zumindest teilweise) durch Verhaltensweisen kontrolliert. Selbstverständlich gibt es wichtige genetische Einflüsse – Sie haben nicht die vollständige Kontrolle über Ihr Gewicht. Doch für den Teil, den Sie kontrollieren können – und bei den allermeisten ist das ein sehr großer Teil –, gilt die einfache Bilanz zwischen Kalorienzufuhr (über Essen und Trinken) versus Kalorienverbrauch (durch körperliche Bewegung). In dieser modernen Welt das Gewicht unter Kontrolle zu halten, ist eine mühsame Aufgabe; tatsächlich schaffen es nur die Wenigsten. Doch mühsam bedeutet nicht kompliziert. Einen schweren Stein zu heben, ist mühsam, aber nicht kompliziert. Das Gleiche gilt auch für die Anstrengung, Übergewicht zu verlieren.

In unserer gegenwärtigen Welt liegt es in der Verantwortung eines jeden Einzelnen, das bestmögliche Gewicht für sich zu erreichen, und zwar einfach aus dem Grund, weil es niemand anderer tun wird. Menschen, die im Laufe der Zeit übergewichtig werden, haben eine so genannte positive Energiebilanz, was nicht gerade gut ist. Je länger dieser Zustand anhält und je höher die Bilanz ausfällt, desto höher fällt auch die Gewichtszunahme aus.

Während einer Studie, die meine Kollegen und ich in meinem Labor durchgeführt haben, konnten wir die Barrieren und Hindernisse bestimmen, auf die die Menschen am häufigsten treffen, wenn sie versuchen, ihre Ess- und Trainingsgewohnheiten zu verbessern. Das Ergebnis gilt für alle Altersklassen. Sobald die Menschen, unabhängig von Geschlecht, Alter und sozioökonomischer Zugehörigkeit, willens sind, sich gesünder zu ernähren, stellen sich ihnen Dutzende Hindernisse in den Weg – häufig wissen sie nicht, wie eine gesunde Ernährung tatsächlich aussieht, wie sie gesündere Lebensmittel einkaufen oder sie zubereiten sollen. Sie kämpfen mit Zeitdruck und engen Terminplänen, sie essen aus emotionalen Gründen, und sie haben es in der Familie mit allzu wählerischen Essern zu tun. Gleiches gilt für die körperliche Aktivität: Quer durch die meisten Altersklassen und durch alle Lebensphasen fehlt einem Großteil das Wissen, wie man einen Trainingsplan anfängt, wie man terminliche Herausforderungen meistert. Es mangelt an sozialer Unterstützung, ausreichend Motivation oder Energie, und zudem werden die Bemühungen häufig auch noch durch einen engen finanziellen Rahmen eingeschränkt.

Über die Ursachenforschung hinaus haben meine Mitarbeiter und ich Strategien entwickelt, die den Menschen dabei helfen, diese Barrieren zu überwinden – und wir konnten nachweisen, dass sie funktionieren. Wie sich zeigte, nahm die Quote sportlicher Betätigung signifikant zu, wenn wir Menschen mit Strategien und Expertentipps versorgten, sodass sie es schafften, ihre persönlichen Hürden auf dem Weg zu einem körperlich aktiveren Leben zu überwinden. Ebenso verhielt es sich mit der Ernährung: Wenn wir den Menschen die notwendigen Skills und Strategien in die Hand gaben, schafften sie es, ihre Essgewohnheiten zu verbessern. Wenn Sie jede dieser potentiellen Barrieren betrachten und diejenigen bestimmen, die Sie individuell betreffen, können Sie eine hilfreiche Strategie, ein Skill oder ein Werkzeug entwickeln, mit dessen Hilfe Sie eine dieser Hürden überwinden können. Vor allem haben Sie es geschafft, etwas zu verändern. Sobald Sie auch alle anderen Barrieren auf diese Weise beseitigt haben, liegt es in Ihren Händen, so zu leben, wie Sie es wirklich wollen. Sie beherrschen dann die Mittel, um über die Barrieren zu gelangen und Ihren Gesundheitszustand zu verbessern.

In den folgenden Kapiteln stelle ich Ihnen ein umfassendes Skill-Set vor, mit dem Sie es schaffen werden, ein Hindernis einfach zu durchbrechen, um mitten in einem Leben wieder aufzutauchen, in dem Sie sich vital und wohl fühlen. Sie erhalten eine detaillierte Schritt-für-Schritt-Anleitung darüber, wie Sie die relevanten Skills erwerben und nutzen können, sodass Sie schließlich die Hebel bedienen werden, die Ihre medizinische Zukunft bestimmen. Mithilfe dieses Plans lassen sich nicht nur Herzerkrankungen vorbeugen. Es geht auch nicht nur darum, Krebs zu vermeiden oder Diabetes zu umgehen. Dieser Ansatz unterstützt Sie bei allen diesen Punkten – und darüber hinaus! –, weil es sich dabei um ein allumfassendes Set lebensrettender Skills handelt. Sie können es sich so ähnlich wie beim Einkaufen vorstellen: Sie erhalten ein gesünderes, fröhlicheres und längeres Leben, und das alles in einem Guss – besser geht's nicht!

Der menschliche Körper in der Forschung

An der Yale School of Public Health habe ich vor Studenten, die in dem Fach Gesundheitswesen ihren Master machten, einen Kurs mit dem Namen »Medizinische Konzepte im Gesundheitswesen« abgehalten. Die Inhalte waren im Wesentlichen die Greatest Hits der medizinischen Ausbildung – Faszinierendes über die Arbeitsweise und das Versagen des menschlichen Körpers – verdichtet auf ein einziges Semester. Die Herausforderung beim Unterrichten dieses Kurses, den ich nach dem Organsystem gegliedert habe (z. B. das Herz-Kreislauf-System, das Nervensystem, das Atmungssystem) lag in der Tatsache, dass das Sprungbein mit dem Schienbein verbunden ist (und das Herz-Kreislauf-System mit dem Atmungssystem, etc). Anders ausgedrückt, man kann nicht vollständig über das Herz Bescheid wissen, ohne auch die Lunge und die Nieren zu kennen. Man kann die Nieren nicht verstehen, ohne das endokrine System (Hormone) und das Nervensystem zu kennen. Man kann das Nervensystem nicht verstehen, ohne … und so weiter.

Die einzige Lösung bestand darin, immer nur über jeweils ein Organsystem zu unterrichten und sich auf die anderen, wenn nötig, zu beziehen. Ansonsten hätte ich eine Vorlesung über das Herz-Kreislauf-System durch einen Vortrag über das Urogenitalsystem unterbrechen müssen, den ich seinerseits wieder durch einen Vortrag über ein anderes System hätte unterbrechen müssen. Es wäre bestenfalls ziemlich verwirrend geworden, schlimmstenfalls äußerst chaotisch. So habe ich mich mittels Querverweisen durch den Studienplan manövriert und die Studenten immer wieder dazu ermutigt: »Wartet ab!« So lief es bei uns – und es hat funktioniert.

Diesen Ansatz kann man auch auf die Skills für ein gesundes Leben anwenden, weil diese ebenso miteinander verwoben und von einander abhängig sind wie die verschiedenen Organsysteme unseres Körpers. Diese Tatsache erschwert es, sie getrennt voneinander zu betrachten, doch ebenso wie die Organsysteme im Körper zusammenarbeiten, um ein harmonisches Produkt zu schaffen – nämlich Sie! –, verhalten sich die Skills, die Ihre Gesundheit in eine positive Richtung bewegen können. Darin besteht die Macht und die Schönheit dessen, was ich als Skill-Synergie bezeichne. Die Skills, ein gesundes Leben zu führen, stehen miteinander in Beziehung, und jeder Skill, den Sie kennenlernen, erleichtert es, den nächsten kennen- und anwenden zu lernen.

In den nachfolgenden Kapiteln lernen Sie die spezifischen Fähigkeiten kennen, mit deren Hilfe Sie Ihre Ess- und Bewegungsgewohnheiten verbessern können. Konzentrieren Sie sich bei der weiteren Lektüre dieses Buches auf die Skills und Passagen, die für Sie die größte Relevanz haben, um dann Ihren eigenen, für Sie maßgeschneiderten Aktionsplan aufzustellen. (Wenn Sie es eiliger haben, die benötigten Skills zu finden, können Sie auch die Skill Spirale verwenden, eine personalisierte Herangehensweise, die in Kapitel 12 beschrieben wird.) Indem Sie sich die Skills in der für Sie passenden Reihenfolge aneignen, können Sie sich bereits erlernte Skills zunutze machen, damit Ihnen die nachfolgenden leichter fallen. Durch diesen Prozess nähern Sie sich Stück für Stück Ihrem Ziel, einem vitalen Leben ohne Krankheiten.

Irgendwann werden Sie dank der zahlreichen Skills, die Sie erworben haben, ein wahrer Meister der gesunden Lebensweise sein, sodass Ihnen und Ihren Lieben ein gesünderes, glücklicheres und möglicherweise auch längeres Leben beschieden sein wird. Sie werden Ihre Gesundheit dabei, begonnen auf der Ebene der DNA, stärken. Wenn Sie sich insbesondere in Bezug auf Ernährung und Bewegung verantwortlich verhalten, können Sie die Expression der Gene verändern, die Sie anfälliger für bestimmte Krankheiten machen, und zwar auch dann noch, wenn bei Ihnen bereits eine solche Krankheit diagnostiziert wurde. Wir alle haben es jederzeit in der Hand, in den eigenen Gesundheitsverlauf einzugreifen. Es ist an der Zeit, diese Macht auch anzuwenden und mit einem kräftigen »Hau ruck« den mächtigen Hebel zur Selbstbestimmung unseres medizinischen Schicksals umzulegen.

Ein Tag in Ihrem Leben – Ernährung

Im Laufe jedes x-beliebigen Tages ergibt sich immer wieder die Gelegenheit, sich gut – oder auch schlecht – zu ernähren.

Betrachten Sie einen prototypischen Tag im Ganzen, so wird Ihnen auffallen, dass jede Situation, in der Sie mit Essen konfrontiert werden, besser oder schlechter verlaufen kann, ganz davon abhänging, welche Skills Sie jeweils mitbringen. Tabelle 3.1 zeigt Ihnen, wie Sie jede denkbare Essenssituation meistern und sich dabei optimal ernähren können. Sie gibt Ihnen für jede dieser Situationen eine Vorgehensweise sowie die nötigen Skills an die Hand, damit die Mahlzeiten für Sie zu einem positiven und gesunden Esserlebnis werden. (Diese Skills werden in den folgenden Kapiteln detailliert beschrieben.)

Tabelle 3.1. Ein Tag in Ihrem Leben – Ernährung

Mahlzeit	Optimale Ernährung hängt davon ab	Was wiederum davon abhängt
Frühstück	Nährstoffreiche Zutaten für ein gesundes Frühstück bereitstehen zu haben	Nährstoffreiche Lebensmittel zu erkennen und einzukaufen Motiviert zu sein, nährstoffreiche Lebensmittel auszuwählen Aus den Lebensmitteln schnell und bequem eine nahrhafte Mahlzeit zusammenstellen zu können
Vormittags-Snack	Nährstoffreiche Lebensmittel bei der Hand zu haben für einen schnellen, einfachen und sättigenden Snack, unabhängig davon, wo Sie sich gerade befinden	Nährstoffreiche Lebensmittel vorrätig zu haben. Die richtigen Speisen zu erkennen und auszuwählen, die Ihnen schmecken, Sie satt machen und sich gut transportieren lassen
Mittagessen	Ein nahrhaftes Mittagessen zu verzehren	Siehe Frühstück Nahrhafte Speisen erkennen und auswählen zu können, wenn man nicht zu Hause isst
Nachmittags-Snack	Einen nährstoffreichen und sättigenden Snack für den Nachmittag parat zu haben	Siehe Zwischenmahlzeit am Vormittag Einen nahrhaften Snack finden, auswählen und kaufen zu können, wenn man nicht zu Hause isst

Mahlzeit	Optimale Ernährung hängt davon ab	Was wiederum davon abhängt
Abendessen, zu Hause	Ein nährstoffreiches, sättigendes, familienfreundliches und leicht zuzubereitendes Abendessen zu genießen	Siehe Frühstück und Mittagessen Zu wissen, wie man nahrhafte Speisen zubereitet Mit Familienmitgliedern über die Bedeutung einer gesunden Ernährung zu sprechen und sie dabei einzubinden Einen Vorrat an verschiedenen Lebensmitteln anzuschaffen, die allen schmecken
Abendessen im Restaurant	Eine nährstoffreiche und sättigende Mahlzeit im Restaurant zu essen	Zu wissen, welche Restaurants gesünderes Essen anbieten als andere Zu wissen, wie man die gesündesten Speisen auf der Karte erkennt Dem Kellner und/ oder dem Koch die richtigen Fragen stellen zu können Zu wissen, wie man die ideale Portionsgröße erkennt
Trinken	Vorwiegend Wasser zu trinken, und ansonsten die bestmöglichen Alternativen	Zu wissen, welche Getränke ideal sind und diese auch vorrätig zu haben

Mahlzeit	Optimale Ernährung hängt davon ab	Was wiederum davon abhängt
Auf Reisen	Auf Reisen seine gesunde Ernährungsweise beizubehalten	Unterwegs immer ein paar gesunde Nahrungsmittel mitzunehmen Zu wissen, was man am besten auswählt, wenn man auswärts isst
Allgemeines/ Sonstiges	Emotionales Essen zu erkennen und zu überwinden	Die Probleme, die sich hinter unachtsamem oder emotionalem Essen verbergen, zu erkennen und zu lösen Heißhungerattacken vorbeugen und standhalten zu können

Ein Tag in Ihrem Leben – Bewegung

Im Laufe jedes beliebigen Tages haben Sie wiederholt die Möglichkeit, sich für oder gegen körperliche Aktivität zu entscheiden. Bei näherer Betrachtung eines solchen prototypischen Tages wird Ihnen auffallen, dass jede Situation die Möglichkeit für irgendeine Form von sportlicher Aktivität bereithält, die Sie wiederum mit einer ganz bestimmten Skill-Power realisieren können. Tabelle 3.2 zeigt auf, wie sich körperliche Aktivitäten in Ihre Alltagsroutine integrieren lassen – ganz gleich, was passiert. Und sie gibt Ihnen für jede Situation die passende Herangehensweise sowie das nötige Skill-Set an die Hand, damit Sie die sich bietende Gelegenheit für Bewegung wirklich ergreifen. (Eine detaillierte Beschreibung dieser Skills finden Sie in den Kapiteln 10 und 11.)

Tabelle 3.2 Ein Tag in Ihrem Leben – Bewegung

Situation	Optimale Aktivität bedeutet	Was wiederum davon abhängt
Am Morgen	Ein morgendliches Workout einzubauen	Motiviert zu sein, zu trainieren Einen Plan für ein Workoutprogramm zu haben (und einen dafür geeigneten Ort)
Arbeitstag	Körperliche Aktivitäten in den Arbeitsalltag einzubauen	Dass sich Arbeitsplatz und Terminplan mit möglichen Aktivitäten vereinbaren lassen Treppen zu steigen, statt mit dem Lift zu fahren Wenn möglich zu Fuß zu gehen, statt mit dem Auto zu fahren
Schultag Ihres Kindes	Bewegungsmöglichkeiten zu finden, die sich im Schulalltag umsetzen lassen	Dass sich Schulort und Stundenplan mit möglichen Aktivitäten vereinbaren lassen Kurze Bewegungseinheiten in den Schulalltag integrieren zu können
Wochenende und Freizeit	Körperliche Aktivität zu einem selbstverständlichen Bestandteil eines freien Tages zu machen	Spaß und Freude an körperlich aktiven Hobbys und Ausflügen zu haben Über Bewegungsmöglichkeiten zu verfügen, die Spaß machen/entspannen Gemeinsam mit anderen zu trainieren

Situation	Optimale Aktivität bedeutet	Was wiederum davon abhängt
Auf Reisen	Unterwegs Gelegenheiten für sportliche Betätigung einzubauen	Sich eine Reihe von Trainingseinheiten zurechtzulegen, die sich überall kurz einschieben lassen Zu wissen, wie sich sportliche Übungen zu jeder Umgebung passend umgestalten lassen Gutes Zeitmanagement zu haben
Abends	Abendliches Workout einzubauen	Siehe Am Morgen
Urlaub und Zeit mit der Familie	Körperlich aktive Freizeitgestaltung zu einem festen Bestandteil Ihres bzw. Ihres Familienurlaubs zu machen Gemeinsam mit Familienmitgliedern Sport zu treiben	Siehe Wochenende und Freizeit Mit Ihrer Familie über die Bedeutung körperlicher Aktivität zu sprechen Körperliche Aktivitäten mit Familienzeit zu kombinieren Mit der Familie spazieren zu gehen, statt mit dem Auto zu fahren

4

(Ernährungs-) Wissen ist Macht

Die Herausforderung: Sie können sich nicht gesund ernähren, wenn Sie nicht genau wissen, wie eine gesunde Ernährung auszusehen hat.

Die richtige Reaktion: Verschaffen Sie sich einen verbindlichen Überblick über gute Ernährung aus vertrauenswürdiger Quelle – und zwar aus diesem Buch.

Die relevanten Skills: Grundlegende Kenntnisse über gesunde Ernährung; stellen Sie Ihren Tellerinhalt neu zusammen; behalten Sie die Kontrolle über Ihre Portionsgrößen; lassen Sie das Sättigungsgefühl für sich arbeiten; und wählen Sie Ihre Getränke mit Bedacht.

Höchstwahrscheinlich würden Sie sich nicht einfach so auf eine Reise begeben, ohne deren Ziel zu kennen, und genauso wenig sollten Sie sich an die Herausforderungen einer gesünderen Ernährung wagen, ohne über deren Folgen Bescheid zu wissen. Zunächst müssen Sie wissen, wo die Reise hingeht – oder, in diesem Fall, wie eine gesunde Ernährung eigentlich aussieht –, bevor Sie an das Ziel gelangen können. Sobald Sie die Grundlagen einer gesunden Ernährung kennen, können

Sie die nötige Skill-Power entwickeln, mit der Sie nach diesem Wissen handeln können.

Allerdings können einen die zahllosen widersprüchlichen Empfehlungen, die zu diesem Thema kursieren, ziemlich verwirren. Einerseits erzählt uns Dr. Robert Lustig von der University of California, dass der Zucker die Wurzel allen Übels sei, während das Center for Science in the Public Interest (eine Interessenvertretung mit Sitz in Washington, D. C.) kollektiv das Salz als den gefährlichsten Bösewicht von allen verdammt. Der Biochemiker T. Colin Campbell von der Cornell University führt unsere Gesundheitsprobleme auf tierisches Eiweiß zurück, während Dr. Caldwell Esselstyn von der Cleveland Clinic die Meinung vertritt, dass Lecithin, eine fetthaltige Substanz, die Bestandteil der Zellmembran tierischer und pflanzlicher Lebewesen ist, die Ursache all unserer Leiden sei. Indessen erklärt der Gründer des Preventive Medicine Research Institute, Dr. Dean Order, dass eine fettarme, auf pflanzlichen Lebensmitteln basierende Ernährung die Antwort auf viele Gesundheitsprobleme unserer Gesellschaft darstelle, während die Befürworter der Steinzeit-Diät die Vorteile des Fleischkonsums anpreisen. Dann gibt es noch die Puristen, diese gehen davon aus, dass der einzig richtige Weg darin besteht, sich vorwiegend durch Rohkost – direkt aus der Natur – zu ernähren. Unmöglich, dass alle recht haben. Wem sollen wir also glauben?

In den meisten dieser Theorien, wenn nicht sogar in allen, steckt ein Körnchen Wahrheit. Die Begeisterung für bestimmte Ernährungsformen schlägt bei uns Menschen manchmal ziemlich hohe Wellen. Doch ebenso wie bei der Religion existieren immer mehrere, teilweise gegenteilige, Ansichten parallel. Das Vermischen von religiös anmutendem Eifer mit Ansichten über Ernährungsprinzipien ist ein wachsender, dabei verhängnisvoller Trend – der den Menschen häufig die Sicht auf die wirklich wichtigen Dinge versperrt. Zwar verdienen es einige dieser Ideen durchaus, mit in den Topf geworfen zu werden, doch sollte es nie bei nur einer Zutat bleiben. Ja, es stimmt, zu viel Zucker ist ungesund. Dieser ist vor allem Bestandteil hochkalorischer Speisen (die sich wiederum ungünstig auf das Gewicht auswirken), zudem steigert er den Appetit auf weitere zuckerhaltige Nahrungsmittel (dito). Ein Übermaß an Salz begünstigt Bluthochdruck und weckt das Verlangen nach noch mehr Salz, was schließlich in einer ungesunden Ernährungsform mündet. Der Konsum tierischer Proteine ist nicht zwangsläufig problematisch, solange man nicht zu viel davon isst und nicht zu viel Fett dabei aufnimmt.

Die Basis einer gesunden Ernährung ist weitreichend bekannt. Sie ist die Schnittmenge nahezu aller *guter* Ernährungsformen; die Grenzen einer gesunden Ernährung sind allerdings fließend – das ist auch gut so, denn auf diese Weise bleibt uns Handlungsspielraum für eigene Entscheidungen. Selbstverständlich wäre es schön, wenn mehr Lebensmittel direkt vom Acker auf unseren Teller gelangen würden, doch in der Realität essen wir Menschen, auch die gesundheitsbewussten, hin und wieder mal Chips oder andere Nahrungsmittel, die in einer Tüte, einem Karton, einem Glas oder einer Dose aufbewahrt wurden. Das muss aber nicht immer schlecht sein. Zu den verpackten Lebensmitteln zählen schließlich auch reines Mandelmus (im Glas), getrocknete Linsen (in der Tüte) oder eine Packung Rosinen. Auch mit reinem Tomatenmark (in der Tube) begeht man wohl keinen kapitalen Ernährungsfehler. Unter verpackten Lebensmitteln lässt sich gut eine

Auswahl treffen, die zur Förderung der Gesundheit beitragen kann. Vor kurzem hatten wir den Fall einer Mutter, die über 50 Kilogramm abgenommen hat. Sie hat dies vor allem mithilfe des für den US-amerikanischen Markt konzipierten NuVal-Systems geschafft. Dabei handelt es sich um ein Programm für Ernährungsleitlinien, das Lebensmittel auf einer Skala von 1 bis 100 bewertet (je höher der Wert, desto nährstoffreicher ist das Lebensmittel), welches ich zusammen mit einem Forscherteam entwickelt habe. Die NuVal-Skala half ihr dabei, die gewohnten Lebensmittel im Supermarkt durch hochwertigere Alternativen zu ersetzen, und weil die Qualität ihrer ausgewählten Speisen – auch derer, die sie ihrer Familie servierte – unter die Lupe genommen wurde, erledigten sich die Themen der Essensmenge und der Gewichtskontrolle fast von alleine. (In Kapitel 7 erfahren Sie mehr über das NuVal-System und wie Sie davon profitieren können.)

Auf der Suche nach der idealen Ernährungsform

Was für die Grundversorgung und -ernährung des Menschen benötigt wird, ist an sich kein großes Geheimnis. Trotz Evolution und technischem Fortschritt, und trotz des Informationsüberschusses über gesundheitliche Themen, der über die Medien auf uns einprasselt, unterscheidet sich eine gesunde Ernährungsweise heute kaum von der unserer Vorfahren. Bevor wir in die Tiefe gehen, wenden wir uns einer Frage zu, die sich auf der Basis des gesunden Menschenverstandes mit dem Thema beschäftigt: Angenommen, Sie wären ein Zoobesitzer, und Sie bekämen ein paar Koalas, um die Sie sich kümmern müssten. Um herauszufinden, wie Sie sie füttern sollten, würden Sie: a) den Autor der neuesten Trend-Diät zu Rate ziehen, b) eine randomisierte, placebokontrollierte Doppelblindstudie durchführen oder c) ihnen Futter geben, das dem ähnelt, das sie in der Wildnis gefressen haben? Die einzig wahre Antwort, die gleichzeitig der Herangehensweise entspricht, wie sie von den Zoos und den Tierspezialisten weltweit tatsächlich praktiziert wird, ist natürlich Möglichkeit c). Wir führen keine klinischen Versuche durch, um herauszufinden, wie Koalas auf eine Ernährung reagieren, die aus Gnufleischbrocken oder einer Schüssel Eukalyptusblätter besteht, und, nun ja, trendige Diätbücher für Koalas sind ziemlich dünn gesät.

Auch, wenn das nicht jede Frage beantwortet und jedes Problem löst: Will man in Erfahrung bringen, was ein Lebewesen essen sollte, so setzt man am besten bei seiner ursprünglichen Ernährung an.

Menschliche Wesen bilden hier keine Ausnahme. Auch wir haben eine ursprüngliche Ernährung. Über das meiste Fachwissen in diesem Bereich verfügen die so genannten Paläoanthropologen – das sind Anthropologen, die sich auf die Steinzeit spezialisiert haben, das längste Zeitalter in der menschlichen Geschichte. Natürlich weiß niemand genau zu sagen, was die Menschen vor Zehntausenden von Jahren gegessen haben. Es ist schon schwierig genug, sich daran zu erinnern, was es am Vortag zum Frühstück gegeben hat. Doch sie untersuchten versteinerten menschlichen Müll sowie die Verschleißmuster des menschlichen Gebisses und wussten darüber hinaus, welche Nahrungsmittel es damals überhaupt gab. So haben die Paläontologen nach und nach das Puzzle zusammengesetzt und herausgefunden, wie unsere ursprüngliche Ernährung und der Lebensstil in etwa aussahen. Manche Aspekte sind ziemlich offensichtlich: Unsere

Vorfahren aus der Steinzeit aßen das, was die Natur ihnen gab. Fertignahrung gehörte nicht zu ihrem Speiseplan, weil die industrielle Produktion von Lebensmitteln einfach noch nicht erfunden worden war.

Etwa die Hälfte der Kalorien in der steinzeitlichen Ernährung gewann der Steinzeitmensch aus Pflanzen, die andere aus Fleisch. Pflanzliche Nahrungsmittel haben eine deutlich geringere Kaloriendichte als tierische Lebensmittel. Um die Hälfte seines Kalorienumsatzes aus Pflanzen zu beziehen, muss man sehr viel mehr pflanzliche als tierische Nahrungsmittel verzehren. Man darf dabei nicht außer Acht lassen, dass unser modernes Fleisch sich deutlich von dem steinzeitlichen unterscheidet. Das Fleisch, das unsere Vorfahren aßen, war im Allgemeinen eher mager, meist machte der Fettanteil etwa zehn Prozent der Kalorien einer Portion aus, manchmal auch weniger. Es gab zu dieser Zeit noch keine hochgezüchteten Mastschweine, noch keine mit Getreide gefütterten Rinder und noch keine domestizierten Nutztiere, die aufwachsen, ohne ihre Muskeln einsetzen zu müssen. In ihrem Fett steckten darüber hinaus sehr viel mehr ungesättigte Fettsäuren als in unserem heutigen Fleisch (weil diese Tiere eine große Vielfalt an wilden Pflanzen fraßen und sich sehr viel mehr bewegten). Es enthielt sogar einige Omega-3-Fettsäuren (diese sind wichtig für den menschlichen Organismus, doch unser Körper kann sie nicht selber produzieren). Es gab damals kein Corned Beef, keine Salami, keine Pastrami, keine Hot Dogs oder Hamburger – logischerweise war verarbeitetes Fleisch kein Bestandteil der steinzeitlichen Ernährung. (Heutzutage kommt das Fleisch von Antilopen, Weiderindern und Bisons der paläontologischen Ernährung am nächsten.)

Wussten Sie schon …?

Experten gehen davon aus, dass unsere steinzeitlichen Vorfahren mindestens 100 Gramm Ballaststoffe pro Tag verzehrten, die ihren Ursprung in einer Vielzahl pflanzlicher Nahrungsmittel hatten. Sie aßen diese in solch rauen Mengen, dass sie ausreichten, ihren durch die ständige körperliche Bewegung ziemlich hohen Energiebedarf zu decken. Wie wir wissen, haben sie recht weite Wege zurückgelegt – doch sie müssen sich dabei auch ziemlich oft hinter die Büsche verdrückt haben!

Sowohl unser gesunder Menschenverstand als auch zahlreiche übereinstimmende Ergebnisse der neueren Forschung sagen uns, dass es für unsere Gesundheit grundsätzlich von Vorteil ist, wenn wir uns zu einem Großteil pflanzlich ernähren. Generell stellen pflanzliche Lebensmittel im Vergleich zu tierischen Nahrungsgütern eine sehr viel höher konzentrierte Quelle von Vitaminen und Mineralien dar, die darüber hinaus auch noch deutlich weniger Kalorien und Fett enthalten. Als Grundregel für eine gesunde Lebensweise rät uns Michael Pollan in *Lebensmittel: Eine Verteidigung gegen die industrielle Nahrung und den Diätenwahn* einfach, aber eloquent: »Essen Sie Lebensmittel, nicht zu viel und vorwiegend Pflanzen.« Ich finde, das ist eine hervorragende Empfehlung, doch es gibt verschiedene Spielarten einer gesunden Ernährung – das ist auch gut so, denn so bleibt uns ein Entscheidungsspielraum. Wir behalten so die Zügel in der Hand und haben viel mehr Möglichkeiten, Nahrungsmittel zu lieben, die uns diese Liebe zurückgeben – nährstoffreiche und wohlschmeckende Lebensmittel, die unsere Sinne ansprechen und gleichzeitig die Funktion unseres Körpers unterstützen, ihm Kraft und Vitalität verleihen.

Ich werde oft gefragt: »Welche Ernährungsweise ist die beste?« Letztes Jahr kam Elisabeth, eine meiner Patientinnen, zu mir in die Praxis. Sie hatte vor kurzem die Menopause hinter sich gebracht und wollte ihr Bauchfett loswerden (und damit das Schicksal einiger Familienmitglieder vermeiden, die an Diabetes und Herzkrankheiten litten). Sie war auf der Suche nach einer Art Leitfaden durch all die widersprüchlichen Ernährungstipps, die ihr bereits zuteilgeworden waren. Elisabeths Personal Trainer, mit dem sie fünf Tage die Woche trainierte, hatte ihr empfohlen, häufiger zu essen und Proteinergänzungsmittel einzunehmen, um den Stoffwechsel auf Hochtouren laufen zu lassen. Unterdessen hatte ein Ernährungsberater, den Elisabeth konsultiert hatte, ihr geraten, zwischen den Mahlzeiten möglichst viel Zeit verstreichen zu lassen, um so die Gesamtmenge der zugeführten Kalorien zu reduzieren und die sieben überflüssigen Kilos loszuwerden. Ich habe ihr erklärt, dass keiner der beiden Ansätze dogmatisch verfolgt werden sollte. Wenn jemand gut damit zurechtkommt, sechs kleinere Mahlzeiten anstatt drei ordentlichen Portionen am Tag zu essen, oder umgekehrt, ist das ganz wunderbar, solange er auf Inhalt und Portionsgröße achtet.

Tatsächlich stehen bei der gesunden Ernährung durchgängig dieselben Nahrungsmittel im Vordergrund: Gemüse, Obst, Hülsenfrüchte, Nüsse, Samen und Vollkorngetreideprodukte. Einige Varianten (wie zum Beispiel die Mittelmeerdiät) enthalten auch Fisch und Meeresfrüchte, andere (wie die vegane Ernährung) nicht. Manche (wie zum Beispiel die DASH-Diät, ein Diätprogramm gegen zu hohen Blutdruck, sowie die Ernährung im Diabetes-Präventionsprogramm) setzen auf fettreduzierte Milchprodukte, andere wiederum nicht. Einige (wie die Mittelmeer-, die Paläo-, die South-Beach-, die DASH-Diät und die Diät im Diabetes Präventionsprogramm enthalten mageres Fleisch; andere (wie die Ornish-Diät oder die Rohkosternährung) dagegen nicht. Und manche (wie die Portfolio-Diät) enthalten riesige Mengen Ballaststoffe. Doch ausnahmslos alle warnen sie mit Nachdruck vor stark verarbeiteten Lebensmitteln, die raffinierte Stärke, Zucker, Transfette, bestimmte gesättigte Fette und/oder Salz in konzentrierter Form enthalten.

Egal welcher Ansatz, die »beste« Diät ist die, die man auch langfristig durchhalten kann. Es kann nicht nur darum gehen, abzunehmen; wichtig muss vor allem sein, gesund zu werden und es zu bleiben. Und es gibt die verschiedensten Wege, die zu diesem Ziel führen. Für eine Studie der Laval University in Quebec wurden zwei unterschiedliche Diätformen miteinander verglichen – die eine begrenzte den Verzehr von Fett, die andere legte mehr Gewicht auf die Zufuhr von Obst und Gemüse. Nach Ablauf eines Jahres hatten die teilnehmenden Frauen die gleiche Menge an Gewicht verloren. Vor kurzem stellten Wissenschaftler des New Balance Foundation Obesity Prevention Center am Boston Children's Hospital die Wirkung einer fettarmen Diät der einer Glyx-Diät gegenüber (der glykämische Index, abgekürzt »Glyx« stuft Lebensmittel danach ein, wie schnell sie ihren Zucker beziehungsweise die Glukose an den Blutkreislauf abgeben). Sie fanden heraus, dass Menschen, die eine extreme Low-Carb-Diät befolgten, am meisten Gewicht verloren und diesen Gewichtsverlust auch aufrechterhielten – doch dafür zahlten sie einen hohen Preis: Durch die Low-Carb-Diät wurden vermehrt Stresshormone und Entzündungsmarker produziert, was auf lange Sicht die Wahrscheinlichket für Herzerkrankungen und andere Gesundheitsrisiken erhöhte.

Meiner Meinung nach ist die Mittelmeerdiät der höchste Stern am Diätenhimmel – sie ist äußerst wohlschmeckend, einfach umzusetzen und betont Aspekte in der Ernährung, die sich positiv auf den Insulinspiegel und das Diabetesrisiko auswirken sowie Entzündungen reduzieren. Tatsächlich würden wohl sehr viele von uns liebend gerne nach Griechenland, Italien, Spanien oder Südfrankreich reisen, um dort das hartverdiente Geld für exzellente Speisen auszugeben – allerdings nicht wegen ihrer ausgewogenen Nährstoffe, sondern weil sie uns so wunderbar schmecken! Wie sich herausstellt, ist es auch ganz besonders gesund, und wir haben damit die Gelegenheit, Speisen zu lieben, die uns diese Liebe zurückgeben, indem sie Gesundheit mit Genuss verbinden. Es gibt hier tatsächlich einen Punkt, an dem kulinarischer Genuss und Gesundheit ineinander übergehen. Ich würde sagen, es lohnt sich, seine Essgewohnheiten daran auszurichten.

Sobald Sie die Grundbausteine einer gesunden Ernährung kennen, haben Sie auch bald die nötigen Skills, um sich Ihre eigene Diät zu konzipieren. Für den Anfang lohnt es sich, folgende Maxime im Kopf zu behalten: Je länger haltbar ein bestimmtes Nahrungsprodukt (wie zum Beispiel Erdnussflips oder Chips) ist, desto kürzer wird die »Haltbarkeit« desjenigen sein, der es regelmäßig konsumiert. Abgesehen von dieser Maxime sollten wir uns vor allem der Qualität der Lebensmittel zuwenden, für die wir uns tagtäglich entscheiden: Welche Nährstoffe sind darin enthalten? Auf diese Weise erlangen Sie mühelos alle notwendigen Skills, um ein Ernährungsmuster zu entwickeln, das Sie in Ihren Bemühungen unterstützt, gesund und ohne Übergewicht zu leben.

Der Skill: Grundlegendes Wissen über eine gesunde Ernährung

Der menschliche Körper verfügt über eine begrenzte Anzahl von Körperteilen. Gleiches gilt für die Nährstoffgruppen, die der menschliche Körper zum Überleben benötigt. Jeder Ernährungsansatz unter dieser Sonne beruht auf den gleichen Klassen von Makro- und Mikronährstoffen, aus denen sich eine gesunde Ernährung zusammensetzt.

Kohlenhydrate

Die Kohlenhydrate bilden die größte Nährstoffgruppe, und sie stellen die größte Kalorienquelle dar. Das gilt für Omnivoren (»Allesfresser«) wie auch für Herbivoren (»Pflanzenfresser«) gleichermaßen. Wenn Omnivoren die Kohlenhydratzufuhr beschränken, beschränken sie gleichzeitig, meist ohne es zu merken (und zwar um ein Erhebliches!), die zugeführten Kalorien. (Mehrere Studien kommen übereinstimmend zu dem Ergebnis, dass die Kalorienzufuhr bei der Atkins-Diät im Vergleich zu anderen Diätformen am stärksten reduziert wird.) Doch die Ansicht einiger Menschen, Kohlenhydrate seien »schlecht«, förderten die Gewichtszunahme, und ihr Konsum sollte daher vermieden werden, ist ein wenig so, als schütteten sie das Kind mit dem Badewasser aus. Es kommt auf die Qualität der Kohlenhydrate an; die große Bandbreite reicht von Linsen bis hin zu Lollies.

Es gibt zwei Hauptarten von Kohlenhydraten. Da wären einerseits die einfachen Kohlenhydrate (wie sie in Haushaltszucker und zuckerhaltigen, abgepackten Lebensmitteln stecken), die unser Körper als schnelle, aber nicht lange anhaltende Energiequelle nützt. Andererseits gibt es die komplexen Kohlenhydrate (wie sie in Gemüse, Hülsenfrüchten, Nüssen und Vollkorngetreide zu finden sind), sie liefern uns eine länger anhaltende Energieform. Beide Kohlenhydratformen versorgen unseren Körper mit Energie, die er für Bewegung und die Funktion der Organe aufwendet. Im Allgemeinen gilt jedoch, dass Nahrungsmittel, die voller komplexer Kohlenhydrate stecken, auch deutlich mehr Nährstoffe enthalten als ihre einfachen Verwandten und somit sehr viel gesünder und sättigender sind.

Wussten Sie schon ...?

Unsere »Sättigungsschwelle« (also die Menge, die wir von etwas benötigen, um uns satt zu fühlen) liegt bei Zucker höher als bei anderen Nahrungsbestandteilen. Daher isst man von Lebensmitteln mit einem hohen Anteil einfacher Kohlenhydrate schnell mehr, als man eigentlich vorhatte, und konsumiert dabei überschüssige Kalorien.

Komplexe Kohlenhydrate sind reich an Ballaststoffen, die unverdaulich sind und keine Kalorien enthalten, dabei aber dennoch ziemlich viel Platz im Magen einnehmen. Wasserlösliche Ballaststoffe – vor allem in Hafer, Gerste, Hülsenfrüchten, Obst und Gemüse enthalten – sind besonders gesund, denn sie tragen dazu bei, dass Zucker und Fett nicht so schnell in unsere Blutbahn gelangen. Das forciert das Sättigungsgefühl (sodass wir uns nicht so schnell überessen) und bringt einige Vorteile für den Stoffwechsel, darunter einen niedrigeren Blutzucker- und Insulinspiegel, niedrigere Cholesterinwerte und einen niedrigeren Blutdruck. Im Gegensatz dazu tragen die wasserunlöslichen Ballaststoffe – wie sie in Kleie, Vollkornprodukten, Nüssen, Gemüsesorten, die zu den Kreuzblütlern zählen (zum Beispiel Brokkoli und Kohl) und in der Schale von Obst und Gemüse vorkommen – dazu bei, dass unser Verdauungssystem optimal arbeitet. Wie Sie sich sicherlich denken können, ist beides für uns von Vorteil!

Sie hätten gerne einen Beleg für die Kraft der Ballaststoffe? Eine neuere Studie der European Prospective Investigation into Cancer and Nutrition, die über einen Zeitraum von zwölf Jahren mit 452717 Frauen und Männern durchgeführt wurde, hat gezeigt, dass die Menschen, die große Mengen an Ballaststoffen zu sich nahmen, eine niedrigere Sterblichkeitsrate aufwiesen und darüber hinaus insbesondere Kreislauferkrankungen, Erkrankungen der Atemwege und entzündlichen Erkrankungen deutlich seltener zum Opfer fielen. Jede Erhöhung der Ballaststoffzufuhr um zehn Gramm resultierte in einem um zehn Prozent verringerten Mortalitätsrisiko. Des Weiteren fanden die Forscher heraus, dass die Menschen, die die höchsten Ballaststoffmengen verzehrten, das geringste Risiko für Herzerkrankungen aufwiesen; in diesem Fall bedeutete ein zusätzlicher Ballaststoffkonsum von zehn Gramm ein um 15 Prozent niedrigeres Risiko.

Ebenfalls zur Kategorie der komplexen Kohlenhydrate zählt Vollkorngetreide, das einen hohen Gehalt an Ballaststoffen aufweist sowie gesunde Öle, gesundheitsfördernde sekundäre Pflanzenstoffe (Phytochemikalien), Vitamine und Mineralien enthält. Ein hoher Vollkornanteil in der Ernährung wird mit einem verringerten Risiko für Cholesterinanomalien, Typ-2-Diabetes, Herzerkrankungen, Schlaganfall, Adipositas und verschiedene Krebsarten in Verbindung gebracht. Man sollte idealerweise mindestens drei Portionen Vollkornprodukte am Tag zu sich nehmen – denkbar wären beispielsweise Amaranth, Gerste, Naturreis, Weizenschrot, Hirse, Hafer, Quinoa, Dinkel und Vollkornweizen, um nur einige aufzuzählen. Ich persönlich bin der Ansicht, dass möglichst alle Getreideprodukte, die wir verzehren, mit wenigen Ausnahmen aus Vollkorn (und nicht aus Auszugsmehl) bestehen sollten.

Glykämische Maßeinheiten – das Wichtigste in Kürze

Seit ein paar Jahren achten immer mehr Menschen auf den glykämischen Effekt eines Nahrungsmittels – also darauf, in welchem Ausmaß sich der Verzehr einer bestimmten Speise auf den Blutzuckerspiegel auswirkt. Manche Menschen orientieren sich sogar bei der Auswahl ihrer Lebenmittel hauptsächlich an dem glykämischen Index (GI) oder dem Konzept der glykämischen Last (GL) – das kann sowohl positive wie negative Folgen haben, abhängig von der Vorgehensweise. Diese »Werkzeuge« sind, ebenso wie Hammer oder Säge, nur so gut wie die Handfertigkeit dessen, der sie benutzt.

Nahrungsmittel mit einem hohen Anteil modifizierter Stärke und/oder zugesetztem Zucker haben einen eher starken glykämischen Effekt, was zu Hormonschwankungen führen und daher wiederholt Heißhungerattacken auslösen kann. Nahrungmittel mit geringem glykämischen Effekt – darunter Vollkornprodukte, Bohnen, Linsen, Gemüse und die meisten Obstsorten (vorausgesetzt, sie werden im Ganzen verzehrt), magere Proteinquellen und gesunde Öle haben die gegenteilige Wirkung: Sie tragen zur Stabilisierung des Blutzuckerspiegels und der damit verbundenen Hormone (u. a. Insulin) bei. Darüber hinaus bewahren sie uns vor Heißhungerattacken. Doch hier beginnt die Sache knifflig zu werden: Manche Nahrungsmittel (wie zum Beispiel Karotten, Äpfel, Kichererbsen, Walnüsse, schwarze Bohnen oder Erdbeeren) haben zwar einen relativ hohen glykämischen Index, aber eine niedrige glykämische Last. Auf diese so genannten hochglykämischen Lebensmittel zu verzichten wäre aus ernährungsphysiologischer Sicht wenig zielführend.

Das Ganze lässt sich folgendermaßen veranschaulichen: Ich vergleiche den GI gerne mit dem Körpergewicht, während ich die GL als Entsprechung zum Body Mass Index (BMI) sehe. Kennen wir das Gewicht einer Person, so ist das allein noch nicht sonderlich aussagekräftig, außer wir wissen auch noch, wie groß sie ist. Denn dann können wir das Gewicht in Relation zur Größe setzen und erhalten den BMI, der eine sehr viel aussagekräftigere Maßeinheit ist. Gleiches gilt für den GI im Gegensatz zur GL, die den GI mit der verzehrten Menge eines Lebensmittels in Relation setzt. Während Karotten einen relativ hohen GI (47) haben, fällt ihre GL ziemlich niedrig aus – um den Blutzuckerspiegel derart in die Höhe zu treiben, wie es der GI vermuten lässt, müsste man einen ganzen Bund verdrücken!

Es ist in Ordnung, sich am GI zu orientieren, wenn man Lebensmittel einer bestimmten Kategorie auswählt, deren Nährwert stark voneinander abweicht, wie es bei Brot, Müsli, Saucen oder Dressings der Fall ist. Im Großen und Ganzen aber ist die GL die nützlichere Maßeinheit, weil sie den Effekt vergleichbarer Lebensmittel (in realistischen Mengen) auf den Blutzuckerspiegel beschreibt. Auf der Skala der GL werden die meisten, als nahrhaft geltenden Lebensmittel – Sie ahnen es bereits – eher niedrig eingestuft. Wenn Sie sich im Allgemeinen auf ernährungsphysiologisch hochwertige Lebensmittel konzentrieren und einen möglichst hohen Anteil vollwertiger, naturbelassener und vor allem pflanzlicher Speisen bevorzugen – ergibt sich ganz automatisch die optimale GL.

Eiweiß

Unter den drei Makronährstoffen erzeugen die Proteine das stärkste und am längsten anhaltende Sättigungsgefühl pro Kalorie. Das liegt zum Teil daran, dass unser Körper für die Verdauung von Proteinen mehr Zeit benötigt als für die der anderen Makronährstoffe. Obwohl wir Proteine nur in begrenzter Menge zu uns nehmen sollten, kann sich der Konsum von vor allem qualitativ hochwertigem Eiweiß (wie Fisch, mageres Geflügel, mageres Fleisch, Eier, fettreduzierte Milchprodukte, Hülsenfrüchte, Nüsse, Saaten und Sojaprodukte) positiv auf das Sättigungsgefühl auswirken. Wir benötigen dann weniger Kalorien, um uns satt zu fühlen – was wiederum zuträglich für das Gewicht ist. Die meisten US-Amerikaner und auch Deutschen konsumieren zu viele Proteine. Für Erwachsene gilt ein Proteinverzehr von nicht mehr als täglich 0,6 bis 1,0 Gramm Eiweiß pro Kilogramm Körpergewicht als ideal. Nachdem der Durchschnittserwachsene 70 Kilogramm auf die Waage bringt, bedeutet das also in etwa 60 Gramm Eiweiß am Tag. Dies entspricht ungefähr 200–225 Gramm Fleisch oder drei bis vier Tassen gekochte Linsen. Andere Nahrungsmittel liefern zwar weniger konzentriertes Eiweiß, aber es addiert sich im Laufe eines Tages auf.

Fett

Mit dem Fett wenden wir uns dem letzten Makronährstoff zu. In unserer Kultur erfreut es sich, historisch betrachtet, keines sehr guten Rufes. Ohne Frage kann es sich ungünstig auf die Gesundheit wie auch auf die Taille auswirken, wenn wir zu viel Fett zu uns nehmen. Schließlich enthält ein Gramm Fett neun Kalorien, im Gegensatz zu vier Kalorien, die in einem Gramm Kohlenhydrate oder Eiweiß stecken. Doch der menschliche Körper braucht Fett in einem gewissen Maße, um eine ganze Reihe von Funktionen ausüben zu können, darunter die Produktion von Hormonen und Zellmembranen, die Unterstützung der Verdauung, die Aufnahme fettlöslicher Vitamine und die Pflege einer gesunden Haut. Doch nicht alle Fette in der Ernährung sind gleich. Es gibt gesunde Fette, wie die einfach gesättigten Fette (in Oliven- und Rapsöl) und die mehrfach ungesättigten Fette (aus Omega-3-Fettsäuren und Pflanzenfetten). Forscher der Wageningen Universität in den Niederlanden haben acht Wochen lang die Wirkung der verschiedenen Fette auf Patienten mit einem hohen Risiko für das metabolische Syndrom untersucht. Sie kamen zu dem Ergebnis, dass bei denjenigen, die mit ihrer Ernährung große Mengen gesättigter Fette zu sich nahmen, die Expression der an Entzündungsprozessen beteiligten Gene deutlich anstieg. Dagegen ließ sich bei den Patienten, die sich an eine Diät mit einem hohen Anteil ungesättigter Fettsäuren hielt, eine größere Expression der entzündungshemmenden Gene verzeichnen, neben einem Rückgang des LDL (*Low Density Lipoprotein*), im Volksmund auch als »schlechtes« Cholesterin bezeichnet.

Mit zu den gesündesten Fetten, die unser Planet zu bieten hat, gehören die Omega-3-Fettsäuren – Eicosapentaensäure (EPA) und Docosahexaensäure (DHA) –, die vor allem in Kaltwasserfischen wie Lachs, weißem Thunfisch, Makrele, Meerforelle, Hering, Sardine und Anchovis vorkommen. In Walnüssen, Leinsamen, Tofu und Rapsöl steckt eine andere Art der Omega-3-Fettsäure, die alpha-Linolensäure. Der Verzehr von Omega-3-Fettsäuren kann dazu beitragen, das Risiko für Herzerkrankungen und Entzündungen im ganzen Körper zu senken. Darüber hinaus wirken sie sich günstig auf die kognitive Funktion und die Stimmung aus. Leider konsumieren wir immer weniger dieser leicht verderblichen Omega-3-Fettsäuren. Gleichzeitig nimmt der Verzehr von gesättigten Fetten und Omega-6-Fettsäuren, die länger haltbar sind und reichlich in industriell verarbeiteter Nahrung vorkommen, in unseren modernen Zeiten immer weiter zu. Diese Fettarten können gefährliche Entzündungen verursachen. Forschungen sprechen dafür, dass das für unsere Gesundheit optimale Verhältnis von Omega-6-Fettsäuren zu Omega-3-Fettsäuren irgendwo zwischen 1:1 und 4:1 liegt. Das Problem besteht darin, dass die durchschnittliche amerikanische und auch deutsche Ernährung ein Verhältnis von etwa 17:1 aufweist.

Dagegen sind gesättigte Fette (in Fleisch und vollfetten Milchprodukten) und Transfette (in vielen industriell gefertigten Backwaren, Snacks und frittierten Speisen) seit langem dafür bekannt, den Gehalt an ungesundem LDL zu erhöhen und damit auch das Risiko für Herzerkrankungen und Schlaganfall zu steigern. Darüber hinaus fördern sie im gesamten Körperbereich versteckte Entzündungen, was wiederum zu verschiedenen Krebserkrankungen führt. Aus diesem Grund sollte man den Verzehr gesättigter Fette auf ein Minimum reduzieren und auf Transfette möglichst ganz verzichten. Ideal wäre es, wenn die Gesamtmenge der zugeführten Fette zu gleichen Teilen aus einfach ungesättigten und mehrfach ungesättigten Fetten bestehen würde.

Gesund essen in Zahlen: Eine Zusammenfassung

- Weniger als 30 Prozent der täglich zugeführten Kalorienmenge sollte aus Fett stammen (weniger als sieben Prozent aus gesättigtem Fett und weniger als ein Prozent aus Transfetten).
- 45 bis 60 Prozent der täglichen Kalorien sollten wir durch Kohlenhydrate, und zwar größtenteils komplexe Kohlenhydrate, aufnehmen.
- Die Ballaststoffzufuhr eines Erwachsenen sollte 25 bis 35 Gramm am Tag betragen.
- Mindestens die Hälfte, besser noch ein Großteil, der konsumierten Getreideprodukte sollte aus Vollkorn bestehen.
- Peilen Sie fünf bis acht Portionen Obst und Gemüse am Tag an, idealerweise verschiedenfarbiges, damit Sie einen angemessenen Anteil an sekundären Pflanzenstoffen aufnehmen.
- 15 bis 30 Prozent der täglich zugeführten Kalorien sollten aus Proteinen stammen.
- Verzehren Sie mindestens zwei Portionen Molkereiprodukte, und zwar vorzugsweise fettreduzierte.
- Trinken Sie etwa zwei Liter Wasser am Tag.
- Die zugeführte Menge Zucker (gemeint sind zugesetzte Zucker) sollte weniger als zehn Prozent der Gesamtenergie ausmachen.
- Die verzehrte Menge Salz sollte möglichst unter 2,4 Gramm am Tag liegen.

- Trinken Sie, falls überhaupt, Alkohol in moderaten Mengen: ein Drink am Tag für Frauen und bis zu zwei für Männer (Hinweis: Ein Drink entspricht einer Menge von 0,33 Litern Bier, 0,15 Litern Wein oder 0,04 Litern Schnaps)
- Essen Sie drei- bis viermal pro Woche Hülsenfrüchte.
- Essen Sie drei- bis viermal pro Woche Fisch und Meeresfrüchte.
- Essen Sie vier bis fünf Portionen Nüsse und Saaten in der Woche.

Der Skill: Überarbeiten Sie die Zusammensetzung Ihres Tellerinhalts

Wir leben mitten in einer Adipositas-Epidemie, die Gefahr für unsere Taille ist omnipräsent. Es ist daher unerlässlich, dass wir uns mit besonderer Aufmerksamkeit dem Inhalt unserer Teller widmen. Vernünftig und leicht zu merken: Füllen Sie drei Viertel Ihres Tellers (beim Mittag- oder Abendessen) mit Gemüse, Salat und Vollkornprodukten (zu gleichen Teilen beziehungsweise mit einem größeren Anteil Gemüse und Salat als Vollkornprodukte) und das letzte Viertel mit mageren Proteinen (höchstens so groß wie Ihre Faust). Um das optimale Verhältnis von Lebensmitteln in unserer Ernährung besser bestimmen zu können, hat das U. S. Department of Agriculture 2011 die Ernährungspyramide durch das »My Plate«-Konzept ersetzt (www.choosemyplate.gov). Zwar legt es keine genauen Portionsgrößen fest, dafür illustriert es, wie eine gesunde Proportion von Lebensmitteln aus verschiedenen Kategorien aussehen soll. Diese Orientierungshilfe wurde dringend benötigt, insbesondere da nur 1,5 Prozent – ja richtig, 1,5 Prozent! – aller Amerikaner die empfohlene Menge Obst und Gemüse verzehren.

Es macht überhaupt nichts, wenn sich Ihr Speiseplan von Zeit zu Zeit wiederholt. Es kann das Leben erleichtern und erspart einem die Entscheidung, was man essen soll. Solange es einem gesunden Ernährungsmuster entspricht und Sie damit zufrieden sind, bleiben Sie ruhig bei Ihren gewohnten Speisen. Um die Qualität der jeweiligen Mahlzeiten noch zu erhöhen, können Sie sich an den folgenden Empfehlungen für eine gesunde Einteilung der Portionen orientieren. Wählen Sie etwas aus den unten aufgelisteten Lebensmittelkategorien aus, und befüllen Sie Ihren Teller damit wie folgt:

Gemüse (einen halben Teller voll)
Wählen Sie Blattgemüse (zum Beispiel grünen Salat, Spinat, Grünkohl, Blattkohl oder Rübstiel), Artischocken, Zucchini, Kürbis, Karotten, Zwiebeln, Paprikaschoten, Pilze, Auberginen und kreuzblütige Gemüsesorten (wie Brokkoli, Blumenkohl, Weißkohl und Rosenkohl).

Vollkornprodukte oder stärkehaltige Gemüsesorten (einen Viertel Teller voll)
Wählen Sie Naturreis, Quinoa, Gerste, Vollkornbrot, Vollkornnudeln oder Couscous, Erbsen, Mais, Kartoffeln, Süßkartoffeln, Speiserüben (Mai- oder Herbstrübchen, Teltower Rübchen), Steckrüben oder Pastinaken.

Mageres Protein (einen Viertel Teller voll)
Wählen Sie eine Portion (etwa 85 Gramm) gedünsteten Fisch, Meeresfrüchte, Hühnchen oder Putenbrust (ohne Haut), Schweinelende, mageres Rindfleisch, Tofu, Sojabohnen, Eier, Linsen, schwarze Bohnen, Kidneybohnen, Mandeln, Hüttenkäse oder Joghurt.

Wahrscheinlich ist Ihnen aufgefallen, dass in dieser Aufzählung kein Obst vorkommt. Dieses eignet sich hervorragend für das Dessert – es ist süß, macht satt (dank seines hohen Wasseranteils) und ist reich an Nährstoffen. Gönnen Sie sich also eine Schüssel frische Beeren, einen Bratapfel oder eine gegrillte Grapefruit zum Nachtisch – und fertig ist das Menü!

Die Kalorienbilanz

Um es gleich mal vorweg zu sagen: Ja, es kommt auf die Kalorienzahl an. Unbedingt. Auch wenn prominente Stimmen, wie die der beiden einflussreichen US-Autoren Timothy Ferris und Gary Taubes, dies immer häufiger in Frage stellen – ich teile diesen Standpunkt nicht. Es handelt sich hier schlicht und ergreifend um physikalische Grundgesetze, ja, sogar um Grundgesetze des Universums: Eine Kalorie ist und bleibt eine Kalorie, daran wird sich auch in Zukunft nichts ändern. Und die Kalorienbilanz, also Kalorienzufuhr versus Kalorienverbrauch, ist im Bereich der Gewichtskontrolle eine nicht zu vernachlässigende Größe. Im Jahr 2010 unterzog sich Mark Haub, Professor für Ernährungswissenschaften der Kansas State University, einem aufsehenerregenden Selbstversuch, der in den USA für Schlagzeilen sorgte. Er ernährte sich zehn Wochen lang nur von Twinkies (kleine, industriell gefertigte, mit Creme gefüllte Kuchen) und anderem Junkfood und erreichte damit einen Gewichtsverlust von mehr als zwölf Kilo. Der Knackpunkt daran war: Er konsumierte weniger Kalorien, als er verbrauchte, und nahm daher ab. Das ist selbstverständlich keine sonderlich gesunde

Methode, doch damit ist endgültig bewiesen, dass es auf die Zahl der Kalorien ankommt.

Selbstverständlich muss hier angemerkt werden, dass es darüber hinaus sehr wohl auf die Qualität der Kalorien ankommt, der Nährwertgehalt unserer Ernährung spielt schließlich eine große Rolle für unsere Gesundheit. Die Qualität der Kalorien beeinflusst wiederum die Menge, die wir verzehren, weil wir mit gesunden Lebensmitteln deutlich weniger Kalorien benötigen, um satt zu werden. Wenn wir über Nahrung sprechen, verwenden wir dafür die wissenschaftliche Mengeneinheit der Kilokalorie – in Europa wird offiziell die Einheit »Kilojoules« verwendet –, wobei eine Kilokalorie der Menge an Energie entspricht, die aufgewendet werden muss, um ein Kilogramm Wasser auf Meereshöhe um ein Grad Celsius zu erwärmen. Wenn einem Körper also mehr Energie zugeführt wird (durch die Nahrung), als er verbraucht (durch die Körperfunktionen und Bewegung), wird der Überschuss in Körperfett umgewandelt. Daran gibt es nichts zu rütteln. Die Verwirrung entsteht schließlich durch folgenden Tatbestand: Zwei Menschen, die sich weder hinsichtlich ihrer Kalorienzufuhr noch durch ihre sportliche Aktivität unterscheiden, können dennoch ein anderes Ergebnis aufweisen – während der eine zunimmt, hält der andere sein Gewicht. Die Leute sagen dann: »Na also, die Kalorienbilanz ist also doch nicht so wichtig!« Die Ursache für diese Gewichtsunterschiede liegt jedoch in der jeweiligen Effizienz des Stoffwechsels eines Menschen begründet – also des körperinternen Kalorienverbrennungsmechanismus. Daher kann sich die Kalorienmenge, die Sie benötigen, um Ihr Gewicht zu halten, von der Ihres Nachbarn unterscheiden, obwohl er gleich groß und schwer ist.

Mit der Diskussion, ob Kalorien je nach ihrer Quelle unterschiedlich zu werten seien, zäumt man demnach das Pferd von hinten auf. Zielführender wäre es zu fragen: Welche Arten von Nahrungsmitteln sind dazu geeignet, heute meine Energie und mein Wohlbefinden zu steigern, während sie sich gleichzeitig auch auf meine zukünftige Gesundheit positiv auswirken? (Die Antwort: Twinkies sind es jedenfalls nicht!) Eine weitere gute Frage wäre: Welche Nahrungsmittel sind sowohl gesund, wohlschmeckend und sättigend, wirken Krankheiten entgegen und verleihen mir ein besseres Wohlgefühl – und das alles bei einer vernünftigen Kalorienmenge? Lesen Sie weiter, und Sie werden es erfahren.

Wusssten Sie schon …?

Aus Studien wissen wir, dass Nahrungsmittel, die wir zu einem bestimmten Zeitpunkt essen, den glykämischen Effekt von Speisen, die wir zu einem anderen Zeitpunkt konsumieren, beeinflussen können. Wenn also der Verzehr wasserlöslicher Ballaststoffe die Blutzuckerreaktion verlangsamt, so bedeutet dies, dass der Haferbrei, den wir zum Frühstück gegessen haben, die glykämische Reaktion unseres Körpers auf das Mittagessen, wie es auch immer aussieht, dämpft. Dies ist eine Tatsache, von der Sie wahrscheinlich noch gar nichts wussten – eine echte Win-win-Situation, egal, wie man es betrachtet.

Der Skill: Behalten Sie Ihre Portionsgrößen im Griff

Wir wissen nun, wie wichtig es ist, auf einen ausgewogenen Kalorienhaushalt zu achten, damit sich das Gewicht in einem optimalen Rahmen bewegt. Daraus folgt selbstverständlich, dass es wichtig ist, die Kalorien auf beiden Seiten der Bilanz (Zufuhr durch Nahrung, Absatz durch Bewegung) unter Kontrolle zu halten. Es erübrigt sich daher jede Diskussion über die Notwendigkeit der Portionskontrolle (sowie der damit einhergehenden Kalorienkontrolle). Wahrscheinlich ist Ihnen nicht einmal bewusst, wie stark die Portionsgrößen im Restaurant und bei Fertiggerichten in den letzten Jahrzehnten gewachsen sind. Wir leben im Zeitalter der XL-Menüs, auch, weil wir gerne glauben, dass wir auf diese Weise viel für unser Geld bekommen. Mit dem Resultat, dass wir konfrontiert werden mit Muffins und anderem Gebäck von der Größe eines kleinen Handballs, Hamburgern, die an einen Kinder-Baseballhandschuh erinnern und Softdrinks, die dem Inhalt einer kleinen Gießkanne entsprechen. Betrachtet man diese Entwicklungen, so ist es nicht weiter erstaunlich, dass einige Menschen mit ihrer alltäglichen Ernährung viel zu viele Kalorien aufnehmen – oft sogar, ohne es selbst zu merken.

Dieser Effekt wurde mehrfach in Labors reproduziert. Ein Beispiel: In einer Studie der Pennsylvania State University, durchgeführt mit 32 Probanden, ließen die Forscher die Teilnehmer ihre Hauptmahlzeiten drei Wochen lang während zwei aufeinanderfolgenden Tagen unter kontrollierten Bedingungen einnehmen. Dabei variierten sie die Portionsgrößen der Speisen und Getränke um 50 bis 100 Prozent: Erhöhten sie die Portionsgrößen um 50 Prozent, so konsumierten die Teilnehmer im Laufe eines Tages 16 Prozent mehr Kalorien; erhöhten sie sie um 100 Prozent, so nahmen die Probanden an diesem Tag 26 Prozent mehr Kalorien zu sich. Welche Erkenntnisse können wir für uns daraus ziehen? Wir essen und trinken häufig zu viel von dem, was uns vorgesetzt wird, ob wir es nun bewusst wollen oder nicht. Das kann, bevor wir es überhaupt bemerkt haben, zu einer fest verwurzelten Angewohnheit werden. Aufgrund dieser Erkenntnisse sowie in Anbetracht unserer Welt voller Überfluss und XL-Menüs, ist es höchste Zeit für einen Auffrischungskurs in Sachen vernünftige Portionsgrößen:

Nahrungsmittel: Vollkornprodukte
Portionsgröße: 1 Scheibe Vollkornbrot, ½ Tasse gekochtes Vollkorngetreide oder -pasta, 1 Tasse Vollkorncerealien

Nahrungsmittel: Obst
Portionsgröße: 1 mittelgroßes Stück frisches Obst, ½ Tasse Dosenfrüchte, gekochtes oder klein geschnittenes Obst, ¼ Tasse Trockenobst

Nahrungsmittel: Gemüse
Portionsgröße: 1 Tasse gekochtes oder rohes Gemüse, 1 Tasse grüner Salat, 1 kleine Backkartoffel

Nahrungsmittel: Milchprodukte und Eier
Portionsgröße: 1 Tasse Milch oder Joghurt, 50 Gramm Hartkäse, ½ Tasse Ricotta oder Hüttenkäse, 1 Ei

Nahrungsmittel: Fleisch, Fisch oder Geflügel
Portionsgröße: zubereitet, 85 Gramm

Nahrungsmittel: Nüsse und Saaten
Portionsgröße: 30 Gramm (¼ Tasse) Nüsse und Saaten, 2 Esslöffel Erdnussbutter oder anderes Nussmus

Nahrungsmittel: Hülsenfrüchte
Portionsgröße: ½ Tasse gekochte Bohnen, Linsen oder Erbsen, 2 Esslöffel Hummus

Nahrungsmittel: Öle und zugesetzte Fette
Portionsgröße: 1 Esslöffel Butter, Margarine oder Salatdressing

Nun, da Sie wissen, wie Sie Ihren Tellerinhalt optimal gestalten und wie eine vernünftige Portion aussieht, verfügen Sie über die nötigen Skills, um gesunde Mahlzeiten zusammenzustellen und auch zuzubereiten.

Exemplarisches Drei-Tage-Menü

Hier ein Beispiel für ein dreitägiges gesundes Ernährungsmuster:

Frühstück: 1 Tasse gekochte Haferflocken (pur) mit 1 Esslöffel gehackter Walnüsse, 1 Teelöffel braunem Zucker oder Zimt, 1 Tasse gemischter Beeren; Kaffee oder Tee mit fettfreier Milch

Mittagessen: Tomate, gefüllt mit Thunfischsalat (zubereitet mit Dijon-Senf und fettfreiem Naturjoghurt statt Mayonnaise); 5 Vollkorncracker

Abendessen: Gegrilltes Hühnchenfleisch mit karamellisierten Zwiebeln und sonnengetrockneten Tomaten auf Vollkorn-Pita*; Salat aus Gurke, Tomate, roter Zwiebel und Kalamata Oliven; Bratapfel zum Dessert

Frühstück: 1 Tasse Vollkornmüsli mit ½ Tasse entrahmter Milch; 1 Orange oder Banane; Kaffee oder Tee mit fettfreier Milch

Mittagessen: Spinatsalat mit Linsen, Feta und Walnüssen*

Abendessen: Gegrillter Lachs, gekochtes Quinoa, sautierte Zucchini, frischer Gartensalat; frisches Obst oder Obstsalat zum Nachtisch

Frühstück: 2 Spiegeleier; 1 Scheibe Vollkorntoast, bestrichen mit ein wenig Diätmargarine, 1 Tasse frische Erdbeeren; Kaffee oder Tee mit fettfreier Milch

Mittagessen: Dijon-Hühnchen-Salat*; 5 Vollkorn-Brotchips

Abendessen: Pesto Shrimps und Pasta Primavera*; gemischter Gartensalat; frische Beeren zum Dessert

* Rezepte siehe Kapitel 8.

Der Skill: Profitieren Sie von der Sättigung

Die beste Möglichkeit, die Quantität der verzehrten Lebensmittel zu kontrollieren, besteht in der Verbesserung der *Qualität* dieser Lebensmittel. Nahrungsmittel, die große Kalorienmengen auf kleinstem Raum vereinen, machen es schwer, sich wirklich satt zu fühlen, und erhöhen damit die Gefahr, sich zu überessen. Im Gegensatz dazu haben Lebensmittel mit einer geringen Energiedichte, die ihre Kalorien auf ein größeres Volumen verteilen, den positiven und sehr nützlichen Effekt, uns mit weniger Kalorien satt zu machen.

Sie sollten außerdem Nahrungsmittel mit hohem »Sättigungsindex« (machen satt und zufrieden) essen – achten Sie auf qualitativ hochwertige Proteine, hohen Wasseranteil (Trauben oder andere Früchte), viel Luft (denken Sie an Popcorn oder gepufften Reis) und eine niedrige glykämische Last (langsamer Anstieg des Blutzuckerspiegels nach der Mahlzeit). Darüber hinaus machen uns Nahrungsmittel länger satt, die möglichst naturbelassen und frei von künstlichen Aromen sind und kaum zugesetzten Zucker und/oder Salz enthalten. Eine weitere hilfreiche Strategie ist es, die Mahlzeit mit einem grünen Salat und kalorienarmem Dressing oder einer klaren Suppe zu beginnen. Der Appetit wird damit schon ein wenig gedämpft, sodass automatisch die Kalorienzufuhr durch das Hauptgericht reduziert wird.

Der Skill: Wählen Sie Ihre Getränke mit Bedacht

Zahllose Studien kommen zu dem immer gleichen Ergebnis, dass wir nicht automatisch weniger essen, wenn wir kalorienreiche Getränke zu uns genommen haben. Das bedeutet in logischer Konsequenz, dass flüssige Kalorien sehr oft überschüssige Kalorien sind und es wichtig ist, seine Getränke mit Bedacht zu wählen. Was nicht heißt, dass Sie deshalb zu Lightprodukten greifen sollten. Gewöhnen Sie sich lieber an, nach gesünderen und nährstoffreicheren Alternativen zu suchen.

Für einen Erwachsenen sollte der größte Teil der zugeführten Flüssigkeit aus Wasser, Mineralwasser und anderen kalorienfreien Getränken bestehen. Unser Körper besteht vor allem aus Wasser, es macht in etwa 60 Prozent des Körpergewichts eines Erwachsenen aus und ist Grundbestandteil unserer Ernährung. Dem menschlichen Körper ist es nicht möglich, Wasser zu speichern. Aus diesem Grund müssen wir die Menge an Flüssigkeit, die wir durch Schweiß, Atmung, Wasserlassen und andere Körperfunktionen verlieren, ständig wieder auffüllen. Deshalb sollten wir mindestens acht Gläser Wasser am Tag trinken beziehungsweise noch mehr, wenn es heiß ist, oder wenn wir Sport treiben. Falls Ihnen der Geschmack von purem Wasser nicht zusagt, können Sie ein Scheibchen Zitrone, ein paar Gurkenscheiben oder einen kleinen Spritzer puren Saft dazugeben.

Auf der nächsten Stufe der cleveren Getränkeauswahl befinden sich Tee, Kaffee und entrahmte Milch. Sowohl im Tee wie auch Kaffee stecken Antioxidantien und Koffein (moderater Genuss ist gesund), während entrahmte Milch, Mandel- und Sojamilch einen hohen Kalziumgehalt aufweisen. Forschungen deuten darauf hin, dass es sich bei dem im grünen Tee enthaltenen EGCG (kurz für Epigallocatechigallat) um ein hochwirksames Antioxidans handelt, das unsere Gesundheit schützt; darüber hinaus regt das Koffein im grünen Tee den Stoffwechsel an (es kurbelt dabei die

Kalorienverbrennung für bis zu zwei Stunden um zehn bis 20 Prozent an) und fördert die Fettverbrennung. Es lohnt sich also, grünen Tee zu trinken! Die nächste, allerdings sehr viel kleinere Stufe, bilden die Säfte aus 100 Prozent Frucht. Zwar enthalten Fruchtsäfte Vitamine, doch haben sie meist einen ziemlich hohen Kaloriengehalt – und mit einem Glas Orangensaft nehmen Sie nicht annähernd so viele Ballaststoffe auf, als wenn Sie eine Orange essen. Auf der untersten Stufe unserer Getränkehierarchie stehen die Limonaden. Sie bilden das Schlusslicht, weil sie in Bezug auf die Nährstoffe nichts zu bieten haben, außer reichlich Kalorien und Zucker. Diätprodukte sind da eine Spur besser – aber aufgepasst: Obwohl sie frei von Kalorien sind, liefern sie keinen Nährwert.

Seien Sie anspruchsvoll in Bezug auf die flüssigen Kalorien, die Sie konsumieren; bietet ein Getränk keinerlei Nutzen für die Ernährung oder die Gesundheit, denken Sie lieber zweimal darüber nach, ob Sie es wirklich trinken wollen. Die überschüssigen Pfunde purzeln schneller, wenn Sie so wenige Kalorien wie möglich durch die Getränke aufnehmen. Tatsächlich hat eine Studie der Hopkins Bloomberg School of Public Health in Baltimore ergeben, dass allein der Verzicht auf ein zuckerhaltiges Getränk am Tag innerhalb von sechs Monaten einen stetigen Gewichtsverlust herbeigeführt hat, ohne dass irgendetwas anderes an der Ernährung verändert worden wäre. Das ist doch wirklich ein Klacks!

Ergänzen oder nicht ergänzen, das ist hier die Frage

In den letzten Jahren kamen immer mehr Zweifel auf, ob Nahrungsergänzungsmittel wirklich helfen – oder ob sie zumindest nicht schaden. Es fing mit einer Reihe von medizinischen Studien an. Diese wiesen darauf hin, dass bestimmte hochdosierte Nährstoffe keinen Nutzen erbringen und möglicherweise sogar Schaden anrichten könnten. Darauf folgten Studien, die auf einen Zusammenhang zwischen der Einnahme von Multivitaminpräparaten und negativen Folgeerscheinungen hinwiesen – darunter insbesondere eine höhere Rate von Brustkrebserkrankungen unter Frauen. Da es keine eindeutigen und schlagkräftigen Beweise für den Nutzen von Nahrungsergänzungsmitteln gibt, war bereits der Hinweis auf eine möglicherweise schädigende Wirkung ausreichend, um sich gegen die regelmäßige Einnahme von Multivitaminpräparaten auszusprechen. Ich selbst nehme sie seitdem nicht mehr und habe auch aufgehört, sie meinen Patienten prinzipiell ans Herz zu legen.

Die plausibelste Erklärung für ihre potentiell schädigende Wirkung hängt mit einem Phänomen zusammen, das ich als »ernährungsbedingten Krach« bezeichne: Stellen Sie sich vor, ein großartiger E-Gitarrenspieler einer Rock Band, ein erstklassiger Saxophonspieler eines Jazzensembles und ein Cello-Virtuose eines Symphonieorchesters wären dazu angehalten, gleichzeitig, in ihrer jeweils eigenen Stilrichtung, zu musizieren. Das Ergebnis wäre wohl ein ziemlich unangenehm klingender musikalischer Mischmasch. Bei der Zusammensetzung von Multivitaminpräparaten bestimmen die Hersteller die verschiedenen Nährstoffsorten sowie ihre Dosis und Aufbereitung. Die Nährstoffe entziehen sie ihrem natürlichen Kontext (einem Lebensmittel). In der falschen Zusammenstellung kommt es unter Umständen zur Kollision von Nährstoffen, und der sich ergebende »Krach« kann negative Folgen haben.

Um die Verwirrung komplett zu machen, hat kürzlich eine Forschungsarbeit zu Nahrungsergänzungsmitteln für positive Schlagzeilen gesorgt: Eine randomisierte, placebokontrollierte Doppelblindstudie, an der sich knapp 15 000 männliche US-amerikanische Physiker beteiligten, kam zu dem Ergebnis, dass die tägliche Einnahme von Multivitaminpräparaten zu einer achtprozentigen Reduktion der allgemeinen Krebsrate führt. Das ist zwar statistisch relevant, allerdings gerade eben so.

Meiner Ansicht nach sollte die Frage, ob oder ob keine Multivitaminpräparate eingenommen werden, stets individuell zwischen Arzt und Patient besprochen und entschieden werden. Ich empfehle die Einnahme nur nach eingehender Betrachtung des Einzelfalls – falls jemand beispielsweise mit bestimmten Nährstoffen deutlich unterversorgt ist oder sich sehr unausgewogen ernährt. Doch hier kommt das Fazit: Ein achtprozentiger Rückgang der Krebsrate mag zwar signifikant erscheinen, doch das ist nichts gegen die 80-prozentige Risikoreduktion für chronische Leiden aller Art, die sich durch einen gesunden Lebensstil (ausreichend Bewegung, gesunde Ernährung und Verzicht auf Tabakprodukte) erreichen lässt.

Abschließend kann man also feststellen, dass ein gesunder Lebensstil der Wirkung von Multivitaminpräparaten haushoch überlegen ist.

Die To-do-Liste

- Wählen Sie Ihre Lebensmittel mit Bedacht aus den verschiedenen Makronährstoffklassen aus (komplexe Kohlenhydrate, magere Proteine und gesunde Fette).
- Sorgen Sie für eine gesunde, vernünftige Zusammenstellung auf Ihrem Teller – zur Hälfte Gemüse, ein Viertel Vollkornprodukte oder stärkehaltiges Gemüse, ein Viertel mageres Protein.
- Praktizieren Sie Portionskontrolle, damit Sie sich nicht ungewollt überessen.
- Stillen Sie Ihren Hunger mit gesunden, kalorienarmen Lebensmitteln wie Obst und Gemüse.
- Machen Sie es sich zur Regel, Kalorien nicht zu trinken – außer, das Getränk bietet einen substantiellen Nährstoffgehalt.

5

Essen mit Sinn und Verstand

Die Herausforderung: In einer modernen Welt, in der Multitasking und stark verarbeitete Nahrungsmittel immer weiter verbreitet sind, bedarf es eines hohen Engagements, um sich wirklich gut zu ernähren.

Die richtige Reaktion: Entwickeln Sie ein Bewusstsein für die Auswahl Ihrer Speisen, und gestalten Sie Ihr Umfeld so, dass sich eine gesunde Ernährung ganz selbstverständlich ergibt.

Die relevanten Skills: Ermitteln Sie die Rolle der Emotionen in Ihrem Essverhalten; finden Sie andere Wege, um Ihre emotionalen Bedürfnisse zu befriedigen; nehmen Sie die passende Geisteshaltung vor dem Essen ein; verändern Sie Ihre Umgebung, sodass es Ihnen leichtfällt, sich gesund zu ernähren; üben Sie die Kunst des bewussten Essens, und beschränken Sie Ablenkungen während den Mahlzeiten auf ein Minimum.

Wenn man sich vor Augen hält, dass Nahrung eine Quelle der Energie, der Versorgung, des Genusses und noch so vieles mehr ist, dann ist es umso erstaunlicher, wie unbekümmert wir mit diesem Thema umgehen. Stellen Sie sich vor,

Sie würden auf der Anrichte Ihrer Küche eine Tablette finden, und Sie hätten keine Ahnung, um welches Medikament es sich dabei handelt und was es bei Ihnen bewirken könnte: Sie würden sich diese Tablette höchstwahrscheinlich nicht in den Mund stecken, oder? Beim Thema Essen jedoch lassen viele von uns alle Vorbehalte fahren.

Zugegeben, das ist bei realen Lebensmitteln wie Obst, Gemüse, Vollkornprodukten, Nüssen, Saaten, Hülsenfrüchten, Milchprodukten und mageren Proteinquellen auch völlig unproblematisch. Hinsichtlich verpackter Lebensmittel haben wir allerdings oftmals keinen Schimmer, was genau drinsteckt – warum also essen wir sie, ohne sie zuvor genauer zu untersuchen? Es gibt viele Dinge, die wir deutlich kritischer beäugen als das Baumaterial für unseren eigenen Körper wie auch für den unserer heranwachsenden Kinder. Unsere Nahrung ist der Treibstoff, der alle unsere Lebensfunktionen befeuert. Wir alle sind auf Gedeih und Verderb untrennbar mit der Ernährung verbunden. So wie Sie nicht gewillt sind, Ihren Körper mit jedem dahergelaufenen Menschen zu teilen, gibt es auch keinen Grund, auf diese Weise mit der Ernährung zu verfahren. Schließlich wird die Nahrung buchstäblich zu einem Teil von Ihnen: Der Körper produziert damit seine eigenen Zellen. Es ist tatsächlich verrückt, was wir da manchmal so in uns reinstopfen!

Ich hoffe, das regt Sie zum Nachdenken an – es ist sozusagen eine Art Gedankenfutter –, und das ist auch genau der Punkt: Das Denken soll wieder Teil des Ernährungsvorgangs werden. Es ist äußerst sinnvoll, sich Gedanken darüber zu machen, welche Speisen man sich wann und in welchen Mengen in den Mund steckt. Es ist äußerst sinnvoll, das Essen zu einer bewussten Entscheidung zu machen, statt es eine zufällige

Begebenheit oder festgelegte Tätigkeit sein zu lassen. Zu diesem Zweck müssen Sie sich bewusst machen, welche Inhaltsstoffe sich in welchen Lebensmitteln befinden – und sich intensiver mit Ihrer Motivation zum Essen auseinandersetzen.

Schließlich ist Hunger nur einer von vielen möglichen Gründen dafür, dass wir essen. Der Nahrung kommen in unserem Leben viele verschiedene Rollen zu – Freund oder Feind, Belohnung oder Strafe, eine Quelle des Genusses, des Schmerzes, des Trostes, der Schuld und vieles mehr. Wenn wir essen, hat das häufig nichts mit Ernährung, Nährstoffversorgung oder Energiebedarf zu tun. Wir Menschen neigen dazu, aus Langeweile oder Einsamkeit zu essen, um unsere gereizten Nerven oder trübsinnigen Gemüter zu beruhigen oder aber um etwas zu feiern. Und manchmal essen wir auch völlig grundlos, einfach nur, weil das Essen gerade »da« ist.

Es gibt einige Gründe fürs Essen, die wirklich angemessen sind, andere sind es weniger. Echter Hunger gehört selbstverständlich zur ersten Kategorie. Für die emotionalen Gründe gilt das jedoch eher nicht. Der Knackpunkt ist, das Problem lässt sich nicht einfach lösen, indem man die emotionalen Gründe durch Essen verdrängt. Isst man beispielsweise aus Frust, so hilft es nichts, nur das Essen sein zu lassen – der Frust bleibt unverändert bestehen. Es ist daher wichtig, andere Quellen des Genusses oder Trostes (oder welches Gefühl Ihnen das Essen auch immer vermittelt hat) ausfindig zu machen, damit Sie es nicht mehr *nötig* haben, sich zu überessen.

In einem gewissen Sinne sind wir alle Gewohnheitstiere – Essen bedeutet uns Halt und Zerstreuung, wir setzen es als Beruhigungsmittel oder Stimmungsaufheller ein. Zunächst funktioniert dieser Mechanismus auch, denn allein der Akt des Essens vermag unangenehme Gefühle für kurze Zeit sowohl psychisch wie körperlich zu lindern. Es kann Sie von Ihren Sorgen ablenken, wenn Sie sich auf den Geschmack und die sensorischen Qualitäten eines Gerichts konzentrieren. Darüber hinaus lassen Nahrungsmittel, die Ihnen besonders zusagen, buchstäblich das Lustzentrum Ihres Gehirns aufleuchten und bewirken, dass Sie sich gut (oder zumindest besser) fühlen. Leider verlangt es einen dann meist nach mehr … Essen kann auch die körperliche Stressreaktion dämpfen. Laut einer Studie der University of California schmecken fettige oder stark gezuckerte Speisen, die unter chronischem Stress zur Seelentröstung verzehrt werden, nicht nur deutlich besser, der Konsum von Frustnahrung unter Stress vermag auch die körperliche Stressreaktion abzuschwächen, indem sie die Aktivität der Hypothalamus-Hypophysen-Nebennierenrinden-Achse (HHN-Achse) reduziert, die für die Ausschüttung der Stresshormone zuständig ist.

Der Skill: Erkennen Sie die Emotionen bei Ihren Essgewohnheiten

Sehr hilfreich ist es, eine Woche lang ein Ernährungstagebuch zu führen. Man erlangt dabei nicht nur Klarheit über das eigene Ernährungsmuster, auch die emotionalen Faktoren lassen sich damit aufdecken.

Notieren Sie sich also zusätzlich zu dem, was Sie im Laufe eines Tages essen und trinken (inklusive den genauen Mengenangaben) auch die Uhrzeit, die Umstände, was Sie sonst noch gemacht haben, mit wem Sie zusammen waren, in welcher Stimmung Sie waren, als Sie sich dazu entschlossen, etwas zu essen, und andere Aspekte in diesem Zusammenhang.

Damit werden Sie die Auslöser für Essen, Trinken oder Naschen (die nichts mit Hunger zu tun haben) entlarven.

Im Übrigen haben Studien gezeigt, dass eine konsequente Dokumentation des eigenen Essverhaltens (also täglich das aufzuschreiben, was man isst und trinkt) mit einer höheren Wahrscheinlichkeit zu Gewichtsverlust führt, selbst in Hochrisikoperioden wie im Urlaub. Mehr noch: Forscher der University of Illinois fanden während einer zwölfmonatigen Studie zum Thema Abnehmen heraus, dass die übergewichtigen Frauen, die besonders gewissenhaft ihr Ernährungstagebuch führten, deutlich mehr abnahmen als die anderen Teilnehmerinnen. Beides sehr motivierende Ergebnisse! Sicherlich lässt sich das zumindest teilweise auf die erhöhte Aufmerksamkeit gegenüber jedem Krümel und Schluck, der einem über die Lippen kommt, zurückführen. Man überlegt sich ganz genau, ob etwas wirklich gesund ist, und wie viel man nun unbedingt von diesem oder jenem Lebensmittel oder Getränk konsumieren will oder muss. Mit anderen Worten: Es wird eine deutlich bewusstere, achtsamere Herangehensweise an das Essen entwickelt. Mit einem Ernährungstagebuch durchschauen Sie zudem leichter, in welchen Speisen oder Getränken sich versteckte Kalorien befinden (wie in Saucen, Aufstrichen, Dressings und Snacks). Außerdem lässt sich sehr leicht erkennen, welche Fortschritte man bereits in seinem Ernährungsverhalten gemacht hat. (Ein Muster für ein Ernährungstagebuch finden Sie im Anhang)

Ob Sie sich diese emotionalen Ernährungsgewohnheiten nun selbst angeeignet haben oder sie sich in der Kindheit von einem Vorbild abgeschaut haben – wenn zum Beispiel ein Familienmitglied in Stresssituationen immer zu Essen gegriffen hat oder Ihnen jedes Mal einen Keks zugesteck hat, wenn Sie gerade traurig waren – es ist an der Zeit zu erkennen, dass es sich hierbei um eine ungesunde und wenig konstruktive Verhaltensweise handelt. Häufig folgen Gefühle der Schuld oder der Scham, wenn man es wieder einmal mit dem Essen übertrieben hat, die Kontrolle verloren oder zugenommen hat. Eine schlechte Ernährung kann sogar zu emotionaler Instabilität auf der Ebene der Neurotransmitter führen. Das ist dann doppelt (oder sogar dreifach) negativ!

Kaum jemand kann das besser bezeugen als meine Patientin Kim, 42 Jahre alt, die sofort zu Essbarem greift, sobald sie sich schlecht fühlt. Ein harter Tag ist Grund genug für ein Dessert. Bei Stress in der Arbeit braucht sie einen Schokoriegel. Ein Streit mit ihrem Ehemann ist Vorwand für eine Portion Pommes frites. Ich habe mit Kim eingehend über ihr emotionales Essverhalten gesprochen und ihr klargemacht, dass niemand anderer als sie selbst die Chefin ist. Mein Job ist es, ihr die Fakten mitzuteilen, der Rest liegt bei ihr. Ich habe ihr daher erklärt, dass es wenig Sinn macht, sobald es ihr schlecht geht, zu essen wenn es ihr danach doch noch schlechter geht! Zum Trost greift sie auf etwas zurück, das sie noch mehr runterzieht, was wiederum dazu führt, dass sie sich deutlich länger schlecht fühlt – ein dreifach negativer Effekt. Inzwischen geht Kim anders vor: Wann immer es sie nach emotionalem Essen verlangt, hält sie kurz inne, um darüber nachzudenken, wie sie sich wohl eine Stunde später fühlen wird. Sie entscheidet sich dann meist, lieber für einen kurzen Moment die negativen Emotionen auszuhalten, anstatt sich nach dem Naschen noch schlechter zu fühlen. Außerdem hat sie seither zur Stärkung ihrer Entschlossenheit stets gesunde Nahrungsmittel zu Hause parat. Dies ist allein ihre Erleuchtung. Ich war nur zufällig im passenden Moment dabei.

Der Skill: Neue Wege zur Bedürfnisbefriedigung

Viele Menschen sind sich unterbewusst darüber klar, dass sie zu emotionalem Essen neigen, andere wiederum überhaupt nicht. Sobald Sie es geschafft haben, mithilfe eines Ernährungstagebuchs die emotionalen Auslöser zu ermitteln, und ganz genau festgestellt haben, was Sie in der jeweiligen Situation empfinden, können Sie damit anfangen, sich Ihren Bedürfnissen direkt zu widmen, statt automatisch zu Essen zu greifen. Falls bei Ihnen positive Empfindungen allzu stark mit Essen zusammenhängen, sollten Sie sich folgende Fragen stellen: Was bereitet mir außerdem noch Freude? Welche anderen Quellen des Genusses und der Zufriedenheit könnte ich noch in mein Leben integrieren, damit ich in dieser Hinsicht unabhängiger vom Essen werde? Die Herausforderung besteht dann darin, herauszufinden, wie sich diese Bedürfnisse auf gesündere Weise befriedigen lassen, oder wie sich ein Gefühlstief auch ohne Essen überwinden lässt.

In Stresssituationen ist eine dreigleisige Strategie beispielsweise die geeignetere Bewältigungsform: Hören Sie als Erstes damit auf, sich Worst-Case-Szenarien vorzustellen, damit verstärken Sie lediglich den Stress. Korrigieren Sie negative, irrationale Gedanken, wie: »Ich habe das Projekt vergeigt. Jetzt werde ich nie befördert werden.« Erinnern Sie sich daran, dass es für die meisten Fehler auch eine Lösung gibt. Zudem bedeutet ein Fehler schließlich nicht automatisch das Ende Ihrer beruflichen Karriere. Schwenken Sie zweitens in den Problemlösungsmodus, sollte dieser Stress mit einer Situation zusammenhängen, an der Sie etwas ändern können.

Verbessern Sie beispielsweise ein misslungenes Protokoll bei der Arbeit, oder klären Sie ein Missverständnis mit einem Freund. (Falls nichts mehr zu retten ist, können Sie zumindest aus der Erfahrung lernen und so gut wie möglich weitermachen.) Versuchen Sie drittens, Ihre körperlichen Erregungssymptome zu beruhigen – treiben Sie Sport, atmen Sie tief durch, stellen Sie sich vor, Sie wären an einem besonders friedlichen Ort (etwa am Meer oder in den Bergen), oder praktizieren Sie progressive Muskelentspannung (dabei werden die verschiedenen Muskelgruppen von Kopf bis Fuß systematisch zunächst angespannt und dann wieder entspannt). Hilfreich ist außerdem, es gar nicht erst so weit kommen zu lassen, dass Stress sich im Laufe eines Tages derart auftürmt. Legen Sie daher immer wieder kleine Pausen ein, um an der frischen Luft den Kopf frei zu bekommen oder während kurzer Trainingseinheiten Spannungen abzubauen.

Wussten Sie schon …?

Wenn Sie Schokoladenkekse essen, *nachdem* Sie etwas getan haben, um Ihre Laune zu verbessern, ist die Wahrscheinlichkeit hoch, dass Sie weniger davon essen. Forscher der University of Sussex haben herausgefunden, dass Probanden, die zuvor durch eine Comedy-Sendung in gute Stimmung versetzt worden waren, danach bis zu drei Schokoladenkekse weniger aßen als die Testpersonen der Kontrollgruppe, die nichts Lustiges angesehen hatte. Vielleicht war die gute Laune bereits Belohnung genug.

Wenn Sie depressiv und ängstlich sind, gehört Sport zu den effektivsten Methoden, um die Laune zu heben und Ängste abzubauen. Forscher des Duke University Medical Centers fanden heraus, dass Patienten, die an einer ernsthaften Depression litten und regelmäßig Sport trieben (entweder unter Aufsicht oder alleine zu Hause) einen ebenso starken Rückgang der Symptome aufwiesen wie Patienten, die ein Jahr lang Antidepressiva einnahmen. Gleichzeitig hat eine weitere Studie dieses Instituts erwiesen, dass die Rückfallquote bei regelmäßiger sportlicher Betätigung deutlich geringer ausfällt. Und schließlich gibt es noch die Studie der University of Georgia aus dem Jahr 2012: Die Forscher hielten Frauen mit Angstsymptomen dazu an, zweimal pro Woche Widerstandstraining oder Aerobic zu machen. Nach sechs Wochen hatten sich die Symptome bereits um bis zu 60 Prozent verbessert!

Das ist in der Tat ein hochwirksames Medikament. (Wenn es Ihnen schwerfällt, sich alleine aus dem Griff einer Depression oder Angststörung zu befreien, können Sie jederzeit Ihren Arzt um Unterstützung bitten.)

Wenn Sie dazu neigen, aus Langeweile zu essen, suchen Sie sich etwas anderes, das Sie gerne machen, oder finden Sie Wege, die Langeweile angenehmer zu gestalten – Sie könnten zum Beispiel ein wenig Musik hören oder einer lebhaften Diskussion im Radio lauschen. Des Weiteren könnten Sie monotone Aufgaben an einem Ort erledigen, wo es schlicht nichts Essbares gibt. Neigen Sie in Ihrer Freizeit häufiger zu Langeweile, so sollten Sie diese interessanter und aufregender gestalten: Ein neues Hobby ausprobieren, eine ehrenamtliche Tätigkeit übernehmen, einem Leseclub oder dem Alpenverein beitreten oder aber einen interessanten Kurs besuchen. Sie könnten sich auf einer Liste all das notieren, was Ihnen wirklich Spaß macht, und diese an die Kühlschranktür hängen. Vielleicht wollten Sie immer schon ein Fotoalbum gestalten, ein bestimmtes Buch lesen, Gedichte schreiben oder gemeinsam mit den Kindern an einem Kunstprojekt arbeiten? Diese Liste erinnert Sie bei der nächsten Gelegenheit, wenn Sie sich wieder einmal aus purer Langeweile einen Snack aus dem Kühlschrank holen wollen, an all die anderen Möglichkeiten, Spaß zu haben.

Eine solche Liste kann auch unterstützend wirken, wenn Sie mithilfe von Nahrung versuchen, de m Gefühl der Einsamkeit zu entfliehen. Verlassen Sie in einem solchen Moment Ihre mit Lebensmitteln angefüllte Umgebung, und suchen Sie nach einer Möglichkeit, für eine Weile unter Leute zu kommen – gehen Sie im Park spazieren, oder stöbern Sie im Buchladen. Oder aber Sie rufen einen alten Freund an und tauschen sich bei einer wohltuenden Tasse Tee mit ihm aus.

Wussten Sie schon …?

Falls man dem Drang, aus emotionalen Gründen zu essen, nicht mehr widerstehen kann, sollte man am besten zu gut sättigenden und nährstoffreichen Lebensmitteln greifen. Darunter fallen gesunde Quellen ballaststoffreicher Kohlenhydrate: Vollkornprodukte, Gemüse, Obst, Hülsenfrüchte, Nüsse und Saaten. Diese haben noch dazu den positiven Nebeneffekt, sich ausgleichend auf den Insulinspiegel, den Kortisongehalt und die wichtigsten Neurotransmitter auszuwirken. So beeinflussen sie unser Gemüt, und wir entwickeln unter Umständen ein Gefühl der Ruhe.

Der Skill: Die passende Geisteshaltung vor dem Essen

Wie Sie sich nach einer Mahlzeit oder einem Snack fühlen werden, wird in großem Umfang durch Ihre Erwartung, Einstellung oder Geisteshaltung vor dem Essen bestimmt – und das ist keineswegs alles Einbildung. Erwarten Sie beispielsweise, dass Sie von einer wie auch immer gearteten Mahlzeit satt werden, so wird das mit hoher Wahrscheinlichkeit auch so eintreten. (Dies trifft sogar dann zu, wenn das, was Sie zu sich nehmen, eher wenige Kalorien enthält.) Gehen Sie dagegen davon aus, hungrig zu bleiben beziehungsweise nicht wirklich satt zu werden, wird es in den meisten Fällen auch so kommen. Für eine Studie der Yale University teilten die Wissenschaftler 46 Probanden in zwei Gruppen ein und ließen sie unter verschiedenen Bedingungen einen Milchshake mit 380 Kalorien trinken. Der ersten Gruppe wurde weisgemacht, es handle sich um einen reichhaltigen Shake mit 620 Kalorien; der anderen, es wäre ein kalorienreduzierter Shake mit lediglich 140 Kalorien. Vor dem Test wurde der Ghrelinspiegel gemessen; Ghrelin ist das Hormon, das den Appetit anregt. Während der Antizipationsphase, als die Probanden aufgefordert wurden, sich das (irreführende) Etikett des Shakes anzusehen und zu bewerten, wurde der Ghrelinspiegel nochmals gemessen. Eine letzte Messung erfolgte, nachdem sie den Shake getrunken hatten. Bei der Gruppe, die einen »reichhaltigen« Shake erwartet hatte, ließ sich ein deutlich stärkerer Rückgang von Ghrelin nach dem Konsum des Shakes verzeichnen als bei der anderen, deren Teilnehmer davon ausgegangen waren, einen »kalorienreduzierten« Shake zu sich zu nehmen. Wie erwartet, passte der persönlich wahrgenommene Sattheitsgrad zu dem jeweiligen Shake, den sie vermeintlich getrunken hatten.

Ähnlich ist es, wenn man versucht, sich zum Lächeln zu zwingen, obwohl man gerade alles andere als glücklich ist: Allein der Akt, sich ganz bewusst ein echtes Lächeln in das Gesicht zu zaubern (wird auch als Duchenne-Lächeln bezeichnet, an dem sich nicht nur der Mund, sondern auch die Augen beteiligen), kann tatsächlich ein Gefühl der Freude im Gehirn auslösen, indem es den Eindruck (oder die physiologische Erinnerung) eines Wohlgefühls erzeugt.

Sie können sich auch positive Situationen aus der Vergangenheit vergegenwärtigen, die mit gesunder Ernährung zusammenhängen, um die Wiederholung dieses Verhaltens anzuregen. Falls Sie beispielsweise Rosenkohl nicht sonderlich mögen, sich aber daran erinnern, wie Sie diesen gemeinsam mit Freunden im Winterurlaub gegessen haben, wird er Ihnen mit einiger Wahrscheinlichkeit in Zukunft zusagen. Und tatsächlich haben Forscher der University of Birmingham herausgefunden, dass Menschen, die dazu aufgefordert werden, sich an positive Erlebnisse beim Verzehr von Gemüse zu erinnern, dieses Gemüse mit hoher Wahrscheinlichkeit lieber essen und sich beim nächsten Mal 70 Prozent größere Portionen davon nehmen als Menschen, die dazu angehalten werden, sich Erlebnisse zu vergegenwärtigen, die nichts mit Essen zu tun haben.

Der Skill: Finden Sie die passende Umgebung für eine gesunde Ernährung

Haben Sie auch die Neigung, alles zu essen, was Ihnen in die Quere kommt, nur weil Sie es sehen? Da hilft nur noch eins – sich von allen ungesunden Lebensmitteln fernzuhalten, sodass Sie gar nicht erst in Versuchung kommen. Damit kommen Sie einer bewussteren Herangehensweise beim Essen bereits ein ganzes Stück näher. Füllen Sie Ihren Kühlschrank und die Vorratsschränke ausschließlich mit gesunden Lebensmitteln. Falls Sie unbedingt Chips, Kekse und Junkfood zu Hause haben müssen, so lagern Sie diese im höchsten Schrankfach, damit sie außer Sicht- und Reichweite sind. Halten Sie ganz vorne in der Mitte Ihres Kühlschranks stets eine Tüte Babykarotten bereit, und stellen Sie eine Schüssel Mandarinen oder Äpfel griffbereit auf Ihren Küchen- oder sogar Schreibtisch. Auf diese Weise nutzen Sie diese ansonsten verhängnisvolle Neigung zu Ihren Gunsten, indem Sie nährstoffreiche, kalorienarme Lebensmittel immer parat halten.

Sobald Sie über die nötigen Skills verfügen, gute Lebensmittel zu erkennen, einzukaufen und zuzubereiten und auch Ihre Geschmacksknospen dahingehend trainiert haben, dass Sie gesündere Lebensmittel bevorzugen, werden Sie *achtsam* an das Thema Ernährung herangehen. Diese Achtsamkeit kommt bereits bei der Auswahl der Lebensmittel zum Tragen und befreit Sie somit von einer großen Last. Wenn Sie Ihre Lebensmittel sorgfältig aussuchen, werden Sie mit weniger Kalorien satt werden und merken, dass Ihre Stimmung ausgeglichener ist. Damit fällt der Anreiz für emotionales Essen deutlich geringer aus. Auch unsere Vorfahren vor Tausenden von Jahren hatten Gefühle, und auch sie werden hin und wieder mal gerne aus emotionalen Gründen gegessen haben. Doch ihr Ernährungsumfeld unterschied sich deutlich von unserem heutigen – weder begünstigte es übermäßige Gewichtszunahme noch gesundheitliche Probleme. Wir können unser individuelles Ernährungsumfeld durch die Anwendung von Skill-Power umgestalten, damit wir uns ganz automatisch gesund ernähren, ohne dass es konstanter Achtsamkeit oder Umsicht bedarf.

Packen Sie sich nährstoffreiche Snacks in eine Frischhaltebox für die Arbeit ein – frisches Obst, Nüsse, Trockenfrüchte, Vollkornreiswaffeln, bestrichen mit Mandelmus, Magermilchjoghurt mit Beeren, Zuckerschoten, Hummus – damit Sie der Versuchung von Snackautomaten, Bonbongläsern der Kollegen und nahegelegenen Fast-Food-Restaurants oder Kiosken leichter widerstehen. (Ja, Trockenfrüchte und Nüsse sind meist reich an Kalorien, doch sie haben einen hohen Sättigungsindex – eine relativ kleine Portion kann dazu beitragen, sich für längere Zeit satt zu fühlen –, daher werden Sie wahrscheinlich insgesamt weniger Kalorien zu sich nehmen.) Wenn Sie wissen, dass Sie sich an bestimmten Lebensmitteln häufig überessen, sollten Sie diese nicht zu Hause oder im Büro vorrätig haben. Wenn Sie etwas davon essen möchten, gönnen Sie sich eine vernünftig bemessene Portion, und geben Sie den Rest weg. Mit diesen Maßnahmen benötigen Sie weniger Willenskraft und können Entscheidungen für gesunde Ernährung ganz ohne nachzudenken treffen, weil Sie die Voraussetzungen dafür in Ihrem Umfeld schon geschaffen haben. Sie werden sich an diese Auswahlmöglichkeiten gewöhnen und ihnen irgendwann den Vorzug geben. Und nach und nach wird es für Sie zur Normalität, einfach über ungesunde Speisen hinwegzusehen, die sich Ihnen im Laufe des Tages präsentieren.

Der Skill: Die Kunst des achtsamen Essens

Es ist wichtig, unachtsame Ernährungsmuster wie gedankenverlorenes Vor-sich-hin-Essen aufzudecken und ihnen ein Ende zu setzen. Beantworten Sie folgende Fragen: Bedienen Sie sich in der Arbeit regelmäßig am Bonbonglas eines Kollegen? Essen Sie häufig auf, was Ihr Kind übrig gelassen hat? Wie viele weitere unüberlegte Handlungen tragen zu Ihrer täglichen Kalorienzufuhr bei? Die meisten Menschen werden wahrscheinlich mit »ja«, »ja« und »viele« antworten. Wenn Sie bisher die Angwohnheit hatten, Ihr Essverhalten via Autopilot zu regeln, besteht der Schlüssel zur Veränderung darin, neue Muster zu erschaffen, um die alten zu ersetzen. Das könnte beispielsweise bedeuten, dass Sie jedes Mal die Hände in die Hosentaschen stecken, sobald Sie bei der Arbeit an einem Süßigkeitenglas vorbeikommen, oder unverzüglich die Speisereste vom Teller Ihres Kindes in den Kühlschrank verfrachten beziehungsweise wegwerfen, bevor Sie überhaupt die Chance haben, sich etwas davon in den Mund zu stecken.

Es hilft auch weiter, kleine Änderungen in der Umgebung vorzunehmen, um den Teufelskreis zu durchbrechen. Greifen Sie beispielsweise am Arbeitsplatz immer wieder gedankenverloren zu Snacks, sobald Sie sich angespannt oder überfordert fühlen, dann legen Sie sich doch etwas in Reichweite, das Ihnen hilft, sich zu entspannen – ob das nun Fotos Ihrer Lieben sind, Musik, die Sie mögen, ein Stressball, den Sie kneten können oder einer Ihrer Lieblingsdüfte (etwa in Form einer Duftkerze oder Lotion). Wenn Sie tagtäglich oder Abend für Abend demselben angenehmen Ritual nachgehen – sei es im Büro Chips zu knabbern oder sich nach dem Abendessen noch eine Schüssel Eiscreme vor dem Fernseher zu genehmigen –, Sie werden sich letzten Endes mit einer gehörigen Dosis des stimmungsaufhellenden Neurotransmitters (chemischer Botenstoff im Gehirn) Dopamin belohnen. Diese angenehme Ausschüttung von Dopamin ist es, warum wir diesen Zyklus von Handlung und Belohnung kontinuierlich fortführen. Das Gehirn ermutigt uns dazu, dieses Verhalten zu wiederholen, damit das Genusszentrum, ähnlich dem Times Square in der Silvesternacht, immer und immer wieder aufleuchten kann.

Um diesen eingefahrenen Zyklus zu durchbrechen, müssen Sie Ihre Gewohnheiten verändern. Falls Sie sich nach einem stressigen Arbeitstag auf dem Weg nach Hause häufig einen Cookie, Burger oder Milchshake besorgen, könnten Sie stattdessen eine bestimmte CD abspielen, die Ihnen dabei hilft, sich zu entspannen. Und tatsächlich haben Forscher der Stanford University herausgefunden, dass Musikhören deutlich die Aktivitäten im Netzwerk der mesolimbischen Strukturen verändert, die am Belohnungsprozess und somit an der Ausschüttung von Dopamin im Gehirn beteiligt sind. Sie könnten auch einfach einen anderen Weg nach Hause einschlagen und kurz an einem Gemüsestand anhalten, um Obst, Gemüse oder ein paar frische Blumen mitzunehmen. Wenn Sie generell nach der Arbeit hungrig sind, könnten Sie sich einen gesunden Snack einpacken, den Sie sich dann auf der Heimfahrt schmecken lassen. Und falls nicht, könnten Sie sich auf einen Spaziergang mit Ihrem Hund oder eine kleine Radtour mit Freunden oder Familienmitgliedern freuen, wo Sie dann Dampf ablassen können.

Damit Sie bei Tisch aufmerksamer werden, geben Sie das Essen direkt am Herd auf die Teller und tragen Sie sie dann zum Tisch. Damit können Sie die Gefahren der zu dichten Reichweite abwenden – sich nachzunehmen, weil es nun mal so leicht ist. Um sich noch etwas zu holen, müssen Sie extra vom Tisch aufstehen, Sie werden es sich also zweimal überlegen, ob Sie wirklich unbedingt noch etwas essen möchten. Während der Mahlzeit gilt es, langsam zu essen, sorgfältig zu kauen und immer wieder kurze Pausen einzulegen. Legt man hin und wieder das Besteck für einen Moment beiseite, kann man zwischen den einzelnen Bissen leichter auf die körperlichen Sättigungssignale achten. Statt sich nach dem Essen völlig satt fühlen zu wollen, sollte man es eher mit der Methode der Bewohner Okinawas halten – die auf jeden Fall deutlich weniger Fett essen als wir. Das Konzept von *hara hachi bu* besagt, mit dem Essen aufzuhören, wenn man sich zu 80 Prozent satt fühlt.

Des Weiteren hat eine Studie der University of Washington ergeben, dass Yoga dazu beiträgt, das Gewicht unter Kontrolle zu behalten. Das liegt nicht an den Kalorien, die bei den Übungen für Körper und Geist verbrannt werden. Es liegt vielmehr an der Achtsamkeit, die durch das Yoga kultiviert wird, aber auch an der wertfreien Aufmerksamkeit gegenüber körperlichen Empfindungen und psychologischen Motivationen, die mit dem Essen zusammenhängen. Kurz: Der Bewusstseinszustand, den man durch regelmäßige Yogaübungen erlangt, kann dazu beitragen, dass Sie dann essen, wenn Sie wirklich hungrig sind, und aufhören, wenn es genug ist – und die Toleranz gegenüber leichten Formen von Hunger zu steigern, sodass man nicht mehr sofort das dringende Bedürfnis hat, diesen im Keim zu ersticken.

Der Skill: Vermeiden Sie Ablenkungen beim Essen

Generell isst man umso größere Mengen, je mehr Ablenkungen es während einer Mahlzeit gibt, einfach weil man nicht mehr darauf achtet, wie viel man sich in den Mund steckt oder nicht mehr auf die inneren Signale hört, die einem sagen, dass es jetzt eigentlich genug war. Darüber hinaus gibt es eine ganze Menge subtiler Umgebungsfaktoren, darunter Beleuchtung und Geräuschpegel, die bewirken, dass Sie sich leichter überessen. Wie mein Kollege Dr. Brian Wansink von der Cornell University, Autor des Buches *Essen ohne Sinn und Verstand. Wie die Lebensmittelindustrie uns manipuliert*, es ausdrückt: »In zahllosen Studien sagte fast jeder, der durch Etikett, Verpackung, Beleuchtung oder Größe des Tellers aufs Glatteis geführt worden war: ›Das hat mich nicht beeinflusst.‹ Die meisten meinen, dass andere sich von so etwas täuschen lassen, aber nicht sie selbst. Genau das ist es, was dem Essen ohne Sinn und Verstand so viel Macht über uns verleiht – wir nehmen es überhaupt nicht wahr.« Beispielsweise haben Studien ergeben, dass helles Licht, wie es häufig in Fastfood-Restaurants vorkommt, einen stimulierenden Effekt hat, man isst dadurch schneller und konsumiert mehr Kalorien, als man es normalerweise täte. Darüber hinaus weisen einige Studien darauf hin, dass Menschen mehr essen, wenn im Raum Musik gespielt wird, als wenn es einfach nur ruhig ist beziehungsweise sich die Leute lediglich unterhalten. Insbesondere laute und schnelle Musik soll den Speisen- und Getränkekonsum steigern, weil das schnelle Tempo die Gäste dazu bringt, schneller und letztlich auch mehr zu essen.

Beim Fernsehen liegt das Problem anders, als man es vielleicht vermuten mag. Sicher, Fernsehen hat einen schlechten Ruf, weil es sich dabei um eine sitzende Tätigkeit handelt und es häufig die Stelle von aktiveren Beschäftigungen einnimmt, weshalb man es für eine der Hauptursachen der Adipositas-Epidemie hält. Doch die Auswirkungen auf das Gewicht – und insbesondere auf das Essverhalten – gehen über das reine Herumsitzen hinaus. Denn beim Fernsehen bekommt man leicht mal Lust auf einen Snack, was zumindest teilweise an all den Werbespots für Junkfood, Softdrinks und andere ungesunde Nahrungsmittel liegt (ein gutes Beispiel für die Macht der Suggestion). Der springende Punkt ist jedoch: Wenn man gedankenverloren vor dem Fernseher Knabberzeug in sich hineinschaufelt, verliert man leicht den Überblick, wie viel man eigentlich schon gegessen hat, man hört also – abermals – nicht auf die Signale des eigenen Körpers.

Die Lösung ist simpel: Nehmen Sie Ihre Mahlzeiten nicht vor dem Fernseher ein. Wenn Sie etwas beim Fernsehen knabbern möchten, halten Sie sich an gesunde Lebensmittel wie Apfelspalten, Gemüsesticks oder Vollkornchips. Wenn Sie danach immer noch den Drang verspüren, auf etwas herumzukauen, greifen Sie zu zuckerfreiem Kaugummi. Oder beschäftigen Sie Ihre Hände, indem Sie Handarbeiten machen, bügeln oder die Wäsche falten.

Mit diesen einfachen Schritten wird Essen mit Köpfchen ganz einfach. Sie überschneiden sich zu einem sehr großen

Teil mit den Strategien, die in den anderen Kapiteln behandelt werden. Mit der Gesamtheit dieser Skills gelingt es Ihnen, Ihr Essverhalten so umzugestalten, dass es der Gesundheit und einem langen Leben zugutekommt. Sie werden das Essen, das Sie zu sich nehmen, intensiver genießen können, neue Wege finden, wie Sie Ihren emotionalen Bedürfnissen tatsächlich gerecht werden und auch eine bessere und bewusstere Nahrungsmittelauswahl treffen. All das zusammengenommen wird in einem positiven Synergieeffekt münden.

Die To-do-Liste

- Finden Sie heraus, wie Sie Ihre emotionalen Bedürfnisse befriedigen können, ohne zu essen: indem Sie etwas anderes tun, das Sie beruhigt oder glücklich macht.
- Nehmen Sie die passende Geisteshaltung ein, bevor Sie etwas essen, und gehen Sie davon aus, von einer vernünftigen Portion satt zu werden.
- Passen Sie Ihre Umgebung an – indem Sie gesunde Vorräte anlegen –, sodass Sie sich ganz automatisch gesund ernähren.
- Kultivieren Sie die Kunst des achtsamen Essens; nehmen Sie die Speisen mit allen fünf Sinnen wahr, und genießen Sie sie in vollen Zügen.
- Beschränken Sie Ablenkungen während des Essens auf ein Minimum, damit Sie sich darauf konzentrieren können, Ihre Mahlzeiten zu genießen.

6

Sanierung der Geschmacksknospen

Die Herausforderung: Unser modernes Überangebot beeinflusst, welche Lebensmittel wir essen wollen. Das bedeutet, unsere Geschmacksknospen gewöhnen sich an ungesunde Lebensmittel und verlangen in der Folge nach ihnen.

Die richtige Reaktion: Erziehen und sanieren Sie Ihre geschmacklichen Vorlieben, sodass Sie Lebensmittel vorziehen, die Ihnen guttun.

Die relevanten Skills: Verbannen Sie verborgene Zucker- und Salzquellen aus Ihrem Speiseplan; erweitern Sie dabei den Horizont Ihrer Geschmacksknospen; bestimmen Sie über Ihre Gelüste, statt diese über Sie bestimmen zu lassen; und achten Sie auf die spezifisch-sensorische Sättigung.

Wenn es darum geht, was Sie sich auf den Teller laden, gilt der alte Sinnspruch »zu viel Vertraulichkeit schadet nur« nicht. Im Gegenteil, das Vertraute bestimmt zu einem Großteil unsere Ernährungsvorlieben. Wir mögen meist das am liebsten, was wir kennen. Das wird besonders auf kultureller Ebene deutlich: Mexikanische Babys lernen würzige Speisen zu schätzen, während die Babys der Inuit eine Vorliebe für Robbenfleisch entwickeln. Generell ähneln wir einander mehr, als dass wir uns unterscheiden, jedoch ist es eine Frage der Kultur, was uns vertraut ist, und damit auch, was uns schmeckt. Leider gehören die meisten der Lebensmittel, die wir in westlichen Supermärkten finden, nicht unbedingt zu den gesündesten. Während manche Menschen glauben, es sei ihre Vorliebe für Süßes, die sie in Schwierigkeiten bringt, ist es in Wahrheit der hohe Gehalt an Zucker, Salz und Fett (oft auch dort, wo wir ihn gar nicht vermutet hätten). Wir haben uns ein Nahrungsmittelangebot geschaffen, das überquillt an Zutaten, die früher einmal äußerst dünn gesät waren.

Es gab einmal eine Zeit, da hatte das Verlangen nach bestimmten Nahrungsmitteln noch eine wirkliche Bedeutung. Die einzig süßen Nahrungsquellen, die unseren steinzeitlichen Vorfahren zur Verfügung standen, waren Muttermilch (gesüßt mit Laktose) im ersten Lebensjahr und danach Früchte und Honig. Sie gewährleisteten schnelle und qualitativ hochwertige Energie. Die Lust auf Süßes trug dazu bei, dass unsere Vorfahren Früchte suchten und mit den Bienen um den Honig kämpften.

Die gleichen Prinzipien gelten auch für Salz und Fett. Es war damals kaum möglich, mit einer Ernährung, die direkt aus der Natur stammte, haufenweise Salz aufzunehmen. Die meisten naturbelassenen Lebensmittel waren reich an Kalium und arm an Natrium, daher hatte das Verlangen nach Salz damals durchaus seinen Sinn. Heutzutage dagegen konsumieren die meisten Menschen der westlichen Industrienationen zu viel Salz – in den USA sind es im Schnitt 3300 Milligramm täglich, das Salz auf dem Tisch noch nicht eingerechnet –, so die Zahlen des Centers for Disease Control and Prevention (CDC). Zum Vergleich: Die empfohlene

Höchstmenge liegt zwischen 1500 und 2400 Milligramm am Tag, abhängig von der Bevölkerungszahl. Auch in Produkten, wo Sie es wahrscheinlich gar nicht vermuten würden, sind häufig große Mengen versteckt – in Brot und Brötchen, Frühstückscerealien, Pizza, frischem und industriell verarbeitetem Geflügel, Suppen und vielem mehr.

Lassen Sie uns einen Vergleich ziehen zwischen modernem Rind- und Antilopenfleisch, das dem Fleisch, wie es unsere Vorfahren gegessen haben, am nächsten kommt. Während beim Rind 35 Prozent der Kalorien aus dem Fett stammen, sind es bei der Antilope gerade mal sieben Prozent. In der Steinzeit war Fett eine kostbare und dabei ziemlich knappe Energiequelle – auch das Verlangen nach Fett hatte damals also durchaus seinen Sinn. Darüber hinaus hat die Lust auf eine große Bandbreite unterschiedlicher Speisen mit dazu beigetragen, dass unsere Ahnen es schafften, ihren Nährstoffbedarf zu decken.

Die Suchtindustrie

Springen wir zurück in das Zeitalter der Moderne – hier herrscht inzwischen ein völlig anderes Bild. Da wir alle auf Vorfahren zurückgehen, die einzig durch ihr Verlangen nach Süßem, Salzigem und Fettigem ihr Überleben sichern konnten, ist es nur logisch, dass auch wir diese Geschmacksrichtungen heiß begehren. Zugleich ist diese Begierde, dank unseres heutigen Nahrungsangebots, völlig aus dem Ruder gelaufen. Wenn wir unsere Geschmacksknospen ständig in Zucker und Salz baden, so werden sie immer unempfindlicher. Was zur Folge hat, dass sie ständig mehr von diesen

Aromen benötigen, damit sie überhaupt die leiseste süße oder salzige Geschmacksempfindung registrieren können.

Erschwerend kommt hinzu, dass die verschiedenen Firmen der Lebensmittelindustrie häufig mit Expertengruppen zusammenarbeiten und manchmal sogar auf Gehirnscans zurückgreifen, um die optimale Zusammensetzung ihrer Lebensmittel zu bestimmen. Und das alles, damit die Menschen nicht so leicht ihre Finger von diesen Lebensmitteln lassen können. Als uns nun Frito-Lay in den Werbespots für die amerikanischen Lay's Kartoffelchips verkündete: »Betcha can't eat just one!« – »Wetten, Sie können es nicht bei einem bewenden lassen!«, haben die Menschen höchstwahrscheinlich nicht realisiert, dass die Firma mit dieser Wette auf ein ziemlich sicheres Pferd gesetzt hat. Wie mein Freund, Kollege und früheres Kommissionsmitglied der Food and Drug Adminisitration, Dr. David Kessler, in seinem Buch *Das Ende des großen Fressens* schreibt: »Um herauszufinden, welche Eigenschaften wir uns wünschen, hat die Industrie standardisierte Prüfverfahren entwickelt, mit deren Hilfe Verbraucher und Berufstester die ansprechenden Eigenschaften eines vorgegebenen Produkts im Einzelnen ermitteln sollen. Die Industrie nennt diese Technik ›Fingerabdruck‹, mit dessen Hilfe man herausfinden will, welche Komponenten der Verbraucher akzeptiert.«

Im Jahr 2005 untersuchten Reporter der *Chicago Tribune* in einem Enthüllungsbericht die Verlockungen durch Junkfood und bis zu welchem Ausmaß die Lebensmittelindustrie daraus Kapital schlagen wird. Dabei konzentrierten sich die Reporter insbesondere auf die fortdauernde Beliebtheit von Oreo, den meistverkauften Keksen der Welt, die von Kraft produziert werden. Während der Unternehmenssprecher von Kraft beteuerten, die Firma würde zu keinem ihrer Produkte

Studien durchführen, die auf eine Konsumenten-Abhängigkeit abzielen, kamen die Reporter nach der Durchsicht von Prozessunterlagen aus Verfahren mit der Tabakwarenindustrie zu dem Schluss, dass Kraft Foods Inc. und Philip Morris USA von Anbeginn ihrer im Jahre 1988 stattgefundenen Fusion an über gebündelte Fachkenntnisse zum Thema »verlockendere Gestaltung von Nahrungsmitteln und Zigaretten« verfügten. Über alle möglichen Verschwörungstheorien hinaus ist die Sache die: Forscher und Produzenten sind sich gleichermaßen vollauf darüber bewusst, in welchem Ausmaß die optimale Kombination von Zucker, Fett, Salz und anderen Lebensmittelzusätzen unsere Versessenheit auf Junkfood zu steigern vermag.

Angesichts der Tatsache, dass manche Menschen eher ein natürliches Faible für Süßes haben, während andere Salzigeres vorziehen, versuchen Lebensmittelproduzenten aus der Verbindung von Geschmack, Konsistenz und Mundgefühl den *Sweet Spot* so genau wie möglich zu ermitteln, um auf eine möglichst breite Zielgruppe die größtmögliche Anziehungskraft auszuüben. Wie Dr. Kessler treffend bemerkt: »Belohnendes Essen schreit nach einer Wiederholung – wir wollen mehr davon.« Die Nahrungsmittelproduzenten wissen sich dies zunutze zu machen. Ihr Ziel ist nichts Geringeres, als von unserer Unfähigkeit zur Selbstkontrolle zu profitieren, sobald wir ihre unwiderstehlichen Produkte in den Händen halten. Diese wenig bekannte Tatsache macht eine gesunde Ernährung in unserer modernen Welt zu einer Art versteckten Herausforderung.

In den letzten Jahren gab es gehäuft Anzeichen dafür, dass manche Lebensmittel sogar das Belohnungssystem im Gehirn anfälligerer Menschen unter Beschuss nehmen, ähnlich wie es bei Kokain, Heroin oder anderen Suchtmitteln der Fall ist. Studien, die mit funktioneller Magnetresonanztomographie (fMRT) und Positronen-Emmissions-Tomographie (PET) arbeiten, haben gezeigt, dass bei Menschen mit Lebensmittelabhängigkeiten das Lustzentrum im Gehirn wie bei einem Flipperautomaten aufleuchtete, sobald man ihnen Bilder mit süßen, salzigen oder fettreichen Lebensmitteln zeigte – und das deutlich länger als bei Testpersonen ohne Lebensmittelabhängigkeit. Diese erhöhte Aktivierung des Gehirns löst in uns einen kaum widerstehbaren Drang aus, mehr von diesem heißbegehrten Produkt zu essen.

Die nackte Wahrheit über geschmackliche Vorlieben

Die Art, wie wir uns ernähren, wird mehr oder weniger durch verschiedene gesellschaftliche Einflüsse in unserem Leben bestimmt. Schon als Fötus entwickeln wir im Mutterleib Vorlieben für gewisse Lebensmittel, die unsere Mutter isst und deren Geschmack uns durch die Nabelschnur erreicht. Wenn wir dann schließlich auf der Welt sind, wird die Ausbildung unseres Geschmackssinns wiederum stark von bestimmten geschmacklichen Aromen aus der Nahrung unserer Mütter durch die Muttermilch beeinflusst. Von frühester Kindheit an prägen Eltern und andere Betreuer die Richtung, in die sich unsere Essgewohnheiten entwickeln, indem sie uns mit immer neuen Nahrungsmitteln bekannt machen, uns andere wiederum vorenthalten und uns durch ihr eigenes Essverhalten als Vorbilder dienen. Sind die Ernährungsgewohnheiten unserer Eltern wenig herausragend, ist die Wahrscheinlichkeit hoch, dass wir ihrem Beispiel folgen werden. Später dann, in der Zeit als Teenager, kommen dann noch die Einflüsse von gleichaltrigen Jugendlichen hinzu.

Geht man von industriell gefertigten Produkten aus, könnte man meinen, es gäbe lediglich zwei grundlegende Geschmacksrichtungen, in der Tat sind es jedoch fünf – süß, sauer, salzig, bitter und umami (»herzhaft«). Viele Menschen beschränken sich durch die Auswahl ihrer Lebensmittel lediglich auf süß und salzig. Das bedeutet also, wir betrügen uns in Bezug auf unsere Ernährung selbst, da nicht zuletzt zahlreiche der gesündesten Lebensmittel von Natur aus bittere (Kohl, Spinat, Aubergine), saure (Grapefruit, Kiwi, Naturjoghurt) oder umami Aromen enthalten (Fisch, Pilze, Tofu, grüner Tee).

Bis zu einem gewissen Grad sind geschmackliche Vorlieben eine Sache der Veranlagung. Während Ihrem Freund Wildbrokkoli vielleicht besonders zusagt, ist er Ihnen vielleicht zu bitter – es sind die unterschiedlichen Gene und Geschmacksrezeptoren, die einen mehr oder weniger empfänglich für bittere Aromen machen. Tatsächlich gibt es Menschen, die aufgrund ihrer genetischen Veranlagung äußerst empfindlich auf Bitterstoffe reagieren, sodass sie mit hoher Wahrscheinlichkeit seltener zu bitteren Nahrungsmitteln greifen. Mit gutem Grund werden diese Menschen häufig als *Supertaster* bezeichnet, da sie bestimmte Geschmacksrichtungen – insbesondere bitter, scharf oder umami – intensiver wahrnehmen als die meisten anderen. Doch die genetischen Faktoren sind nur ein Teil der Wahrheit. Individuelle Geschmacksvorlieben werden darüber hinaus auch durch Umwelt, soziale und emotionale Faktoren bestimmt. In einer Studie der Universität Helsinki, an der sich 663 weibliche Zwillingspaare beteiligten, ließ sich etwa die Hälfte der Vorlieben für süße Speisen durch genetische Faktoren erklären, die andere Hälfte beruhte auf den jeweiligen Umwelteinflüssen, denen jeder Zwilling einzeln ausgesetzt ist.

Generell haben die Menschen eine natürliche Neigung, süße, salzige und umami Lebensmittel vorzuziehen, während sie bittere und saure Speisen eher ablehnen. Doch diese angeborenen Vorlieben lassen sich mit der Zeit durch Erfahrung verändern, wie Sie bemerken werden. Das Problematische an unserer Gesellschaft ist, dass süß nur allzu oft mit Behaglichkeit und Genuss assoziiert wird, und süße Geschmacksrichtungen nun aber leider, wie wir gesehen haben, appetitanregend wirken. Gleiches gilt für salzige Lebensmittel. (Im Gegensatz dazu zügeln bittere und herbere Aromen unseren Appetit.) Ein großer Teil dieser Belastung mit Zucker und Salz ist völlig unnötig: Warum müssen wir beispielsweise zu Nudelsaucen oder Salatdressings greifen, die einen höheren Zuckergehalt als das Topping eines Eisbechers aufweisen? Oder Frühstückscerealien, die mehr Natrium enthalten als Kartoffelchips oder Brezen? Es gibt dafür keinen einleuchtenden Grund, doch so sieht unsere Wirklichkeit aus, und dies kann dazu führen, dass wir insbesondere unsere Wahrnehmungsfähigkeit für Süßes und Salziges verlieren.

Der Skill: Meiden Sie versteckte Salz- und Zuckerquellen

Natürlich brauchen wir ein wenig Natrium, Fett und einen Hauch von Süße in unserer Ernährung, doch ihr überreichliches Vorhandensein in industriell verarbeiteten Lebensmitteln überfordert die meisten von uns – es gibt einfach zu vieles, das wir meiden müssen. Die gute Nachricht: Sie können diesen Überschuss umgehen und die Geschmacksknospen wieder in den ursprünglichen Zustand versetzen. Indem Sie den Konsum von Fertignahrungsmitteln einschränken, können Sie die Geschmacksknospen sanieren und werden wieder mehr Gefallen an Nahrungsmitteln finden, die Ihrem Körper wirklich guttun. Die Geschmacksknospen werden sich an niedrigere Konzentrationen dieser Aromen anpassen, sodass Sie mit der Zeit mit deutlich weniger Salz, Zucker und Fett zufrieden sind. Irgendwann werden Ihnen übrigens die Nahrungsmittel, die Sie früher gerne gegegessen haben, viel *zu* süß oder zu salzig vorkommen.

Wissenschaftler haben herausgefunden, dass Menschen, die sich eine Zeitlang natriumarm ernähren, in der Tat eine Vorliebe für weniger salzige Lebensmittel entwickeln. Gleichzeitig zeigen Berichte aus der Iowa Women's Health Studie, die bereits seit 1980 läuft, dass Frauen, die ihre Ernährung für einige Monate auf pflanzliche, fettarme Kost umgestellt hatten, Aversionen gegenüber industriell verarbeiteten Lebensmitteln und Fastfood entwickeln, was ihnen vor Beginn der Studie noch geschmeckt hatte. Wenn es zu derartigen Veränderungen kommt, wissen Sie, dass die Sanierung der Geschmacksknospen in vollem Gange ist.

Vielleicht haben Sie so etwas auch schon mal erlebt oder in Ihrer Familie beobachtet. Wenn jemand beispielsweise von Vollmilch (mit hohem Gehalt an gesättigten Fettsäuren) zu Magermilch (die gesündere Variante) wechselt, so erinnert ihn der Geschmack anfangs meist entweder an Spülwasser (schlimmstenfalls) oder (bestenfalls) an wässrige Milch. Bleibt derjenige aber für zwei Wochen bei der fettarmen Variante, gewöhnt sich der Gaumen normalerweise daran; nach einiger Zeit wird ihm Vollmilch, wenn er sie wieder mal probiert, plötzlich viel zu üppig und dickflüssig vorkommen. In mehr als zwanzig Jahren klinischer Praxis habe ich diese Umstellung bereits mit mehreren Patienten durchlebt, die Ergebnisse blieben stets von beeindruckender Konstanz. Das Gleiche gilt auch für kleine, graduelle Veränderungen hin zu einer gesünderen Ernährung. Die Umstellung auf Vollkornkost fällt zum Beispiel leichter, wenn man Schritt für Schritt Auszugsmehl oder verarbeitetes Getreide durch die Vollkornvariante ersetzt. Wenn Sie also das nächste Mal Reis kochen, könnten Sie einfach mal eine Mischung aus einem Drittel Naturreis mit zwei Dritteln weißem Reis probieren; mit der Zeit können Sie das Verhältnis immer weiter verändern (abhängig davon, wie er Ihnen gerade am besten schmeckt), bis Sie bei 100 Prozent Naturreis angekommen sind.

Sie können überdies die Zuckerzufuhr drosseln, indem Sie Ihre Nudelsaucen und Salatdressings selbst zubereiten oder zu gesünderen Alternativen greifen, die weniger von dem süßen Zeug enthalten. Vergessen Sie nicht, dass Zucker und Salz sich in Lebensmitteln verstecken, wo Sie sie nie vermuten würden. Wenn Sie lernen, die Zutatenlisten erfolgreich zu entziffern (siehe Kapitel 7), sind Sie imstande, jede Salz- und Zuckerquelle zu entlarven. Übrigens ist Zucker in den Zutatenlisten unter den verschiedensten Namen zu finden – Saccharose, Fruktose, Glukose (-sirup), Maltodextrin und viele andere mehr. (Beachten Sie: Agavendicksaft, häufig als besonders gesunde Variante betrachtet, ist nichts anderes als eine hochkonzentrierte Fruktosequelle, die wenig bis gar keinen gesundheitlichen Nutzen birgt.) Außer auf die Nährwertangaben auf der Verpackung sollten Sie auch darauf achten, welchen Rang der Zucker (oder eine seiner Varianten) in der Zutatenliste einnimmt; je früher er in der Liste genannt wird, desto mehr ist davon im jeweiligen Nahrungsmittel enthalten. Vermeiden Sie abgepackte Lebensmittel, deren Referenzmenge für Salz für einen durchschnittlichen Erwachsenen mit über 5 Prozent angegeben wird. Außerdem können Sie beim Nudelkochen ganz einfach das Salz weglassen; es ist wirklich überflüssig. Um zu verhindern, dass sie zusammenkleben, können Sie die kochenden Nudeln genauso gut hin und wieder umrühren.

Wenn Sie sich Schritt für Schritt auf eine gesündere Kost umstellen, sorgen Sie gleichzeitig dafür, dass die Geschmacksknospen für eine geringere Zeitspanne am Tag in Zucker, Salz und Lebensmittelzusätze getaucht werden. Als Folge wird sich mit hoher Wahrscheinlichkeit eine größere Geschmackssensibilität entwickeln, sodass die Geschmacksknospen auch mit weniger Zucker oder Salz zufrieden sein werden. Irgendwann werden Ihnen sogar die Desserts besser schmecken, wenn sie weniger stark gesüßt sind.

Der Skill: Erweitern Sie Ihre Geschmacksknospen

Zu welchen Geschmacksrichtungen Sie auch tendieren, es ist möglich, Ihre Vorlieben für bestimmte Aromen zu erweitern, und zwar insbesondere mit fortschreitendem Alter. Das liegt daran, dass die Geschmacksknospen mit den Jahrzehnten an Sensibilität verlieren und Ihnen daher plötzlich Speisen schmecken, deren Geschmack Ihnen früher noch zu intensiv, zu bitter oder zu herb war – das gilt beispielsweise für Rosenkohl, Grünkohl, Oliven, Weißkohl, Steckrüben, Kaffee, Bier und

Ähnliches mehr. Die verschiedenen Lebensmittel enthalten auch verschiedene Nährstoffe (und zwar in unterschiedlichen Mengen), daher lässt sich der Bedarf mithilfe einer abwechslungsreichen Ernährung sehr viel leichter komplett decken. Wenn man unvoreingenommen ist und die passenden Erfahrungen macht, kann es sogar passieren, dass man Lust auf Pastinaken oder sautierte Kohlrüben mit ein wenig natriumarmer Sojasauce bekommt (statt auf Pommes frites), auf einen Portobello-Burger (statt auf einen Hamburger) oder auf eine pochierte Zimtbirne zum Nachtisch (anstelle von Eiscreme).

Es hilft auch, wenn Sie vor sich selbst zu begründen versuchen, warum Sie bestimmte Lebensmittel, deren Geschmack Sie nicht zu 100 Prozent überzeugt, dennoch mögen. Wenn Sie zum Beispiel in Erfahrung bringen, warum Kohl gesund ist (weil er voller Ballaststoffe, Vitamin A, C und K, Kalzium, Eisen und sekundären Pflanzenstoffen steckt), erhöhen Sie den Anreiz, ihn zu probieren und zu mögen. Gut ist auch, wenn Sie Lebensmittel, die Ihnen wirklich schmecken, mit anderen kombinieren, die Ihnen weniger zusagen. Stehen Sie also beispielsweise Roter Beete eher skeptisch gegenüber (oder hegen sogar eine Abneigung dagegen), mögen dagegen Blauschimmelkäse und Walnüsse sehr wohl, könnten Sie einmal probieren, eine Kombination dieser drei, beispielsweise in einem Spinatsalat, zu essen. Das Gleiche gilt für Tofu: Wenn Sie zwar Tofu nicht besonders mögen, dafür aber Salat oder Pfannengerichte, könnten Sie einmal versuchen, etwas zerkrümelten Tofu dazuzugeben. Wissenschaftler nennen dies *flavor-flavor-learning*, und es funktioniert wirklich: Mit dieser konditionierenden Strategie haben Kinder gelernt, eine Vielzahl von Gemüsesorten zu akzeptieren und zu mögen, doch sie funktioniert auch bei Erwachsenen.

Man kann bitteren oder sauren Lebensmitteln auch den Stachel ziehen, indem man ein paar Zitruszesten, etwas Zitronen- oder Limettensaft, aromatisierten Essig, Knoblauch, Kräuter (zum Beispiel Thymian, Fenchel, Oregano oder Rosmarin) oder Gewürze (Ingwer, Curry, Paprika, Muskatnuss) zugibt. Probieren Sie einmal Rosenkohl, angebraten in einem Spritzer Olivenöl, mit feinen Kräutern gewürzt, oder servieren Sie sautierten Grünkohl mit einem Schuss Balsamicoessig. Falls Ihnen Auberginen nicht schmecken, könnten Sie sie einfach mal in einen Eintopf mit Kichererbsen, angebratenen Tomatenwürfeln und Kreuzkümmel geben. Sie haben nichts übrig für Naturjoghurt? Dann mischen Sie mal fettarmen griechischen Joghurt mit frischen Blaubeeren und einer Prise Vanilleextrakt. Ob Sie nun bestimmte Nahrungsmittel gekocht, roh, gebraten oder gedünstet servieren, kann den Geschmack drastisch verändern. Falls Ihnen also gedämpfter Brokkoli oder Blumenkohl nicht schmeckt, könnten Sie ihn einmal roh, mit einer würzigen Senfsauce verfeinert, probieren oder ihn mit ein wenig Olivenöl und Rosmarin anbraten, um anschließend den karamellartigen Geschmack zu genießen. Durch bestimmte Zubereitungstechniken (insbesondere Braten, Grillen oder Rösten) kann man den natürlichen Zucker, der auch in bitteren Gemüsesorten steckt, hervorheben.

Allerdings muss man sich bis dato ungeliebten Speisen immer wieder aussetzen, bis einem der Geschmack besser zusagt, seien Sie daher also geduldig. Eine Studie des Monell Chemical Senses Center in Philadelphia hat gezeigt, dass Menschen, die täglich ein bitter-süßes Getränk zu sich nahmen, dieses nach Ablauf einer Woche um 68 Prozent lieber mögen als noch zu Anfang. Ausdauer lohnt sich also wirklich!

Nahrungsmittel, die wir bisher nie gegessen haben, werden uns mit jedem Mal Probieren vertrauter, sodass sie sich stufenweise in den eigenen Speiseplan integrieren lassen.

> **Wussten Sie schon …?**
>
> Manche Kinder müssen einen neuen Geschmack manchmal zehn- bis fünfzehnmal probieren, bis sie ihn akzeptieren – man nennt dieses Phänomen auch »Nahrungsmittel-Neophobie« – allerdings brauchen Kinder dafür weniger Zeit als Erwachsene.

Der Skill: Bestimmen Sie selbst über Ihre Gelüste

Zum Thema Gelüste existieren zwei vorherrschende Lehrmeinungen. Die einen meinen, man sollte ihnen nachgeben, weil uns der Körper durch sie etwas über seine Bedürfnisse mitteilen will. Die anderen sind dagegen; sie sind der Ansicht, Gelüste seien rein seelischen Ursprungs. Ich persönlich glaube, dass an beiden Theorien etwas Wahres dran ist, mit dem Vorbehalt, dass Gelüste in unserer modernen Welt eine andere Bedeutung haben als früher. Daneben sind Gelüste häufig seelischer Natur, vor allem, wenn es darum geht, Essen als Vehikel für Genuss, Behaglichkeit oder Belohnung zu benutzen. Das hat nichts mehr zu tun mit unseren körperlichen Bedürfnissen, sondern hängt nur noch mit unserer Psyche oder Laune zusammen. Das wahre Problem liegt meiner Ansicht nach darin, dass wir, geben wir unserem Drang nach Süßem oder Salzigem allzu häufig nach, zu oft Lebensmittel zu uns nehmen, die uns von unserem Ziel, einer besseren Gesundheit und Gewichtskontrolle, abbringen können. Im schlimmsten Fall verpassen sie unseren Bemühungen, uns gesundheitsbewusster zu ernähren, einen gehörigen Schlag.

Helen, eine meiner Patientinnen, bezeichnet sich selbst als lebensmittelsüchtig. Ob das nun stimmt oder nicht, Helen leidet häufig an Heißhungerattacken, meist auf Süßigkeiten, manchmal aber auch auf salzige oder stärkehaltige Lebensmittel. Helens Essanfälle kommen vor allem dann, wenn sie sich ärgert, frustriert ist oder einen schlechten Tag hat; in solchen Momenten schreit ihr Innerstes nach Seelenfutter. Die Attacken können auch durch ihr Umfeld ausgelöst werden: Begleitet Helen beispielsweise einen Freund in einen Süßwarenladen, so übernimmt der Süßwarenladen das Regiment, sogar dann, wenn Helen nie vorhatte, etwas zu kaufen oder zu essen.

Helen hat mir viele Male beschrieben, wie sie sich selbst in Situationen wiederfand, denen sie sich willenlos ausgesetzt fühlte, die sie hilflos machten und sie dazu brachten, Dinge zu essen, die sie nie essen wollte. Diese Begebenheiten endeten immer gleich – jedes Mal aufs Neue litt sie stundenlang an Gefühlen der Schuld und Reue. Das eigentlich Ironische an der Sache ist, dass man dem Verlangen ja eigentlich nur nachgibt, weil man sich davon ein Plus an Freude und Zufriedenheit erhofft. Wenn jedoch das Ergebnis in einem deutlichen *Rückgang* der allgemeinen Lebensfreude besteht, ist die Strategie ziemlich unbrauchbar. Der Knackpunkt dieses Problems liegt darin, dass es im Moment der Heißhungerattacke schwierig ist, die Zukunft, auch wenn es sich dabei nur um ein paar Stunden handelt, im Blickfeld zu behalten.

Die besten Lösungsstrategien bestehen daher erstens in der Vermeidung von Heißhungerattacken, zweitens darin, Wege zu finden, um sie zu vertreiben, und drittens, uns Gelüste auf Nahrungsmittel anzueignen, die wir wirklich essen wollen. (Manchmal ist es auch erforderlich, andere Belohnungsquellen neben dem Essen ausfindig zu machen, damit der sogenannte Genussquotient nicht davon abhängt, was Sie essen oder trinken; mehr Informationen dazu finden Sie in Kapitel 5.) Für den Anfang hilft es bereits ein gutes Stück weiter, wenn man regelmäßig isst – also alle drei bis vier Stunden eine gesunde, ausgewogene Mahlzeit beziehungsweise einen Snack zu sich nimmt. Auf diese Weise lässt sich der Hunger rund um die Uhr besser in Schach halten, und man ist weniger anfällig für plötzlichen Heißhunger. Falls es dennoch zu einer Attacke kommt, versuchen Sie diese erst mal auszuhalten. Meistens geht sie nach zehn bis fünfzehn Minuten vorüber, Sie könnten sich also für diese Zeitspanne durch irgendetwas, das Sie sehr in Anspruch nimmt, ablenken – ob Sie nun einen Freund oder eine Freundin anrufen, spazieren gehen oder etwas spielen –, bevor Sie dem Drang nachgeben können, ist er bereits verschwunden. Tatsächlich haben Wissenschaftler der University of Exeter gezeigt, dass bereits ein 15-minütiger zügiger Spaziergang dazu ausreicht, um den Heißhunger von regelmäßigen Schokoladenessern abzumildern. Wenn es aber mal gar nicht anders geht, genehmigen Sie sich eine kleine Portion und warten dann ab: Wie Forscher der Cornell University vor kurzem herausgefunden haben, lässt sich hedonistischer Hunger (essen aus Lust) durch eine kleine Menge leckerer Speisen stillen und verschwindet dann nach etwa 15 Minuten, genauso lange, wie uns dieser Genuss in Erinnerung bleibt.

Sobald Sie Ihre Geschmacksknospen wiederhergestellt haben, wird Ihnen vielleicht auffallen, dass sich Heißhungerattacken mit geringeren Mengen qualitativ hochwertiger Lebensmittel befriedigen lassen. Sobald Ihr süßer Zahn sich in Erinnerung bringt, können Sie zu einem Lebensmittel mit einem hohen Gehalt an natürlichem Zucker greifen, wie zum Beispiel Obst. Sie können auch versuchen, die Lust auf Süßes auszuschalten, indem Sie ein Nahrungsmittel der entgegengesetzten Geschmacksrichtung wählen (zum Beispiel eine halbe Grapefruit oder eine besonders saure oder bittere Orange) – oder zu einer Geschmacksrichtung wechseln, die eine neutralisierende Wirkung hat (etwa starkes Pfefferminzaroma). Falls Sie dann immer noch Lust auf Süßes haben, könnten Sie notfalls erwägen, ihr mit einem Stückchen dunkler Schokolade (mindestens 60 Prozent Kakao) oder einer kleinen Portion Sorbet, statt Eiscreme, entgegenzukommen. Gleiches gilt für Heißhunger auf Salziges: Versuchen Sie ihn zunächst einmal mit einer Tasse Miso-Suppe oder Vollkornbrotchips in den Griff zu bekommen statt mit den üblichen Varianten.

Der Skill: Achten Sie auf die spezifisch-sensorische Sättigung

Eine große Auswahl verschiedenster Lebensmittel bringt zwar Abwechslung in die Ernährung, eine zu große Palette an Wahlmöglichkeiten bei Tisch kann aber auch leicht dazu führen, dass man es beim Essen übertreibt. Das liegt an der »spezifisch-sensorischen Sättigung« – von diesem Begriff haben Sie zwar vielleicht noch nie gehört, und doch wird Ihnen das Konzept sehr wahrscheinlich bekannt vorkommen. Als Beispiel dient folgende Frage: Wie oft hatten Sie nach einer ausgiebigen Mahlzeit noch Platz für das Dessert? Möglicherweise waren Sie davon überzeugt, Sie bekämen keinen Bissen mehr hinunter, doch kaum wird das Dessert serviert, können Sie wieder mächtig reinschaufeln. Wie kann das sein? Die Antwort liegt in der spezifisch-sensorischen Sättigung: Essen wir ein bestimmtes Lebensmittel, werden wir irgendwann satt und verlieren das Interesse an ähnlichen Speisen. Sobald uns jedoch Nahrungsmittel mit anderen Geschmacksrichtungen und sensorischen Eigenschaften (Konsistenz, Aroma, Mundgefühl etc.) zur Verfügung stehen, essen wir weiter. Vor allem für Süßes finden wir immer noch Platz im Magen, weil dies die Geschmacksrichtung ist, von der wir die allergrößten Mengen verzehren können.

Allgemein gilt, je größer die Auswahl an Speisen und Geschmacksrichtungen bei einer Mahlzeit, desto mehr wird man wahrscheinlich insgesamt essen, und zwar ganz einfach deshalb, weil man von jeder Variante eine zufriedenstellende Menge probiert haben will. Daher ist es wichtig, eine Überstimulation der Geschmacksknospen – und damit auch des Appetits – durch zu viele Geschmackserlebnisse zu vermeiden. Versuchen Sie also, die geschmackliche Vielfalt einer Mahlzeit zu begrenzen; damit steigt die Wahrscheinlichkeit, dass Sie sich bereits durch eine angemessene Portion gesättigt fühlen und rechtzeitig mit dem Essen aufhören können. Falls Sie es lieben, die verschiedensten Geschmacksrichtungen miteinander zu kombinieren, wäre es klüger, diese auf mehrere Mahlzeiten oder Tage zu verteilen, anstatt auf die verschiedenen Gänge eines einzigen Menüs. Ziel ist, dauerhaft für Abwechslung zu sorgen und nicht innerhalb einer einzigen Mahlzeit. Andernfalls kann man seinen Bauch mit dem Appetit um die Wette wachsen sehen.

Erschwerend kommt hinzu, dass das Gehirn beim Verzehr von mehreren Geschmacksrichtungen auf einmal nicht so schnell schreit: »Es reicht! Hör auf zu essen!«, so wie es das bei lediglich zwei Geschmacksrichtungen tut. Sicherlich spielt auch die Ablenkung eine Rolle, während die Aufmerksamkeit von einer Geschmacksrichtung auf eine andere verschoben wird. Während eines Experiments wurden 33 Personen von Wissenschaftlern der University of Liverpool dazu aufgefordert, süßes oder salziges Popcorn (freie Auswahl) zu essen. Einmal durften sie ihr Popcorn ungehindert verzehren; ein andermal wurden sie immer wieder unterbrochen und gebeten, das Popcorn, das sie gerade aßen, zu bewerten; bei zwei weiteren Gelegenheiten wurden sie darum gebeten, zwischendurch ein jeweils anderes Lebensmittel mit entweder ähnlichem oder unterschiedlichem Geschmack zu testen und zu bewerten, bevor sie wieder zu Popcorn griffen. Im Großen und Ganzen konsumierten die Teilnehmer knapp dreimal mehr Popcorn, wenn sie unterdessen andere Nahrungsmittel probiert hatten. Das legt den Schluss nahe, dass die Einführung von geschmacklicher Vielfalt sowie die dadurch entstehende Ablenkung den Sättigungsprozess hinauszögert.

Ich habe in meiner Arztpraxis bereits Hunderte von Patienten beraten, die unbedingt abnehmen wollten. Jedes Mal, wenn sie auf Diät waren, nahmen sie ein paar Kilo ab, die sie aber sehr schnell wieder auf den Hüften hatten (manchmal sogar mehr als vorher), sobald Hunger und Heißhungerattacken überhandnahmen. Was sie nicht wussten, war, dass sich durch Geschmacksmanagement der Appetit dämpfen lässt, sodass es weniger Kalorien braucht, um satt zu werden. Wenn Sie Geschmacksrichtungen strategisch einsetzen und die geschmackliche Vielfalt einer Mahlzeit begrenzen, können Sie Speisen zubereiten und auch essen, die in Kopf und Bauch schneller den Hebel für das Sättigungssignal betätigen und so Gelüsten ein rasches Ende bereiten. Diese Veränderungen werden Ihnen dabei helfen, auch weiterhin gesündere Entscheidungen zu treffen, die Geschmacksknospen zu sanieren und das Gewicht unter Kontrolle zu behalten. Dies dürfte dann wohl nach jedermanns Geschmack sein.

Die To-do-Liste

- Verbannen Sie unnötigen Zucker und Salz aus Ihrer Ernährung, sodass die Geschmacksknospen mit geringeren Mengen davon zufriedengestellt werden.
- Setzen Sie Ihre Geschmacksknospen völlig neuen und gesunden Geschmackseindrücken aus, indem Sie bisher unbekannte Speisen und Aromen mit solchen kombinieren, die Ihnen bereits schmecken.
- Lernen Sie Heißhungerattacken vorzubeugen beziehungsweise sie zu kontrollieren, indem Sie in regelmäßgen Intervallen gesunde Speisen zu sich nehmen, sich bei Bedarf ablenken oder, falls der Drang zu übermächtig wird, alternativ zu einem Nahrungsmittel entgegengesetzter oder gaumenneutralisierender Geschmackrichtung greifen.
- Begrenzen Sie die geschmackliche Vielfalt einer Mahlzeit, um eine allzu stark appetitanregende Wirkung zu vermeiden.

7

Gesund einkaufen

Die Herausforderung: Früher war die Auswahl an Lebensmitteln begrenzt auf, nun ja, Lebensmittel: Essbares aus der Natur, Dinge, die wir sowohl erkennen als auch aussprechen konnten. Heute, da wir mit einem Nahrungsmittelangebot konfrontiert sind, das geschätzte 800 000 Produkte umfasst, wovon in einem durchschnittlichen amerikanischen Supermarkt in etwa 50 000 erhältlich sind, verfügt niemand mehr über das nötige Wissen und die Kompetenz, um absolut sicher Gesundes von Ungesundem zu unterscheiden.

Die richtige Reaktion: Lernen Sie, die gesünderen Alternativen zu finden, die sich zwischen all dem anderen »Zeug« im Supermarkt verstecken.

Die relevanten Skills: Greifen Sie bei allen Nahrungsmittelgruppen zu höherwertigen Produkten; legen Sie Vorräte von gesunden Lebensmitteln an; lernen Sie, Nahrungsmitteletiketten zu entziffern; finden Sie heraus, wie gesunde Ernährung erschwinglich wird; und erziehen Sie Ihre Kinder zu Nährwertspezialisten.

Es ist kaum möglich, ein gesundes Menü zusammenzustellen oder zu kochen, ohne die geeigneten Zutaten bei der Hand zu haben. Gesunde Ernährung fängt beim Einkaufen an, doch für zahlreiche Menschen bedeutet die Besorgung der Lebensmittel eine große Herausforderung, und dafür gibt es viele Gründe. Mein Forscherteam am Yale-Griffin Prevention Research Center hat herausgefunden, dass dies zu einem nicht unbeträchtlichen Teil an dem dafür notwendigen immensen Zeitaufwand liegt. Hinzu kommt noch, dass es für einen gesünderen Einkauf organisatorischen Geschicks bedarf, die Kluft zwischen den derzeitigen Essgewohnheiten und dem Streben, sich gesünder zu ernähren, zu überwinden. Vielen von uns fehlt schlicht und ergreifend das Wissen, wie eine gesunde Ernährung überhaupt funktioniert. Die gigantische Größe einiger Supermärkte trägt ihren Teil dazu bei, das Gefühl der Überforderung noch zu verstärken. Es wird allgemein angenommen, gesündere Lebensmittel wären automatisch kostspieliger – das trifft zwar in manchen Fällen zu, in sehr vielen aber auch nicht. Dennoch herrscht diese Meinung vor, und allein dieser Glaube genügt, um so manchen von einer gesünderen Ernährung abzuhalten. Stattdessen wird weiterhin das gekauft, was man bereits kennt.

Unglücklicherweise sind den Verbrauchern gerade die Produkte am meisten vertraut, für die auch gleichzeitig der größte Werbeaufwand betrieben wird. Die Anziehungskraft dieser Produkte wirkt sich dabei auf Erwachsene wie Kinder gleichermaßen aus. Erschwerend kommt hinzu, dass die großen Lebensmittelkonzerne Prämien für die optimale Positionierung ihrer Erzeugnisse bezahlen – und diese liegt genau auf Augenhöhe. Um es nach Maklerart auszudrücken: Die richtige Lage ist alles! Daneben gibt es noch die vielen

Claims auf den Verpackungen – ein Fass ohne Boden! Sie machen das Chaos perfekt. Manche ergeben einen Sinn, andere wiederum nicht. Zwar dürfen diese nicht der Unwahrheit entsprechen (rein rechtlich gesehen), doch können die Fakten sehr wohl in vorteilhaftes Licht gerückt und negative oder zweifelhafte Faktoren verschleiert werden. Dadurch wird es häufig schwierig, den Wahrheitsgehalt dieser Claims aufzudecken. Nur allzu oft versuchen die Menschen gar nicht mehr erst, sich einen Reim auf die Information zu machen.

Wenn es irgendjemanden gibt, der dies bezeugen kann, so ist dies meine Frau Catherine. Aufgewachsen in Südfrankreich, wo sie von ihrer Mutter und Tante lernte, die wunderbaren Rezepte der französischen Mittelmeerküste zu kochen, war sie 14 Jahre alt, als sie in die USA kam. Sie machte ihren Abschluss an der University of California-Berkeley und promovierte danach im Fach Neurowissenschaften an der Princeton University. Ja, ich gebe es zu. Sie ist der wahre Chef des Katz-Haushalts! Es versteht sich von selbst, dass Catherine im Laufe unserer inzwischen mehr als 20-jährigen Ehe alles über Ernährung gelernt hat, was auch ich über dieses Thema weiß. Wir haben fünf Kinder, und seit Nummer drei da ist, widmet Catherine den Großteil ihrer Zeit der Organisation unseres Haushalts, inklusive einzukaufen und für uns sieben zu kochen. Das ist keine leichte Aufgabe, vor allem in Anbetracht meiner anspruchsvollen Haltung gegenüber Ernährung.

Ich bezweifle, dass es jemanden in den USA gibt, der ihr auf dem Gebiet des cleveren Einkaufens das Wasser reichen könnte, und doch erinnere ich mich an eine Begebenheit, als Catherine mir nach einer Supermarkttour zutiefst frustriert vier verschiedene Brotlaibe vor die Nase hielt. Sie blickte mir in die Augen und sagte: »Wenn du das Brot mit dem höchsten Nährstoffgehalt haben willst, finde *selbst* heraus, welches von den vieren es ist! Das erste hat die meisten Ballaststoffe, aber auch den höchsten Natriumgehalt. Ist das nun ein guter Kompromiss oder ein schlechter? Ich weiß es nicht. Das zweite enthält am wenigsten Natrium und ziemlich viele Ballaststoffe, dafür aber Glucose-Fructose-Sirup. Der steht zwar in der Zutatenliste ziemlich weit hinten, aber trotzdem … Das dritte ist ohne Zuckerzusatz, und der Gehalt an Ballaststoffen und Natrium bewegt sich im Rahmen. Doch obwohl auf der Verpackung ›frei von Transfetten‹ steht, enthält die Zutatenliste zum Teil gehärtete pflanzliche Öle. Das vierte ist ein Mehrkornbrot, doch weil es den niedrigsten Ballaststoffgehalt von allen hat, bin ich mir nicht sicher, ob es sich wirklich um ein Vollkornbrot handelt. Welches Brot ist jetzt das beste? Wie soll ich das wissen?!«

Aus der Erfahrung, dass selbst eine Neurowissenschaftlerin daran scheiterte, ein rundum gesundes Brot zu finden, erwuchs in mir eine Idee, die mir nicht mehr aus dem Kopf ging: Ein interdisziplinäres Gremium zusammenzutrommeln, das die Top-Experten für Ernährung und Gesundheitswesen in sich vereint. Diese würden dann ihr Fachwissen zusammen mit den neuesten wissenschaftlichen Erkenntnissen in die Entwicklung eines Leitsystems für Ernährung stecken, das jeder benutzen kann. Im Jahr 2003 habe ich versucht, das US-Gesundheitsministerium und andere Behörden dazu zu bewegen, sich für ein solches Vorhaben zu engagieren. Als die Idee nach ein paar Jahren immer noch keine Zugkraft entwickelt hatte, wendete ich mich mit der Bitte um finanzielle und administrative Unterstützung an das Griffin Hospital – ein der Yale University unterstehendes, nicht gewinnorientiertes Gemeindekrankenhaus – sowie zu Hause an mein eigenes Laboratorium, das außerhalb des Campus gelegene University Prevention Research Center.

Im Laufe der nächsten beiden Jahre entstand so ein Team von außergewöhnlichen Wissenschaftlern, die ein erklärtes Ziel verfolgten: Konsumenten überall in den USA sollten dazu befähigt werden, die Marketingtricks der Lebensmittelkonzerne zu durchblicken und das hochwertigere, nährstoffreichere Produkt auf Anhieb zu erkennen. Es gab keine wie auch immer gearteten Verwicklungen mit der Industrie, auch Politiker waren nicht involviert. Diese illustre Gruppe wurde einzig getrieben von der gemeinsamen Passion, ein System zu erschaffen, das dem Wohl der Allgemeinheit zugutekommen würde. Wir haben miteinander einen Algorithmus entwickelt, den wir Overall Nutritional Quality Index (ONQI) genannt haben, um Lebensmittel auf der Basis ihrer Nährwertdichte zu bewerten. Das NuVal Nutritional Scoring System, mit dem inzwischen mehr als 100 000 Lebensmittelprodukte eingestuft wurden, funktioniert ähnlich wie ein GPS: Keiner seiner Benutzer sollte jemals wieder im Supermarkt den Überblick oder die Orientierung verlieren. Die Bewertungen befinden sich genau auf dem Preisetikett am Regal unterhalb des Produkts, und es wird schnell deutlich, dass von jedem Lebensmittelsegment eine schier unglaubliche Bandbreite an Qualitätsstufen im Supermarkt erhältlich ist. Leider haben nur die Konsumenten in den USA direkten Zugang zu NuVal-Scores in den Supermärkten; doch allein darüber zu lesen stattet Sie mit Wissen über die unglaubliche Fülle an Wahlmöglichkeiten innerhalb der spezifischen Kategorien aus.

Das NuVal-System

Das NuVal-System bewertet die verschiedensten Lebensmittel, und zwar sowohl verpackte wie frische Produkte (wie Gemüse, Obst oder Fleisch), auf einer Skala von 1 bis 100 – je höher die Ziffer, desto mehr Nährstoffe sind enthalten. Die Bewertungsformel berücksichtigt mehr als 30 Nährstoffe und Ernährungsfaktoren, darunter Energiedichte, Ballaststoffgehalt, Volumen, Quantität und Qualität der Proteine, Zuckergehalt, Gehalt und Qualität der Fette, Vitamine, Mineralien sowie die glykämische Last des betreffenden Lebensmittels. Eine höhere Punktezahl auf der NuVal-Skala ist daher ein verlässlicher Indikator für einen hohen Nährwert eines bestimmten Lebensmittels und zeigt an, dass Sie damit weniger Kalorien benötigen, um satt zu werden. Ebenso wie sich Preise vergleichen lassen, kann man auf diese Weise die verschiedensten Produkte derselben Nahrungsmittelkategorie hinsichtlich ihrer ernährungsphysiologischen Qualität vergleichen.

Es gibt salzige Snacks (Chips, Salzbrezeln, Erdnussflips, Popcorn), die weniger gesund sind, und solche (mit Vollkorn, gesunden Ölen und nur wenig Salz hergestellt), die sehr viel hochwertiger sind. In dieser speziellen Kategorie reicht die Spanne der Bewertungen von unter zehn bis zu etwa 60 Punkten – eine ziemlich große Bandbreite. Gleiches gilt für Cracker, Brotwaren, Cerealien, Pastasaucen, Salatdressings, Joghurt, Kekse und mehr. Wie Sie sich sicherlich gedacht haben, bringen Salatdressings und Pastasaucen im Vergleich zu Obst und Gemüse nur einen Bruchteil der NuVal-Scores ein. Und es ist wenig überraschend, dass Brokkoli, Spinat, Blaubeeren und Erdbeeren alle bei 100 liegen. Am meisten erstaunt jedoch, wie sehr die Punktzahlen innerhalb einer bestimmten Kategorie von Nahrungsmitteln häufig variieren, und das meist aufgrund geringfügiger Details. Gewöhnliche Erdnussbutter ist beispielsweise höher bewertet als fettreduzierte, weil letzterer Zucker und Salz zugesetzt wurden. In der Brotsparte würde man davon ausgehen, dass *Arnold Whole Grain Country White Bread* weniger Punkte erzielen würde als *Pepperidge Farm Farmhouse Soft Outmeal Bread*, doch das Gegenteil ist richtig: Der NuVal-Score für das Arnold-Brot liegt bei 39 im Gegensatz zu 18 Punkten für das Pepperidge-Brot, weil das Arnold-Brot mehr Ballaststoffe, Vitamin D und Kalzium und dabei weniger Kalorien und Natrium und keine gesättigten Fette enthält. Ein weiteres Aha-Erlebnis: Während die *Ragu Old World Style Traditional Pastasauce* bei einem NuVal-Score von 51 liegt, sind es für die *Company's Light Tomato & Basil Pastasauce* gerade mal 32. (Diese bekam Punkteabzug wegen zugesetztem Zucker, während die *Traditonal Sauce* Zusatzpunkte wegen ihrer Omega-3-Fettsäuren erhielt.)

Doch das NuVal-System unterstützt Sie nicht nur bei der Auswahl von gesünderen Lebensmitteln, es trägt überdies zur Verbesserung Ihres Gesundheitszustands bei. In einer 2011 veröffentlichten Studie haben Forscher von 1986 bis 2006 die Ernährungsweise von über 100 000 Menschen protokolliert und mit dem jeweiligen Gesundheitszustand verglichen. Das Ergebnis: Diejenigen, die konsequent Nahrungsmittel mit den höchsten ONQI-Bewertungen – der Basis des NuVal-Systems – verzehrten, zeigten ein niedrigeres Risiko für chronische Erkrankungen (darunter Herzerkrankungen und Diabetes) sowie ein niedrigeres Risiko, innerhalb der 20-jährigen Periode zu versterben, ganz gleich, an welcher Ursache. Dank dieses Systems haben es darüber hinaus viele Menschen geschafft, abzunehmen, und zwar ohne irgendetwas anderes an ihrer Lebensweise zu verändern.

Im Moment bieten etwa 1700 Supermärkte in den USA ihren Kunden das NuVal-System an. Hat man keinen dieser Supermärkte in Reichweite, muss man sein eigener Nährstoff-Detektiv werden; im folgenden Abschnitt erfahren Sie mehr darüber. Auf jeden Fall werden Sie die nötigen Skills entwickeln, damit Sie die Zeit, die Sie zum Einkaufen benötigen, so effizient und kompetent wie möglich gestalten können.

Der Skill: Höherwertige Lebensmittel auswählen

In unserer Gesellschaft gehen wir häufig davon aus, dass gesunde Lebensmittel nicht sonderlich gut schmecken, während etwas besonders Köstliches bestimmt nicht gesund sein kann. Das ist schlichtweg falsch. Einige der besten Gerichte und Küchen der Welt gehören zugleich zu den allergesündesten. So wie dunkle Schokolade: Sie ist ein sehr gutes Beispiel dafür, dass es sehr wohl Lebensmittel gibt, die uns zusagen und uns dabei wirklich guttun! (Laut neueren wissenschaftlichen Studien kann durch den Verzehr von dunkler Schokolade – sofern in moderaten Mengen genossen – die Thrombozytenfunktion sowie die Endothelfunktion verbessert und der Blutdruck normalisiert werden, darüber hinaus wirkt sie antioxidativ und entzündungshemmend und fördert somit die kardiovaskuläre Gesundheit.) Wir müssen dieses Vorurteil daher ad acta legen und es uns zur Gewohnheit machen, Lebensmittel auszusuchen, die gleichermaßen wohlschmeckend und gesund sind.

Als ersten Schritt werden wir die Auswahl Ihrer Lebensmittel in allen Kategorien untersuchen und optimieren, sodass Sie schließlich nur noch zu schmackhaften, nährstoffreichen Optionen greifen, die dazu beitragen, dass Sie mit weniger Kalorien satt werden. Denn will man die Kontrolle über die Menge der verzehrten Lebensmittel behalten, ohne dabei zu hungern, liegt der Schlüssel in der Qualität dieser Lebensmittel. Es geht also darum, Nahrungsmittel auszuwählen, die von Natur aus kalorienarm sind, dabei aber gleichzeitig voller Nährstoffe und gesunder Bestandteile (wie Wasser, Ballaststoffe und Eiweiß) stecken.

Zum Glück gibt es eine große Palette an Speisen, die diesem Profil entsprechen, darunter Früchte und Gemüsesorten in allen Farben des Regenbogens. Die leuchtenden Pigmente dieser strahlend bunten Früchte und Gemüsesorten weisen auf die verstärkte Präsenz gesundheitsförderlicher Nährstoffe hin. So hat beispielsweise eine Studie der University of Wisconsin gezeigt, dass orange Karotten deutlich mehr gesundheitschützende Beta-Carotine enthalten als die weißen Urkarotten. Die Bestandteile, die pflanzlichen Erzeugnissen zu ihrer Farbenpracht verhelfen, werden sekundäre Pflanzenstoffe genannt. Sie sind in vielerlei Hinsicht förderlich für die Gesundheit, unter anderem wegen ihrer stark antioxidativen und entzündungshemmenden Wirkung. Forschungen deuten darauf hin, dass eine höhere Zufuhr von sekundären Pflanzenstoffen das Risisko vielerlei chronischer Leiden zu senken vermag, darunter Herzerkrankungen, Diabetes und verschiedene Arten von Krebs; außerdem stärken sie das Immunsystem.

Hier ein paar konkrete Beispiele, wie sich die Lebensmittelauswahl optimieren lässt: Süßkartoffeln sind die gesündere Alternative zu normalen Kartoffeln; greifen Sie zu Spinat oder Rucola statt zu Eisbergsalat; magerer Speck ist besser als normaler; Vollkornnudeln sind gesünder als weiße; ebenso verhält es sich bei Naturreis und weißem Reis (Naturreiskörner behalten das gesunde Silberhäutchen und enthalten daher mehr Nährstoffe); und Vollkorntortillas sind eine gesündere Wahl als die mit Weißmehl zubereiteten. Auf dem Feld der Desserts ist dunkle Schokolade die bessere Variante als Milchschokolade (sie enthält deutlich mehr Kakao, weniger Zucker, einen geringeren Anteil an »bösen« gesättigten Fetten und mehr gesunde Antioxidantien).

In allen Nahrungsmittelkategorien gibt es große Unterschiede der Produkte, was ihren Nährwert und Kaloriengehalt anbelangt. Für eine kluge Auswahl ist es daher unbedingt erforderlich, alle Details im Auge zu behalten. Brot kann schließlich viele oder wenige Ballaststoffe enthalten; es kann zugesetzter Zucker oder Salz darin stecken. Ebenso gibt es Milch mit einem hohen Fettgehalt (wie zum Beispiel Vollmilch mit circa 3,5 Prozent Fett), einem niedrigeren Fettgehalt (zum Beispiel fettarme Milch mit 1,5 bis 1,8 Prozent Fett) oder kaum noch Fett (Magermilch mit circa 0,3 Prozent Fett). Auch Fleisch kann eher fett, mager oder besonders mager sein. Das weiße Fleisch von Hühnchen oder Truthahn ist im Allgemeinen ziemlich fett- und kalorienarm so wie auch rotes Fleisch von der Keule oder der Lende. Wenn Sie Hackfleisch brauchen, versuchen Sie besonders mageres zu kaufen. Bei der Wurst sind Putenbrust und magerer Schinken die gesündere Alternative zu Salami, Mortadella, Corned Beef oder Pastrami.

Beim Fisch enthalten Wildlachs, Forelle, Makrele, Sardinen, Anchovis und Thunfisch die größten Mengen entzündungshemmender Omega-3-Fettsäuren; allerdings sind sämtliche Arten von Fisch und Meeresfrüchten gute Lieferanten für mageres Eiweiß. Obschon manche Fischsorten wie der Schwertfisch und der Torpedobarsch in größeren Mengen Quecksilber enthalten, weisen Studien darauf hin, dass der gesundheitsfördernde Nutzen das potentielle Vergiftungsrisiko durch den Verzehr von Fisch bei weitem übersteigt. (Sind Sie aber schwanger oder haben kleinere Kinder, fragen Sie Ihren Arzt, welche Fischsorten sich für Sie am besten eignen.)

Auch die Fette an sich unterscheiden sich hinsichtlich ihres gesundheitlichen Nutzens. Wenn Sie beim Kochen zu herzgesundem Oliven- oder Rapsöl greifen, anstatt zu (Arterien verstopfender) Butter oder Margarine, tun Sie Ihrem Herzen ebenso wie Ihrer Gesundheit im Allgemeinen einen großen Gefallen. Gleiches gilt, wenn Sie sich bei Brot, Müsli und Crackern für die Vollkornvariante entscheiden. Nur, um das einmal festzuhalten: Mageres Fleisch, Fisch und Meeresfrüchte, grünes Blattgemüse (wie Spinat, Grünkohl und Mangold), farbenfrohes Obst und Gemüse, Vollkornprodukte sowie herzgesunde Öle sind allesamt wesentliche Bestandteile der mediterranen Küche.

Der Skill: Vorräte von gesunden Lebensmitteln anlegen

Um die Zubereitung selbstgekochter, gesunder Gerichte zu erleichtern, sollten Sie stets die richtigen Zutaten vorrätig haben. Zusätzlich zu Lebensmitteln aus den verschiedenen Hauptkategorien – als da wären Vollkornbrot, Obst, Gemüse, Geflügel und anderes mageres Fleisch, Eier, fettarme Milch, Joghurt und Käse – sollten Sie Produkte wie Senf, Hummus, getrocknete Tomaten, Meerrettich, Parmesan, Oliven, Knoblauch und frische Kräuter im Kühlschrank sowie große Mengen Tiefkühlobst und -gemüse im Gefrierschrank haben. Ebenso ist eine gut gefüllte Vorratskammer unbedingt erforderlich: Auf diese Weise haben Sie alle Zutaten, die Sie für die Zubereitung gesunder Speisen (zum Backen oder Kochen) oder für einen gesunden Snack zwischendurch brauchen, immer parat. Eine ordentlich ausgestattete Küche trägt wesentlich dazu dabei, zu Hause eine Art Nährstoffparadies einzurichten; Sie können damit ganz schnell und einfach gesunde Mahlzeiten zaubern, frei von unerwünschten Einflüssen der Außenwelt.

Wenn Sie dies alles rund um die Uhr in Reichweite haben, wird eine gesunde Ernährung zum Weg des geringsten Widerstandes. Sie brauchen nur den Küchenschrank zu öffnen oder sich in die Vorratskammer zu begeben, die richtigen Zutaten herauszuholen und haben innerhalb von zwanzig Minuten ein köstliches, nährstoffreiches Essen auf dem Tisch. Eine völlig neue Auslegung von »Fastfood«! Um dieses Ziel zu erreichen, empfehle ich, die folgenden Produkte immer vorrätig zu haben:

- Rapsöl und Olivenöl
- Couscous und Vollkornnudeln
- getrocknete Linsen und Gerste
- verschiedene Sorten getrockneter Bohnen
- Naturreis und Wildreis
- Kichererbsen und verschiedene Bohnensorten (zum Beispiel weiße Bohnen und Kidneybohnen) in der Dose
- geschälte Tomaten, Tomatenstücke und passierte Tomaten in der Dose
- Tomatenmark
- Mais und Erbsen in der Dose

- Thunfisch und Lachs in der Dose
- fett- und salzarme Suppen oder Eintöpfe
- Balsamico-Essig, Rotweinessig und Apfelessig
- ungesalzene Semmelbrösel
- natriumarme und fettfreie Gemüse- oder Hühnerbrühe
- natriumarme Sojasauce
- Weizen- und Maismehl
- brauner und Kristallzucker
- Backpulver, Natron
- reiner Vanille-, Mandel- und Orangenextrakt
- ungesüßter Kakao, dunkle Schokolade (Kakaogehalt mindestens 60 Prozent), Zartbitter-Chocolate-Chips
- fertige Pfannkuchenteigmischung aus Vollkorn
- Haferflocken und Hafergrütze
- verschiedene fettarme Vollkorncerealien
- Honig und Ahornsirup
- verschiedenste Obstkonserven
- verschiedenes Nussmus
- Mandeln, Walnüsse, (geröstete) Sojabohnen
- Leinsamen, Sonnenblumenkerne, Kürbiskerne
- Trockenfrüchte wie Rosinen, Aprikosen, Datteln und Feigen
- zucker- und fettarme Müsliriegel
- fettarme Vollkornsalzbrezeln, Chips oder Cracker
- Salsa-Saucen
- Vollkornreiswaffeln
- fettarmes Popcorn für die Mikrowelle

Denn Tomatenmark ist nicht gleich Tomatenmark (das nur als Beispiel).

Um effektiv einzukaufen und Spontankäufe im Supermarkt zu vermeiden, sollten Sie den Speiseplan immer eine Woche im Voraus planen und sich einen Einkaufszettel mit allen benötigten Zutaten schreiben. Wenn Sie nur einmal pro Woche einkaufen, anstatt jedes Mal loszugehen, sobald Ihnen eine Zutat fehlt, spart das eine Menge Zeit. Es ist auch praktisch, sich im Computer oder Smartphone eine Liste gesunder Produkte oder Marken zu erstellen, die regelmäßig eingekauft werden. Darauf können Sie dann jede Woche wieder zurückgreifen, ohne sie immer wieder neu erstellen zu müssen. Überdenken Sie jede Woche, welche Produkte Sie wirklich einkaufen müssen und welche Sie von der Liste streichen können.

Wenn Sie Ihren Einkaufszettel entsprechend der verschiedenen Abteilungen im Supermarkt strukturieren (Obst und Gemüse, Milchprodukte, Backwaren, Fleisch, Fisch und so weiter), lässt sich der Einkauf reibungslos und zügig erledigen. Wahrscheinlich haben Sie bereits gehört, dass Sie den Großteil Ihrer Zeit im Supermarkt in der Frischwarenabteilung verbringen sollten. Das ist ein sehr vernünftiger Tipp, denn schließlich sind in diesem Bereich die allermeisten gesunden Produkte zu finden – Obst und Gemüse, Fisch und Meeresfrüchte, Geflügel, Milchprodukte und Eier. Sie brauchen die anderen Abteilungen deshalb allerdings nicht komplett zu meiden. Wenn Sie lernen, verpackte Lebensmittel clever auszuwählen, können Sie durchaus auch zu Chips und Crackern greifen und diese essen. Der Schlüssel liegt darin, auf hochwertigere Qualität zu achten und ähnlich verpackte Lebensmittel auf ihren Nährwert hin zu vergleichen. Mit anderen Worten: Wenn Sie Lust auf Chips haben, kein Problem. Essen Sie ruhig Chips, aber greifen Sie zur gesündesten Variante.

Der Skill: Lernen Sie, Nahrungsmitteletiketten zu entziffern

Die Angewohnheit, gesündere Lebensmittel auszuwählen und stets die Nährwertkennzeichnungen durchzulesen, kann sich positiv auf die Gesundheit auswirken und überflüssige Pfunde purzeln lassen. In der Tat haben Frauen, die routinemäßig die Nährwertkennzeichnungen durchlesen, laut einer Studie, die 2012 in der Fachzeitschrift *Agricultural Economics* veröffentlicht wurde, einen im Schnitt um 1,5 Punkte niedrigeren Body Mass Index (BMI) als Frauen, die das nicht tun.

Die Angewohnheit, Nährwertkennzeichnungen zu studieren, kann also auf natürliche Weise zur Verbesserung Ihrer Ernährung beitragen. In einer Studie der University of Minnesota mit 1200 jungen Erwachsenen fanden die Forscher heraus, dass diejenigen, die angegeben hatten, häufig die Nährwertkennzeichnungen durchzulesen, mit einer größeren Wahrscheinlichkeit gesündere Essgewohnheiten zeigten (insbesondere konsumierten sie weniger Fastfood und zugesetzten Zucker, dafür aber mehr Ballaststoffe, Obst und Gemüse) als die Teilnehmer, die keinen Sinn darin sahen, sich die Nährwerttabellen durchzulesen. Und nun kommt die Überraschung: Es zeigte sich, dass diejenigen, die immer wieder die Nährwertkennzeichnungen unter die Lupe nahmen, tendenziell ein gesünderes Essverhalten aufwiesen, und zwar auch dann, wenn sie überhaupt nicht von der Wichtigkeit einer gesunden Ernährung überzeugt waren.

Regel Nummer eins: Ignorieren Sie die Claims vorne auf der Lebensmittelverpackung. Dieser Bereich gehört dem Hersteller, und der Claim wurde extra so formuliert, um das

Produkt dem Anschein nach ansprechend oder gesund zu gestalten, ob es das nun ist oder nicht. Und natürlich nur aus einem einzigen Grund – Sie dazu zu bewegen, es zu kaufen. Drehen Sie die Packung stattdessen lieber um, und suchen Sie die Nährwertinformation. Diese Lebensmittelkennzeichnung ist in der EU erst ab dem 14. Dezember 2016 verpflichtend, doch sie lässt sich auch heute schon auf fast jeder Verpackung finden. Fangen Sie bei der Portionsgröße und der Anzahl der Portionen pro Packung an, wenden Sie sich dann den Kalorien pro Portion zu. Entscheiden Sie selbst, ob Ihnen die Portionsgröße und die Zahl der Kalorien im Verhältnis zur Portionsgröße angemessen erscheinen. Überprüfen Sie im nächsten Schritt die Informationen über Fett, einschließlich der Angaben zur Fettgesamtmenge, dem Anteil gesättigter Fettsäuren und, soweit angegeben, mehrfach ungesättigter Fettsäuren, einfach ungesättigter Fettsäuren und Cholesterin und auch den Prozentsatz der Referenzmenge für die empfohlene tägliche Zufuhr. Sie fahren am besten mit Produkten, die höchstens 30 Prozent ihrer Kalorien aus Fett und höchstens zehn Prozent aus gesättigtem Fett erhalten. Im Hinblick auf Natrium ist es generell klug, auf Lebensmittel zu verzichten, die mehr als 100 Milligramm Natrium pro 100-Kalorien-Portion enthalten; auf diese Weise überschreiten Sie nicht so leicht die empfohlene Tagesmenge. Die aufgelisteten Werte der Kohlenhydrate und Proteine erschließen sich problemlos, doch beim Zucker wird die Sache wieder kniffliger, weil der angegebene Wert sowohl natürlich vorkommenden wie auch zugesetzten Zucker umfasst. Sehen Sie sich deshalb die Zutatenliste genauer an, um herauszufinden, ob Fremdzucker, die ihren Ursprung nicht in dem betreffenden Lebensmittel haben (sagen wir mal aus den

Orangen beim Orangensaft), zugefügt wurden. Beachten Sie außerdem Folgendes: Während maximal zehn Prozent der täglich zugeführten Kalorien aus zugesetzten Zuckern stammen sollten, wird empfohlen, höchstens 25 Prozent der täglichen Kalorienmenge aus *jedweder* Zuckerart zu beziehen. Im Hinblick auf die Ballaststoffe sollte ein Nahrungsmittel mindestens zwei, besser noch drei Gramm Ballaststoffe pro 100-Kalorien-Portion aufweisen.

Als Nächstes wenden wir uns der Zutatenliste zu. Kommen Ihnen die Bestandteile eines Produkts so gar nicht geläufig vor – wenn sie beispielsweise weder pflanzlichen noch mineralischen oder tierischen Ursprungs sind –, sollten Sie es sich zweimal überlegen, ob Sie Ihrem Körper dieses Nahrungsmittel wirklich zuführen wollen. Merken Sie sich: Zutaten werden immer ihrer Menge nach in absteigender Reihenfolge aufgeführt, das heißt, je weiter vorne ein Bestandteil genannt wird, desto mehr steckt davon im Produkt. Deshalb ist es klug, einen Bogen um Lebensmittel zu machen, bei denen sich Zucker (oder Honig, Zuckerrohrsirup, Fruchtsaftkonzentrat, alle Arten von Sirup oder alles, das auf -ose endet) unter den ersten drei gelisteten Zutaten befindet. So manche Nudelsauce enthält mehr Zucker als eine Schokoladensauce, und in einigen Cerealien steckt mehr Salz als in Kartoffelchips – und das völlig ohne Grund. Und, wie wir in Kapitel 6 gesehen haben, wirkt eine Kombination aus entgegengesetzten Geschmacksrichtungen wie salzig und süß ungeheuer appetitanregend.

Meiden Sie außerdem Lebensmittel, die Transfette oder teilweise gehärtete Fette enthalten. Ich empfehle darüber hinaus, auf künstliche Zutaten jedweder Art, Zuckerersatzstoffe wie Aspartame und Monosodiumglutamat komplett zu verzichten. Generell können Sie nichts falsch machen, wenn Sie sich an Lebensmittel halten, die Ihre Großeltern bereits als Kinder gegessen haben und deren Zutaten Sie aussprechen können und kennen! Noch etwas ist wichtig: Mehrkornprodukte und Lebensmittel mit zugesetzten Vitaminen haben häufig eine längere Zutatenliste. Achten Sie in diesem Fall darauf, ob irgendwo auf der Liste der Begriff künstlich auftaucht; falls ja, legen Sie es zurück in das Regal.

Die Hersteller nutzen oft gesetzliche Schlupflöcher, um den Kunden Produkteigenschaften zu suggerieren, die es so in Wahrheit gar nicht gibt. Damit Sie wirlich gut informiert einkaufen können, sollten Sie die wahre Bedeutung der gebräuchlichsten Health Claims auf Lebensmittelverpackungen kennen:

Der Claim: Energiereduziert
Was dahintersteckt: Der Brennwert des Produkts ist um mindestens 30 Prozent verringert.

Der Claim: Fettarm
Was dahintersteckt: Feste Produkte dürfen höchstens drei Gramm Fett pro 100 Gramm enthalten, flüssige bis zu 1,5 Gramm.

Der Claim: Ohne Fett
Was dahintersteckt: Erlaubt sind höchstens 0,5 Gramm Fett pro 100 Gramm beziehungsweise 100 Milliliter.

Der Claim: Natriumfrei oder kochsalzfrei
Was dahintersteckt: Das Lebensmittel darf nicht mehr als 0,005 Gramm Natrium beziehungsweise Salz pro 100 Gramm enthalten.

Der Claim: Zuckerarm
Was dahintersteckt: Feste Lebensmittel enthalten nicht mehr als fünf Gramm Zucker pro 100 Gramm, bei flüssigen sind es bis zu 2,5 Gramm.

Der Claim: Zuckerfrei
Was dahintersteckt: Bis zu 0,5 Gramm Zucker dürfen enthalten sein.

Der Claim: Ohne Zuckerzusatz
Was dahintersteckt: Es dürfen keine Mono- oder Disaccharide oder andere der Süßung dienliche Lebensmittel verwendet werden. Lebensmittel, die von Natur aus Zucker enthalten, müssen mit dem Hinweis »ENTHÄLT VON NATUR AUS ZUCKER« gekennzeichnet werden.

Der Claim: Ballaststoffquelle
Was dahintersteckt: Dieser Claim gilt nur für feste Lebensmittel, die einen Ballaststoffgehalt von mindestens drei Gramm pro 100 Gramm aufweisen, bei flüssigen Produkten sind es mindestens 1,5 Gramm. Interessant ist hier, dass dieser Wert bereits von Toastbrot, das zu 100 Prozent aus Auszugsmehl besteht, erreicht werden kann, wie die Einschätzung der Verbraucherzentrale Nordrhein-Westfalen aus dem Jahr 2012 gegenüber einer Verbraucherbeschwerde in diesem Zusammenhang zeigt.

Der Claim: Hoher Ballaststoffgehalt
Was dahintersteckt: Hier gilt für feste Lebensmittel zumindest eine Untergrenze von sechs Gramm Ballaststoffen pro 100 Gramm, bei flüssigen Produkten sind es drei Gramm.

Der Claim: Reduzierter [Name des Nährstoffs]-Anteil
Was dahintersteckt: Der Gehalt eines oder mehrerer Nährstoffe ist um mindestens 30 Prozent reduziert. Eine Ausnahme stellt der Natrium- beziehungsweise Salzgehalt dar: Hier reicht bereits eine Reduktion um 25 Prozent aus.

Der Skill: Wie Sie sich gesunde Ernährung leisten können

Häufig wird angenommen, dass nährstoffreichere Nahrungsmittel auch mehr kosten, doch das muss nicht immer stimmen. Im Jahr 2011 hat mein Forscherteam des Yale-Griffin Prevention Research Centers die Preise von mehr oder weniger nährstoffreichen Lebensmitteln bestimmter Kategorien in sechs verschiedenen Supermärkten in Jackson County, Missouri, verglichen. In manchen Kategorien, etwa bei den Brotaufstrichen (zum Beispiel Nussmus), waren die nährstoffreicheren, weniger stark verarbeiteten Produkte teurer. Doch während gesünderes Brot tendenziell 0,80 Dollar mehr kostete als die nährstoffärmere Variante, waren die nährstoffreicheren Cerealien meist um einen Dollar günstiger, und auch die vollwertigen Kekse waren im Schnitt 0,64 Dollar preiswerter als die weniger gesunden Alternativen. Alles in allem fanden wir heraus, dass es sich kaum auf den Geldbeutel auswirkt, wenn man nährstoffreichere Produkte einkauft.

Darüber hinaus gilt es zu bedenken, dass einige der sogenannten »kostspieligen« Lebensmittel (wie zum Beispiel erntefrisches Obst und Gemüse) ein ziemliches Schnäppchen sind, berücksichtigt man, was man für sein Geld bekommt: In jedem einzelnen Bissen stecken mehr Nährstoffe und Gesundes als in allen anderen angebotenen Lebensmitteln. Das US-Landwirtschaftsministerium hat vor kurzem eine Studie veröffentlicht, die zu ebendiesem Ergebnis kommt: Stuft man den Wert von Lebensmitteln nach vernünftigen Kriterien ein, dann sind erntefrisches Obst und Gemüse nicht annähernd so teuer, wie es auf den ersten Blick scheint. Allerdings ist diese Auseinandersetzung eher philosophischer Natur, dreht sie sich doch darum, wie wir den Wert von Lebensmitteln wahrnehmen und einschätzen.

Man darf auch nicht vergessen, dass einige der nährstoffreichsten Lebensmittel unseres Planeten unglaublich *günstig* sind (darunter zahlreiche Arten von Bohnen, Linsen und Vollkornprodukten). Wenn Sie nur ein paar vegetarische Rezepte in Ihr Repertoire mit aufnehmen (beispielsweise Suppen, Eintöpfe, Salate oder exotische Gerichte), können Sie Bohnen oder Linsen als alternative Eiweißquelle zu Fleisch verwenden. Sie verbessern damit die ernährungsphysiologische Qualität Ihrer Gerichte und geben gleichzeitig deutlich weniger Geld aus! Überaus positiv auf den Geldbeutel wirkt es sich ferner aus, wenn Sie Erfrischungsgetränke (eine ziemlich teure Quelle leerer Kalorien) durch pures Wasser ersetzen. Wenn Sie, wie zahlreiche andere Menschen auch, ein eher begrenztes Budget für den Einkauf zur Verfügung haben, vergleichen Sie Preise und Packungsgrößen, um die besten Angebote zu finden. Versuchen Sie Zutaten, die Sie häufiger verwenden, wann immer möglich, in kostengünstigeren Großpackungen zu erwerben.

Während einige industriell gefertigte Lebensmittel (zum Beispiel Kartoffelchips) nahezu unbegenzt haltbar sind und kaum geschmackliche Überraschungen erwarten lassen, gilt dies für Obst und Gemüse nicht. Es gibt herrliche Pfirsiche und solche, die wie Plastik schmecken, und es ist ziemlich frustrierend, Geld für frisches Obst und Gemüse auszugeben, nur um später herauszufinden, dass es nach nichts (oder noch schlechter) schmeckt. Es erfordert sicherlich einen Lernprozess, reifes Obst und Gemüse auszuwählen; doch hat man diesen erst einmal durchlaufen, schafft man es immer wieder, köstliches, verzehrbereites Obst und Gemüse nach Hause zu bringen. Im Wesentlichen geht es darum, Produkte auszuwählen, die fest sind, eine kräftige Farbe haben und keine schlechten Stellen oder Flecken aufweisen. Achten Sie beim Kauf von Obst darüber hinaus darauf, dass die Schale eine schöne Farbe hat, glatt und unversehrt ist. Sollten Sie sich unsicher sein, fragen Sie bei Ihrem Obst- und Gemüsehändler nach, besonders, wenn es sich um Sorten handelt, die sich schwer beurteilen lassen wie zum Beispiel Melonen oder Ananas.

Am besten kaufen Sie Obst und Gemüse genau dann, wenn es gerade Saison hat und meist sehr viel preisgünstiger ist. (Sie können auch im Sommer Beeren besorgen und sie für den späteren Gebrauch einfrieren.) Kaufen Sie, wenn möglich, bei nahegelegenen Bauernhöfen, auf Wochenmärkten oder bei Obst- und Gemüseständen ein, die regionale Produkte anbieten. Eine weitere Alternative sind Lieferdienste wie die Biokiste, deren Waren meist qualitativ hochwertiger und frischer sind, weil sie ebenfalls aus der Region stammen. Wie bei allen Anschaffungen werden Sie eventuell mehrere Anläufe benötigen, um herauszufinden, wo Sie die besten und wohlschmeckendsten Produkte bekommen. In vielen Fällen ist darüber hinaus Tiefkühlgemüse oder -obst die preisgünstigere Variante. Diese Produkte stehen ihren frischen Gegenparts hinsichtlich ihres Nährwerts in nichts nach, weil sie ausgereift und unmittelbar nach der

Ernte tiefgefroren werden. Auch Dosengemüse und -früchte stellen eine erschwingliche Alternative dar; achten Sie für einen optimalen Nährwert allerdings darauf, diese vor der Verwendung in einem Sieb gründlich mit Wasser abzuspülen, da diese Früchte häufig in Zuckersirup und das Gemüse meist in einer salzhaltigen Lösung lagern.

Der Skill: Erziehen Sie Ihre Kinder zu Nährwertspezialisten

Um gesunde Ernährung zu einer Familienangelegenheit zu machen, ist es wichtig, Ihre Kinder einzubeziehen, sodass sie mit Ihnen zusammenarbeiten und nicht gegen Sie. Denn Kinder profitieren nicht nur langfristig von ausgewogener Ernährung, auch kurzfristig sind positive Effekte zu verzeichnen. Kinder, die beispielsweise ein gesundes Frühstück zu sich genommen haben, erzielen bei kognitiven Leistungstests deutlich bessere Ergebnisse und berichten über ein höheres Energieniveau, als wenn das Frühstück ausgelassen wurde, so das Ergebnis einer wissenschaftlichen Studie der Loughborough University in Großbritannien.

Um die Kinder mit ins Boot zu holen, sorgen Sie bei ihnen für ein möglichst breites Wissen über Ernährung, damit sie ein Bewusstsein für dieses Thema erlangen und dabei mitwirken können, gesündere Produkte zu erkennen und auch auszusuchen. In einer Welt, in der liebgewonnene Comichelden wie SpongeBob, Biene Maja oder Wickie Ihre Kinder dazu verführen, neonfarbene Snacks oder zuckerhaltige Cerealien zu essen, ist es für die Kleinen besonders schwierig zu erkennen, was ihnen guttut und was nicht. Sie wissen lediglich, dass etwas auf spielerische oder »coole« Weise verlockend wirkt. Wenn Sie sich einmal vor Augen führen, welch verwerflichen Einfluss Fernsehen und Werbung auf Ihr Kind haben, wird Ihnen sicherlich sofort klar, dass Sie dagegen ankämpfen müssen. Bleiben Sie standhaft, und ziehen Sie klare Grenzen, denn Kinder brauchen gesunde Nahrungsmittel, und eine Vielzahl der eigens für Kinder angebotenen und so beworbenen Produkte sind von ziemlich zweifelhaftem Nährwert. So untersuchten beispielsweise Forscher der Yale University 161 Cerealien, die zwischen Januar und Februar 2006 erhältlich waren, auf ihren ernährungsphysiologischen Wert hin. Mit dem Ergebnis, dass diejenigen Produkte, die speziell für Kinder vermarktet wurden, deutlich mehr Kalorien, Zucker und Narium sowie weniger Ballaststoffe und Proteine enthielten als die herkömmlichen Varianten. Darüber hinaus entsprach ein Großteil (66 Prozent) der kinderfreundlichen Alternativen nicht den nationalen Ernährungsstandards, insbesondere in Hinblick auf den Zuckergehalt.

Anna, eine meiner Patientinnen, ist 41 Jahre alt und hat zwei Kinder (im Alter von sieben und zehn). Sie hat sich mehrfach bemüht, die beiden bei ihrem Anliegen, die Familie ausgewogener zu ernähren, mit ins Boot zu holen. Wie die meisten Kinder heutzutage werden sie online und im Fernsehen mit Werbung für Kinderprodukte bombardiert – und selbstverständlich sind sie äußerst stur und wissen sehr genau, was sie wollen! Anfangs kämpfte Anna mit ihnen wegen jedem einzelnen Lebensmittel, doch irgendwann verlor sie die nötige Energie. Daher habe ich ihr vorgeschlagen, ein paar neue Strategien auszuprobieren.

Als Erstes zeigte sie ihren Kindern die englischsprachige DVD *Nutrition Detectives* (die ich entwickelt habe), die ihnen die immense Bedeutung gesunder Nahrungsmittel verdeutlichte (eine große Entlastung für Anna, der es so erspart blieb, diese Botschaft vermitteln zu müssen). Obendrein lebt Anna in der Nähe eines Supermarkts, der NuVal-Scores anzeigt. Also hat sie ihre Kinder mit zum Einkaufen genommen und ihnen erklärt, dass sie bestimmte Cracker, Kekse oder Cerealien auswählen könnten, solange deren NuVal-Score eine bestimmte Punktezahl nicht überschritt. Abermals wurde ihr eine Last von den Schultern genommen und auf das Bewertungssystem übertragen. Die Kinder mussten sich lediglich an die Punktezahl halten. Dieser zweigleisige Ansatz hat wunderbar dazu beigetragen, dass Anna ihren Gang durch den Supermarkt mit weniger Stress erledigen und dabei die Ernährung ihrer Famile aufwerten konnte. (Wenn Sie keinen Zugang zu NuVal-Scores haben, können Sie ebenso gut bestimmte Grenzwerte für die Menge von Fett oder Zucker, wie sie in der Nährwertinformation auf der Verpackung angegeben sind, bestimmen.)

Glücklicherweise kann man Kindern Nährwertinformationen auf erstaunlich einfache Weise begreiflich machen und ihnen damit helfen, beim Einkaufen gesündere Produkte auszuwählen. Fordern Sie Ihre Kinder dazu auf, den Fernseher stumm zu schalten, solange Werbesendungen laufen. Ergreifen Sie die Gelegenheit, Ihre Kinder zu intelligenteren Einkäufern zu erziehen, wenn sie Sie wieder mal davon überzeugen wollen, ihnen ungesunde Cerealien und Snacks zu kaufen (und achten Sie darauf, dass niemand hungrig zum Einkaufen geht!) Die meisten Kinder sind von Natur aus neugierig, und Sie können von dieser Neugier profitieren, indem Sie Einkaufen zu einer Art detektivischen Aufgabe machen, sodass Ihre Kinder als »Supermarktspione« die Ettiketten auf den Verpackungen dekodieren können: Fordern Sie Ihre Kinder dazu auf, herauszufinden, ob ein Lebensmittel auch wirklich die Zutaten enthält, die die fettgedruckten Werbesprüche auf der Verpackung vermuten lassen (Fruchtsaft sollte nur aus Früchten hergestellt werden, Wasser und diverse Süßungsmittel haben darin nichts verloren). Es kann auch Spaß machen, den Nährwert artverwandter Produkte miteinander zu vergleichen (beispielsweise Kirschen mit getrockneten Kirschen und Kirschsaft, oder Rosinen mit Traubensaft). Fordern Sie Ihre Kinder dazu auf, sich in der Obst- und Gemüseabteilung etwas auszusuchen, das sie noch nicht kennen. Sie können auch am Wochenende den Bauernmarkt besuchen und sehen, ob sich gemeinsam Neues entdecken lässt (kennen Sie zum Beispiel violette Kartoffeln?). Beteiligen Sie sie anschließend bei der Zubereitung einer Mahlzeit aus den ausgesuchten Lebensmitteln. Auf diese Weise sind sie deutlich motivierter, gesunde Lebensmittel zu essen.

Einfach gesund

Wenn Sie die Zeit und die Möglichkeiten dafür haben, überlegen Sie, ob Sie im Garten oder auf einer Feldparzelle ein wenig Obst oder Gemüse anbauen wollen. Forschungen der Mayo Clinic haben ergeben, dass Kinder, die von der vierten bis zur sechsten Klasse zweimal pro Woche an Gartenprojekten teilgenommen haben, mit großer Mehrheit Gefallen (98 Prozent!) daran fanden, das dabei gewachsene Obst und Gemüse zu probieren, und dass sich 91 Prozent gerne mit dem Nährwert von Obst und Gemüse auseinandersetzten. Ein echter Zugewinn für beide Seiten!

Zusätzlich könnten Sie zum »Regenbogen-Wettbewerb« aufrufen, um alle Familienmitglieder dazu zu bringen, mehr Obst und Gemüse zu essen. Das Ziel ist es, Obst und Gemüse in so vielen Farben wie möglich am Tag zu verzehren. Die Siegerprämie (neben einer guten Gesundheit): Der Gewinner darf bestimmen, was die Familie am Wochenende gemeinsam unternimmt.

Entscheidend ist: Haben die Kinder ein Interesse daran, dass ihre Körper optimal funktionieren und gesund bleiben, müssen sie ihm hochqualitativen »Treibstoff« in Form von gesunden Lebensmitteln in ausgewogenen Mengen zuführen. Wenn Sie Ihren Kindern das in altersgerechten Worten darlegen, werden sie es verstehen. Darüber hinaus wissen sie wahrscheinlich, dass man ein geliebtes Haustier mit gesundem Futter versorgen muss, damit es ihm gut geht. Sie könnten ihnen erklären, dass es sich mit ihren Körpern genauso verhält. So einfach ist das.

Ich bin mir als Vater von fünf Kindern und Internist, der hin und wieder mit Erwachsenen über deren Situation zu Hause spricht, sehr wohl über den Terror bewusst, den die kleinen Teufel auf die Lebensgewohnheiten einer Familie ausüben. Wenn die Kinder nun mal auf den Snack »mit SpongeBob« bestehen, wird es für die Eltern zu einer echten Herausforderung, die Familie als sicheren Hafen einer gesunden Ernährung zu gestalten. Andererseits können Kinder, die sich für gesundheitliche Themen interessieren, als starke Partner bei positiven Veränderungen agieren. Vergessen Sie nicht: Dank staatlicher Kampagnen, die auf Kinder und Jugendliche abzielten, waren es Kinder, die die treibende Kraft für die vermehrte Verwendung des Sicherheitsgurtes und für landesweite Feuerschutzmaßnahmen waren, ebenso wie sie eine Schlüsselrolle bei der Verminderung des Tabakkonsums von Erwachsenen spielten. Kinder stecken häufig als starke Kraft hinter positiven Veränderungen. Wir müssen ihnen als Eltern nur hin und wieder einen kleinen Schubs in die richtige Richtung verpassen. Es gibt natürlich auch eine ganze Reihe medizinischer Ratgeber, die uns längst bekannte Dinge erzählen: dass Mütter und Väter wichtige Vorbilder für ihre Kinder sind. Es ist kein Zufall, dass Kinder dazu neigen, unsere Sprache nachzuahmen, religiöse Anschauungen teilen und vieles andere mehr. Darüber hinaus ist der Hinweis: »Tut, was wir euch sagen, und nehmt euch ein Beispiel an dem, was wir tun« selten von Erfolg gekrönt. Wenn uns unsere Kinder respektieren, werden sie unser Verhalten nachahmen. Falls nicht – nun ja, dann werden sie weder tun, was wir sagen, noch sich ein Beispiel an unseren Handlungen nehmen. Daher lassen Sie Ihren Worten Taten folgen, und essen Sie die richtigen Lebensmittel.

Bei Teenagern sollte man besser keine allzu strengen Regeln für Lebensmittel aufstellen, weil diese Herangehensweise meist nach hinten losgeht. Anstatt Fastfood oder Softdrinks zu verbieten, sollten Sie lieber darauf achten, dass Teenies, sind sie einmal zu Hause, nur gesunde Lebensmittel vorfinden. Auf diese Weise macht es nicht so viel aus, wenn sie es beim Ausgehen mit der gesunden Ernährung nicht ganz so genau nehmen und den einen oder anderen ungesunden Snack verdrücken. Behalten Sie die Kontrolle dort, wo es möglich ist, seien Sie ein gutes Vorbild, und lockern Sie ein wenig die Zügel – auf diese Weise schaffen Sie eine gesunde Basis, von der sich die Kinder selbst abstoßen können.

Die To-do-Liste:

- Wählen Sie beim Lebensmitteleinkauf die nährstoffreichere Variante aus, indem Sie die Nährwertangaben und Zutatenlisten auf den Verpackungen miteinander vergleichen.
- Legen Sie sich Vorräte an gesunden Lebensmitteln an, sodass Sie blitzschnell gesunde Mahlzeiten zubereiten können.
- Lernen Sie, Lebensmitteletiketten zu entziffern und zu erkennen, welche verpackten Lebensmittel sich für eine gesunde Ernährung eignen und welche nicht.
- Kaufen Sie Obst und Gemüse möglichst saisonal oder aber als Tiefkühlvariante oder Konserve, um so eine gesunde Ernährung preisgünstiger zu gestalten.
- Machen Sie Ihre Kinder mit den Grundzügen gesunder Ernährung vertraut, indem Sie sie zum Einkaufen mitnehmen und ihnen beibringen, die Etiketten auf den Lebensmitteln richtig zu lesen.

8

Gesund kochen

Die Herausforderung: Relativ wenige Menschen können wirklich kochen – oder wissen, wie man gesund kocht –, oder aber es fehlt ihnen angesichts ihres meist hektischen Tagesablaufs dafür die nötige Zeit.

Die richtige Reaktion: Schaffen Sie sich nach und nach ein Repertoire an ausgewogenen, nährstoffreichen Gerichten an, die sich leicht zubereiten lassen, und erfahren Sie, wie Sie Ihre Lieblingsgerichte mit wenigen Veränderungen gesünder gestalten können.

Die relevanten Skills: Erstellen Sie mit Zeitvorlauf Speisepläne; sparen Sie Zeit, wenn Sie besonders unter Stress stehen; geben Sie Rezepten einen gesünderen Anstrich; und holen Sie Ihre Familie bei der gesünderen Ernährungsweise mit ins Boot.

Melanie, Mutter zweier Kinder, die an der Spitze eines gemeinnützigen Unternehmens steht, pflegte mehrmals pro Woche beim Lieferservice Pizza oder auch anderes für das Abendessen ihrer Familie zu bestellen. So ließen sich die Mahlzeiten schnell, einfach und bequem regeln, und jeder fand etwas, das ihm zusagte. Melanie, 54 Jahre, ist Vegetarierin. Ihr elfjähriger Sohn ist beim Essen sehr wählerisch. Ihre Tochter im Teenageralter hat stets einen Bärenhunger und verlangt nach Unmengen von Essen, um diesen zu stillen. Die Strategie, den Lieferservice zu bemühen, passte wunderbar mit Melanies Arbeitsalltag und ihrem regen Familienleben zusammen – das heißt, so lange, bis sich Melanies Ehemann und ihre Tochter über zunehmendes Gewicht beschwerten und bei ihrer Tochter eine Glutenunverträglichkeit diagnostiziert wurde. Und somit fasste Melanie den Entschluss, einen Weg zu finden, wie sich auch unter der Woche die Zubereitung eines gesunden Abendessens in den Tagesablauf der Familie integrieren ließ.

Sie fragte im Freundeskreis nach Rezeptempfehlungen und fing dann ganz unten, bei der Basis, an – Suppen, Salate und Getreidesorten, die jedes Familienmitglied essen konnte und auch essen würde. Anschließend fügte sie ein wenig aufwändigere Gerichte hinzu – Aufläufe mit Zutaten aus allen Nahrungsmittelgruppen; glutenfreie Pasta mit Shrimps, Gemüse und Tomatensauce; Pfannengerichte mit den verschiedensten Gemüsesorten, Tofu und schnell garendem Naturreis; und gedünsteter Fisch mit Backkartoffeln sowie grünem Blattsalat. Bald schon boten ihr die Kinder ihre Unterstützung an, und die Zubereitung des allabendlichen Essens wurde ein Kinderspiel. Ihr Ehemann und die Tochter nahmen ab, die Familie sparte Geld, weil sie nicht mehr so oft beim Lieferservice bestellte, und Melanie fand es sehr befriedigend zu wissen, dass sich alle gesünder ernährten.

Tatsächlich ist es so, dass gesund zu kochen keine zeitraubende, arbeitsintensive Angelegenheit sein muss. Eine Studie der University of California, Los Angeles, kommt sogar zu dem Schluss, dass es im Schnitt nur etwa zehn Minuten länger dauert, zu Hause eine ausgewogene Mahlzeit zuzubereiten, als Fertiggerichte aufzutischen. Und wenn Sie gleich eine ordentliche Menge kochen, damit genügend übrig bleibt, haben Sie am nächsten Tag die Nase vorn und können Zeit sparen. Noch dazu ist dies sehr viel günstiger, als beim Lieferservice zu bestellen! Der Schlüssel liegt darin, zeitsparende und verlässliche Strategien zu entwickeln, um eine ausgewogene Essenszubereitung zu Hause deutlich zu erleichtern. Ob Sie nun in der Küche eher ein Anfänger sind oder Ihre gewohnten Zubereitungsmethoden gesünder gestalten wollen, Sie können lernen, wohlschmeckende, sättigende Gerichte, die sowohl Ihrer Gesundheit wie auch Ihrem Taillenumfang zugutekommen, zuzubereiten – und das in Minutenschnelle!

Im Wesentlichen können Sie sich zwischen zwei Möglichkeiten entscheiden: Entweder Sie verwenden ein wenig Zeit darauf, leckere, nährstoffreiche Mahlzeiten für sich und Ihre Familie zu kochen, oder aber Sie verbringen unter Umständen Tage, Wochen oder gar noch mehr Zeit mit Arztbesuchen, weil Sie aufgrund Ihrer schlechten Ernährung Diabetes, Bluthochdruck, Herzerkrankungen oder andere damit verbundene Krankheiten entwickelt haben. Schließlich weisen Studien darauf hin, dass bei einem Restaurantbesuch 50 Prozent mehr Kalorien, Fett und Natrium konsumiert werden, als wenn man zu Hause kocht. Außerdem ist selbst zu kochen auch sehr viel günstiger. Während ein Abendessen für eine vierköpfige Familie in einem Schnellrestaurant mit etwa 25 Euro zu Buche schlägt, kostet es nur ungefähr die Hälfte, zu Hause eine Mahlzeit für vier Personen zu kochen, bestehend aus gebratenem Hühnchen, Gemüse und Salat. Aus diesem Blickwinkel betrachtet, gibt es nicht mehr viel zu überlegen, finden Sie nicht auch?

Bevor Sie jedoch darangehen, Ihre Kochkünste zu verbessern, müssen wir erst mal dafür sorgen, dass Sie dafür auch die nötige Grundausstattung bei der Hand haben. Auch, wenn das Angebot an scheinbar unentbehrlichen Küchenmaschinen und technischem Schnickschnack schier unendlich ist, sind die wenigsten davon wirklich notwendig. Doch natürlich gibt es ein paar Utensilien, die Sie für die Zubereitung eines guten Frühstücks, Mittag- und Abendessens brauchen. Dazu gehören scharfe Messer (mindestens: ein Kochmesser, ein paar Gemüsemesser und ein Brotsägemesser), ein Gemüseschäler, ein Schneebesen, ein Backpinsel, ein Sieb, ein Messlöffel, ein Messbecher, ein Schaumlöffel, ein Kochlöffel, diverse Pfannenheber, eine Käsereibe, ein digitales Fleischthermometer, ein Dampfkochtopf, Schneidebretter, antihaftbeschichtete Pfannen und Töpfe, antihaftbeschichtete Backformen und -bleche, Bräter, eine schwere, gusseiserne Grillpfanne, ein elektrisches Handrührgerät, ein Standmixer, eine Küchenmaschine und eventuell ein Schnellkochtopf. Eine ganz schön lange Liste, aber höchstwahrscheinlich haben Sie sehr viele dieser Utensilien bereits.

Sobald Sie die Grundausrüstung beisammen haben, ist es an der Zeit, mit dem Kochen anzufangen!

Ihrer Gesundheit sowie Ihrem Hüftumfang zuliebe ist es weitaus besser, die Lebensmittel zu braten, zu schmoren, zu sautieren, zu grillen, zu dünsten, zu pochieren, zu dämpfen oder zu rösten, anstatt sie zu kochen, stark anzubraten oder zu frittieren. Beim Kochen büßen einige Lebensmittel (wie Gemüse) deutlich mehr ihrer Nährstoffe ein als bei anderen Garmethoden. Wenn Fleisch, Geflügel, Gemüse oder anderes zu stark angebraten wird, kann das krebserregend sein, daher sollte man ganz darauf verzichten. Und beim Frittieren werden die Speisen einfach viel zu fettig. Hier eine Beschreibung der wichtigsten gesunden Zubereitungsmethoden:

Backen und Rösten: Bei beiden Ansätzen kommt die trockene Hitze des Backofens zum Einsatz. Fisch, Geflügel, Kartoffeln, Aufläufe, Lasagne, Eiergerichte und vieles mehr kann auf diese Weise zubereitet werden. Beim Backen muss den Lebensmitteln kein Fett zugegeben werden. So kann man vermeiden, dass sie verkohlen, während die Oberflächte trotzdem schön gebräunt wird. Beim Rösten liegen Fleisch, Geflügel oder Gemüse in der trockenen Hitze des Backofens – für gewöhnlich bei über 200 Grad – sodass das Äußere schön knusprig wird, während es von innen langsam garen kann. Um festzustellen, ob das Fleisch oder Geflügel komplett durchgegart ist, verwenden Sie am besten ein Fleischthermometer – bei Steaks und Koteletts sollte die Kerntemperatur etwa 65 Grad betragen, bei Hackbraten und Geflügel sind es 75 Grad.

Schmoren: Eine Sonderform des Köchelns, bei der die Hauptzutat zuerst in Butter angebraten wird (was nicht sonderlich gesund ist) beziehungsweise in Olivenöl (die bekömmlichere Variante), um das Ganze anschließend mit etwas Flüssigkeit – wie zum Beispiel Wasser, Brühe oder Wein – im offenen oder verschlossenen Topf, auf der Herdplatte oder im Backofen zu garen. Durch die Kochflüssigkeit trocknen die Zutaten nicht aus und werden schön zart, wobei der austretende Saft des Kohls, Schweinefleischs, Hühnchens, Schmorbratens oder anderer Lebensmittel die Flüssigkeit durch sein Aroma anreichert. Auf diese Weise tragen alle Zutaten gleichermaßen zu einem wunderbar harmonischen Geschmackserlebnis bei.

Grillen auf dem Bratrost oder Tischgrill (»Indirektes Grillen«): Bei dieser Zubereitungsmethode trennt das Steak, das Hühnchenfleisch oder den Fisch auf dem Rost nur eine dünne Luftschicht von der Hitze im Backofen. Von außen bildet sich sehr schnell eine Kruste, sodass im Inneren des Garguts ein Großteil des Saftes und das Aroma erhalten bleiben. Ein weiterer Vorteil: Das Fett tropft direkt in die Fettpfanne und wird nicht vom Lebensmittel aufgenommen.

(»Direktes«) Grillen über der Flamme: Bei dieser ziemlich schnellen Methode zum Garen von Fleisch, Geflügel, Fisch oder Gemüse kommt direkte Hitze zum Einsatz: Die Zutaten werden auf einen Rost über glühende Kohlen oder eine Flamme gelegt und erhalten dadurch das typisch rauchige Aroma sowie eine knusprige Oberfläche. Ebenso wie beim indirekten Grillen entweicht ein Teil des Fettes während des Garvorgangs. Achten Sie jedoch darauf, dass Sie Ihr Grillgut nicht zu dunkel werden lassen oder gar verkohlen!

Pochieren: Beim Pochieren werden Fisch, Eier oder Früchte auf der Herdplatte oder im Backofen in leicht siedendes Wasser, Brühe, Fruchtsaft oder Wein gegeben, bis sie weich sind. Dabei bleiben die feinen Aromen – ganz ohne die Zugabe von Fett – erhalten, und die Speisen werden zart.

Sautieren und Kurzbraten: Beim Sautieren gibt man ein wenig Fett, wie zum Beispiel gesundheitsförderndes Olivenöl, in eine heiße Pfanne, in der dann das Fleisch, Hühnchen oder Gemüse schnell auf der Herdplatte gegart wird. Die Verwendung einer guten antihaftbeschichteten Pfanne reduziert den Bedarf an Öl auf ein Minimum. Beim Kurzbraten braucht man deutlich weniger Öl als beim Frittieren, trotzdem werden die Speisen schön gebräunt. Erhitzen Sie einfach einen Wok oder eine große Pfanne mit hohem Rand, tröpfeln ein klein wenig Oliven- oder Sesamöl hinein, erhöhen Sie anschließend die Hitzezufuhr und geben die kleingeschnittenen Gemüse-, Fleisch-, Hühnchenstücke oder was Sie sonst anbraten möchten, hinzu. Achten Sie darauf, alle Zutaten in Reichweite zu haben, da beim effektiven Kurzbraten, wie der Name schon sagt, die Lebensmittel bei großer Hitze sehr schnell, unter fortwährendem Wenden, gegart werden.

Dämpfen: Weil beim Dämpfen der Garvorgang eher über der kochenden Flüssigkeit, statt darin, stattfindet, bleiben sehr viel mehr Nährstoffe sowie die natürliche Konsistenz der Lebensmittel erhalten als beim Kochen. Auf diese Weise lassen sich Fisch, Geflügel und Gemüse gesund und schnell zubereiten. Sie können dafür einen faltbaren Dämpfeinsatz oder einen Bambus-Dampfkorb in einem ganz normalen Topf mit Deckel benutzen.

Wenn Sie selbst kochen, sind Sie es, der über die verwendeten Zutaten einer Mahlzeit, die Art der Zubereitung und die Portionsgrößen bestimmt. Wie eine kürzlich erschienene Studie der Johns Hopkins Bloomberg School of Public Health in Baltimore ergeben hat, die sich mit dem Essverhalten einer Gruppe junger afro-amerikanischer Heranwachsender beschäftigt hat, bedeutete es für das Körpergewicht der Jugendlichen nicht in jedem Fall einen Vorteil, selbst Gekochtes zu essen. Dieser positive Effekt stellte sich lediglich bei jenen Teenagern ein, deren Erziehungsberechtigte die Nahrungsmittel auf gesunde Weise zubereiteten. Es spielt also tatsächlich eine Rolle, *wie* Sie kochen.

Wussten Sie schon …?

Gesunde Garmethoden haben einen positiven Folgeeffekt. Forschungen der University of Minnesota kamen zu dem Ergebnis, dass Teenager, die sich an der Zubereitung der Speisen beteiligen, mit höherer Wahrscheinlichkeit gerne selber kochen, wenn sie einmal Mitte oder Ende 20 sind. Darüber hinaus ernähren sich diejenigen, die sich im Alter zwischen 19 und 23 Jahren bei der Essenszubereitung beteiligt haben, auch fünf Jahre später noch deutlich gesünder. Sie essen unter anderem sehr viel mehr Obst und Gemüse und konsumieren weniger zuckerhaltige Getränke und Fastfood. Das beweist, dass die Grundlage für eine lebenslange gesunde Ernährung *sehr wohl* durch Ihr Verhalten in der Küche bestimmt werden kann.

Aber keine Sorge: Sie brauchen deshalb nicht gleich das Rad neu zu erfinden. Für ein ausgewogenes Frühstück ist es völlig ausreichend, eine Schüssel mit Vollkornmüsli oder gekochtem Haferbrei, frischen getrockneten oder gerösteten Früchten und fettarmer Milch zu essen. Alternativ bereiten Sie Rühreier zu (wahlweise nur die Eiweiße), eine Scheibe Vollkorntoast und ein Stück Obst. Eine simple Variante ist eine Tasse fettarmer Joghurt, eine Scheibe Vollkorntoast, ein halbes Vollkornbrötchen, bestrichen mit Marmelade, und ein Stück Obst. Dazu noch ein, zwei Tassen Kaffee oder Tee, und Sie haben einen wunderbaren Start in den Tag.

Ebenso leicht können Sie sich einen gesunden Salat oder ein Sandwich zu Mittag machen – dies können Sie zu Hause essen oder in einer Frischhaltebox mit einem Kühlelement mit zur Arbeit nehmen. Salate auf Mayonnaise-Basis oder mit sehr viel Käse, Croutons, Speckwürfeln und Dressings mit vollem Fettgehalt gehören nicht in die gesunde Zone. Folgen Sie dieser Schritt-für-Schritt-Anleitung, und Sie erhalten einen wunderbaren, gesunden Salat:

Schritt eins: Sorgen Sie für eine grüne Unterlage. Bedecken Sie den Teller oder die Schüssel mit einer Mischung verschiedener Salate und grünem Blattgemüse wie Rucola, Radicchio, Pflücksalat, Feldsalat, Romanasalat, Brunnenkresse und Babyspinat.

Schritt zwei: Fügen Sie in Stücke geschnittenes Gemüse (wie Gurke, rote Paprika, Radieschen, Karotten, Tomaten, Brokkoliröschen und Ähnliches) hinzu, um Ihrem Salat Volumen und Biss zu verleihen.

Schritt drei: Wählen Sie eine Eiweißquelle. Das können ein paar Esslöffel kleingeschnittene, hartgekochte Eier sein, Kichererbsen oder Kidneybohnen, Hüttenkäse, Tofu oder bis zu einer halben Tasse gegartes, gewürfeltes Hühnchen, Putenbrust oder Shrimps.

Schritt vier: Suchen Sie sich ein leichtes Dressing aus. Ob das nun eine fettreduzierte Salatsauce oder Essig und Öl ist, liegt ganz bei Ihnen. Doch lassen Sie bei der Dosierung stets Vorsicht walten – zwei Esslöffel dürften ausreichen, damit jede Gabel zum Genuss wird.

Halten Sie sich an folgende Leitlinien für ein besseres Sandwich – so wird Ihr liebster Mittagsimbiss (den Sie sich natürlich auch zum Abendbrot machen können) nährstoffreicher und sättigender denn je zuvor. Wählen Sie aus jeder Kategorie eine Zutat, mit Ausnahme des Gemüses – hier werden keine Grenzen gesetzt –, und stellen Sie dann Ihre Kreation zusammen.

Brot: Vollkornbrötchen, Vollkorn-Pitabrot, Vollkornbrot (zwei Scheiben), Vollkorn-Bagel oder Vollkorn-Tortilla.

Aufstrich: Streichen Sie Mayonnaise oder Butter darauf, und greifen Sie zu Senf, Hummus, Oliven- oder Auberginentapenade, Pesto, Paprikapaste, Püree aus weißen Bohnen, zerdrückter Avocado, Salsa Sauce, mariniertem Tofu oder fettarmem Tsatsiki.

Gemüse: Salat- und/oder Spinatblätter, Zwiebeln (geröstet oder roh), Pilze, gegrillte oder geröstete Paprika, gegrillte Auberginen oder Zucchini, Artischockenherzen, Tomaten- oder Gurkenscheiben.

Proteine: Lachs, Makrele, Gemüseburger, marinierter Tofu, Lachs oder Thunfisch aus der Dose, ein paar Scheiben Hühnchen- oder Putenfleisch (etwa 55 Gramm), hartgekochtes Ei oder fettreduzierter Käse.

Beim Abendessen haben Sie zwei Möglichkeiten. Sie können sich einerseits an die grundlegenden Nahrungsmittelgruppen, wie in Kapitel 4 beschrieben, halten: Füllen Sie Ihren Teller zur Hälfte mit Gemüse (grünes Blattgemüse, Karotten, Zucchini, Brokkoli, Blumenkohl, …), zu einem Viertel mit Vollkornprodukten (wie Naturreis, Quinoa oder Vollkornpasta) beziehungweise stärkehaltigen Gemüsesorten (wie

Mais, Erbsen, Kartoffeln oder Wurzelgemüse) und zu einem weiteren Viertel mit mageren Proteinen (wie Fisch, Meeresfrüchte, Geflügel, mageres Schweine- oder Rindfleisch, Tofu, Linsen oder Kidneybohnen). Sie können andererseits auch darüber nachdenken, etwas zu kochen, das sich als Grundlage für die verschiedensten Gerichte eignet, sodass Sie damit mehrere Tage auskommen.

Für welche Vorgehensweise Sie sich auch entscheiden, servieren Sie in jedem Fall frische Beeren oder ein anderes Dessert auf Obstbasis zum Nachtisch, und voilà! – fertig ist eine vollständige, gesunde Mahlzeit.

Der Skill: Planen Sie Ihre Gerichte im Voraus

Bevor Sie zum Wocheneinkauf aufbrechen, nehmen Sie sich zehn bis 15 Minuten Zeit, um den Speiseplan für die kommende Woche zu erstellen. Denken Sie darüber nach, was Sie in dieser Woche zu Mittag und zu Abend essen möchten, und schreiben Sie dann einen Einkaufszettel mit allen dafür benötigten Zutaten. Wenn man gesunde Zutaten bereits zu Hause vorrätig hat, wird es sehr viel leichter, nährstoffreiche und sättigende Gerichte zusammenzustellen. (Weitere Informationen zu diesem Thema finden Sie in Kapitel 7.)

Sie können auch ein paar Mahlzeiten vorkochen, um selbstgekochte Gerichte besser in den hektischen Alltag integrieren zu können. Und wenn Sie gesunde Gerichte in großen Mengen vorbereiten, schlagen Sie zwei Fliegen mit einer Klappe: Sie können einige Portionen (in mit dem Datum beschrifteten Frischhalteboxen) für später einfrieren, und Sie sparen sich unter der Woche Zeit beim Abwaschen. Dazu kommt, dass Sie sich auf diese Weise nicht mehr ständig den Kopf zerbrechen müssen, was Sie kochen sollen. Außerdem wird so verhindert, dass Sie wahllos zu irgendetwas greifen, einfach nur, weil es schnell geht.

Sie könnten zum Beispiel einen großen Topf Linsensuppe oder Chili con Carne mit Huhn kochen, oder eine Gemüsesuppe mit weißen und schwarzen Bohnen, Karotten, Zwiebeln, Mais und Tomaten, und davon ein paar Portionen einfrieren. Sie könnten aber auch den Chili-Eintopf an mehreren Tagen essen: Servieren Sie ihn am ersten Abend als eigenständiges Gericht – eventuell mit ein wenig geriebenem Käse oder fettreduziertem griechischen Joghurt – am nächsten Tag auf Naturreis oder Vollkornnudeln, um dann am dritten Abend die Flüssigkeit abtropfen zu lassen und das Ganze als Burritofüllung zu verwenden. Auf die gleiche Weise können Sie auch mit einem großen Brathuhn oder Truthahn verfahren: Servieren Sie ihn am ersten Abend so, wie er aus dem Ofen kommt. Schneiden Sie den Rest in kleine Stücke, und geben Sie diese in selbstgekochter Suppe (mit ganz viel Gemüse), in einen Gemüseeintopf mit Naturreis oder als Fleischeinlage in Chili con Carne (mit Kidneybohnen, Maiskörnern und Tomatenwürfeln). Es gilt also, Kreativität zu entwickeln, sodass sich bereits zubereitete Lebensmittel als Grundlage für die verschiedensten Speisen einsetzen lassen und Sie dadurch gesund und zeitsparend kochen können.

Für Nudelgerichte und Aufläufe können Sie ein einfaches Schema anwenden. Überlegen Sie, woraus die verschiedenen Schichten bestehen sollen, welche Saucen Sie verwenden wollen und ob noch etwas darübergestreut werden soll. Entscheiden Sie als Erstes über die Art der Nudeln: Vollkornnudeln aus Weizen, Dinkel, Buchweizen oder Kamut; wenden Sie sich im nächsten Schritt den Zutaten zu, mit denen Sie das Nudelgericht anreichern wollen (vielleicht Artischockenherzen, geröstete Paprikaschoten, Oliven und Kapern, Spinat, sonnengetrocknete Tomaten, sautierte oder geröstete Zucchini, Cannelini Bohnen, Meeresfrüchte, Hühnchen, mageres Rinderhack oder Putenfleisch); im letzten Schritt gilt es, über die Sauce zu entscheiden (ob es sich nun um eine Marinara Sauce, Aglio e Olio (Knoblauch und Olivenöl) oder Basilikumpesto handelt). Jetzt brauchen Sie nur noch die einzelnen Elemente zusammenzufügen – und fertig ist ein gesundes Abendessen!

Der Skill: Zeitsparend kochen unter Stress

Es gibt verschiedene Abkürzungen auf dem Weg zu einem gesunden Essen. Ein fertiges Brathähnchen (ohne Haut), fettarmer, geriebener Käse, Vollkorntortillas, vorgeschnittenes Tiefkühlgemüse und Bohnen aus der Dose, und Sie haben alles, was Sie brauchen, um daraus zu Hause Fajitas zu zaubern. Oder Sie geben ein paar Stücke Brathähnchen auf einen Salat (siehe »Tipps für die Zubereitung eines Salats« am Anfang dieses Kapitels), und im Nu haben Sie ein sättigendes Hauptgericht. Werfen Sie ein paar aufgetaute Tiefkühlshrimps, Edamame, anderes Gemüse und vorgekochten Naturreis in eine Pfanne, braten Sie alles bei großer Hitze unter Rühren an, und fertig ist ein schnelles Pfannengericht. Oder Sie machen sich ein Omelette aus Eiern, fettarmer Milch, Spinat (aufgetaut), gefrorener Paprika, Zwiebeln und fettarmem Käse.

Sie können sich auch zur Abwechslung einmal mit Freunden oder Familienmitgliedern zum Abendessen verabreden, zu dem jeder eine gesunde Kleinigkeit beisteuert. Die Reste werden anschließend unter den Gästen aufgeteilt. Neben gutem Essen können Sie auf diese Weise das gesellige Beisammensein genießen und sich gegenseitig bei einer ausgewogenen Ernährung unterstützen. Somit erfahren Sie positive Verstärkung, ernähren sich gesund und verbringen auch noch eine schöne Zeit!

Der Skill: Geben Sie Rezepten einen gesünderen Anstrich

Verwenden Sie, wenn irgend möglich, naturbelassene Zutaten (wie Obst, Gemüse und Vollkornprodukte), statt industriell verarbeiteter Produkte. Verpackte Lebensmittel sollten gesättigte Fette, Salz und zugesetzten Zucker immer nur in geringen Mengen enthalten. Obst, Gemüse und Vollkornprodukte tragen im Übrigen dazu bei, das Volumen des Gerichts zu vergrößern und unterstützen Sie dabei, mit kleineren Portionen satt zu werden. Sie können den Nährwert Ihrer Speisen außerdem dadurch aufwerten, indem Sie statt Vollmilch fettarme Milch beim Kochen verwenden und beim Backen von Brötchen, Muffins oder anderen Backwaren das Mehl zum Teil (oder auch komplett) durch Vollkornmehl, Haferflocken oder Weizenkeime ersetzen.

Verwenden Sie lediglich gesunde Zutaten beim Kochen, bleiben Aussehen und Geschmack Ihrer Lieblingsgerichte erhalten, während der Nährwert und der gesundheitliche Nutzen immens aufgewertet werden. Eine gesündere Ernährung wirkt sich in vielerlei Hinsicht positiv auf die Gesundheit und den Hüftumfang aus. So gibt es eine Studie aus Navarra in Spanien, die gezeigt hat, dass Testpersonen, die drei Jahre lang eine mediterrane Diät mit einem hohen Anteil Olivenöl Extra Vergine befolgten, einen signfikant höheren Gehalt an Antioxidantien im Blut aufwiesen, was auf einen Gewichtsverlust während der Dauer der Studie zurückzuführen war. Die gleiche Forschergruppe hatte in einer vorhergehenden Studie bereits herausgefunden, dass eine dreijährige Diät mit einem hohen Anteil an Olivenöl Extra Vergine die Auswirkungen des -174G/C Polymorphismus auf das IL6 Gen umzukehren vermag, was wiederum den Grad systemischer Entzündungen sowie der Insulinresistenz beeinflusst. (Vergessen Sie nicht: Wir alle tragen verschiedene Versionen derselben Gene in uns; dieses Phänomen bezeichnet man als Polymorphismen.) Die Erkenntnisse aus speziell dieser Studie sind ein weiteres Beispiel dafür, wie wir das Verhalten unserer Gene bereits auf molekularer Ebene durch unser Essverhalten verändern können.

Darüber hinaus geben Küchenkräuter und Gewürze unserer Gesundheit einen positiven Schub, während sie zugleich unsere Speisen durch ihr wunderbares Aroma anreichern. Zimt wirkt sich unter Umständen senkend auf Blutdruck und den Gehalt an Arterien verstopfendem LDL Cholesterin aus, ebenso auf den Gesamtwert des Cholesterins. Rosmarin ist stark antioxidativ und entzündungshemmend, beides trägt dazu bei, uns vor Krebs- und Herzerkrankungen zu schützen. (Nelken, Oregano, Ingwer, Piment sowie Zimt haben ebenfalls eine stark antioxidative Eigenschaft.) Thymian, Rosmarin und Salbei vermögen das Wachstum menschlicher Darmkrebszellen zu hemmen, wie ein Laborversuch der University of Georgia ergeben hat. Auch von Kurkuma (einem Gewürz, das häufig in der indischen Küche verwendet wird) weiß man, dass es stark entzündungshemmend wirkt und das Wachstum der Krebszellen hemmt. Darüber hinaus zeigt eine kürzlich in China durchgeführte Studie, dass Curcumin (der Hauptbestandteil von Kurkuma) unter Laborbedingungen vermehrt zu Apoptose (zelluläres »Suizidprogramm«) von triple-negativen Brustkrebszellen führt und auf diese Weise den Krebs in seinem Wachstum hemmt. (Bei Lungenkrebs, Prostatakrebs, Dickdarmkrebs und Mundhöhlenkrebs gibt es ähnliche Ergebnisse.)

Hier ein paar Zutaten, die es auszutauschen lohnt:

- Statt vor dem Anbraten Butter in eine Pfanne zu geben, reicht es völlig aus, ein wenig herzgesundes Olivenöl oder Rapsöl in die Pfanne zu träufeln, damit nichts an der Pfanne haften bleibt. Gemüse, Geflügel und Fleisch können auch ganz ohne Fett, beispielsweise in Gemüsebrühe oder Wein, anstatt in Butter, angedünstet werden.
- Wenn ein Rezept (für ein Hauptgericht) die Zugabe von Butter erfordert, kann diese häufig durch gesunde Öle wie Oliven- oder Rapsöl ersetzt werden. Bei Backrezepten können Sie bis zur Hälfte der angegebenen Buttermenge gegen Apfelmus, pürierte Pflaumen, Joghurt oder Backfett austauschen. So bleibt das Gebackene saftig und enthält gleichzeitig weniger Fett. Verwenden Sie statt saurer Sahne fettarmen griechischen Joghurt und Buttermilch oder eine Mehlschwitze (aus einer Olivenöl-Mehlpaste, die mit heißer Milch oder Brühe verrührt wird) statt Sahne. Doppelrahmkäse können Sie in vielen Fällen durch eine Mischung aus halbfettem Ricotta und fettreduziertem Frischkäse ersetzen.

- Zum Marinieren von Fleisch, Geflügel oder Fisch eignet sich auch statt der üblichen Öl-basierten Mischung eine Zitrusmarinade oder eine fett- und natriumarme Hühner-, Rinder- oder Gemüsebrühe mit frischen oder getrockneten Kräutern. Durch das Marinieren wird das Fleisch zart und benötigt weniger Fett im Garprozess.
- Erweitern Sie Ihr Repertoire an Gewürzen und Kräutern, um den Geschmack Ihrer Speisen zu steigern, ohne auf Salz zurückgreifen zu müssen. Versuchen Sie es einmal mit den folgenden Zutaten, einzeln oder in einer beliebigen Kombination: Salbei, Thymian, Estragon, Basilikum, Schnittlauch, Oregano, Rosmarin, feingehackte Zwiebeln, Knoblauch und Koriander; Ingwer, Kurkuma, Kreuzkümmel, Paprika, Zimt und Nelken; verschiedene Essigsorten, natriumarme Sojasauce, Saft oder Abrieb von Zitrusfrüchten, Meerrettich, verschiedene Senfsorten, Salsa Saucen oder Wein.

Wussten Sie schon …?

Selbst zu kochen kann sich positiv auf die Lebenserwartung auswirken. Forscher, die eine Gruppe von 1888 Männern und Frauen über 65 begleitet hatten, fanden heraus, dass diejenigen, die selbst kochten, mit einer um 47 Prozent höheren Wahrscheinlichkeit auch zehn Jahre später noch am Leben waren, so eine 2012 in der Fachzeitschrift *Public Health Nutrition* veröffentlichte Studie.

Der Skill: Holen Sie Ihre Familie mit ins Boot

Gegensätzliche geschmackliche Vorlieben innerhalb der Familie können es zu einer ganz besonderen Herausforderung machen, die eigene Ernährung zu verbessern, vor allem, wenn Sie jeden Tag im Kreise der Familie Ihre Mahlzeiten einnehmen. Wenn Sie die Familie nicht in eine gesunde Ernährungsweise einbeziehen, könnten Sie den Eindruck gewinnen, es blieben Ihnen nur zwei Möglichkeiten: Die Bemühungen sein zu lassen oder sich anders als der Rest der Familie zu ernähren – beides auf lange Sicht nicht sonderlich vielversprechend.

Eine meiner Patientinnen, Carla, 38 Jahre, hat dies am eigenen Leib erfahren. Nach der Geburt von drei Kindern hatte sie 15 Kilo zugenommen und wollte diese wieder loswerden. Eine Weile hat es mit dem Weight-Watchers-Programm, das ich für einen sehr guten und verantwortungsbewussten Diät-Ansatz halte, wunderbar geklappt, doch es gab ein Problem: Nur sie war bei den Weight Watchers. Ihr Ehemann nicht. Ihre Kinder auch nicht. Sie kam also jedes Mal nach Hause, um dort Unmengen ernährungsphysiologisch fragwürdiger Lebensmittel vorzufinden, angefangen von Erdnussflips über Chips bis hin zu Gummibärchen. In Carlas Fall siegte die Versuchung durch das leicht zugängliche und schmackhafte Junkfood über ihre eigenen Diätbestrebungen, sie verlor die Motivation und nahm wieder zu, anstatt Gewicht zu verlieren.

Für mich lag die Lösung klar auf der Hand: Weg mit dem Junkfood, ab in den Müll damit. Doch obwohl dieses Konzept sehr einfach ist, kann die Umsetzung schwierig sein, denn dies bedeutet häufig, dass man erst einmal die Familie mit ins Boot holen muss. Carla und ich erarbeiteten einen Plan, wie sie dieses Problem angehen könnte. Sie erklärte ihren Kindern (sechs, acht und zehn Jahre alt) die Bedeutung einer gesünderen Ernährung für sie alle und forderte ihren Mann dazu auf, besser auf sich zu achten und ihr damit zu helfen, gesund zu leben und sich in ihrem Körper wieder wohler zu fühlen. Carla machte ihrer Familie verständlich, dass es ein Akt der Liebe ist, sich gegenseitig darin zu unterstützen, gesund zu leben. Und mit der Hilfe ihrer Familie schaffte sie es schließlich, ihr angestrebtes Gewicht zu erreichen – und die Ernährung ihrer Familie gesünder zu gestalten.

Anstatt die Mahlzeiten nach dem niedrigsten gemeinsamen Nenner auszurichten (mit anderen Worten: nach den wählerischen Essern in der Familie), sollten Sie lieber die Unterstützung und Beteiligung Ihrer Familienmitglieder einfordern, wenn es darum geht, das Essverhalten der Familie zu verbessern. In einer Familie geht es schließlich darum, Liebe und Verantwortung zu teilen (so sollte es zumindest sein), und aus ebendiesen Gründen sollten alle Mitglieder einer Familie gemeinsam an einem Strang ziehen, wenn es darum geht, abzunehmen oder mittels einer Ernährungsumstellung die Gesundheit zu verbessern. Die Unterstützung Ihrer Familie wird Ihnen in jeder Hinsicht Kraft geben und zu langfristigeren Erfolgen verhelfen. Außerdem lieben Sie schließlich Ihre Familie und möchten sie deshalb an den positiven Auswirkungen auf die Gesundheit teilhaben lassen.

Sie können Ihren Familienmitgliedern ganz einfach sagen: »Ich liebe und ich brauche euch. Ich möchte gesund sein, und dafür tue ich etwas. Also, bitte helft mir dabei, mein Essverhalten zu verbessern und täglich ein wenig Zeit für körperliche Bewegung zu finden. Und weil ich euch auch liebe und mir eure Gesundheit am Herzen liegt, möchte ich euch darin unterstützen, das Gleiche zu tun. Lasst uns das gemeinsam schaffen.« Dieses Gespräch können Sie mit Ihrem Partner oder mit den Kindern oder auch im Rahmen einer Familienkonferenz führen. Suchen Sie sich für diese Unterredung einen Zeitpunkt aus, der für alle Beteiligten passt, und wählen Sie Worte, mit denen Sie alle Beteiligten erreichen.

Nach dieser ersten Unterredung sollten Sie erst einmal ein wenig Ruhe einkehren lassen. Erklären Sie Ihrer Familie, dass dies nicht bedeutet, dass das Familienessen ab sofort völlig umgekrempelt wird und Sie auch nicht vorhaben, in die Rolle der strengen »Ernährungswächterin« zu schlüpfen. Vereinbaren Sie, dass die Ernährungsumstellung von allen gemeinsam geplant wird, und dass zunächst die Schritte unternommen werden, die der Familie am leichtesten fallen. Klären Sie alle darüber auf, dass die Umstellung etwa ein bis zwei Wochen in Anspruch nehmen wird. Dann ist es an der Zeit, Worten Taten folgen zu lassen. Wenden Sie die Skills an, die Sie bis jetzt erlernt haben, und kochen Sie gesündere Varianten der Lieblingsspeisen, Snacks und Desserts Ihrer Familienmitglieder. Zeigen Sie Kompromissbereitschaft bei Lebensmitteln, auf die die Familie nicht verzichten will. Wenn Sie es so anfangen, werden Sie wahrscheinlich merken, dass Ihre Bitte um Unterstützung und Anteilnahme kaum Widersprüche auslöst.

Zum Wohl Ihrer Familie

Wenn sich Ihre Kinder gegen neue Rezepte sperren, kann ich Sie beruhigen: Sie werden nicht verhungern. Ihre Geschmacksknospen werden sich mit der Zeit an die neue Kost gewöhnen. Bis dahin liegt es ganz an Ihnen, welche gesunden Gerichte Sie Ihrer Familie servieren, und jedes Familienmitglied entscheidet selbst, wie viel es davon essen möchte. Eltern neigen häufig dazu, ihre Kinder zu überreden, zu bestechen oder sie zu bitten, »nur noch zwei Bissen« zu nehmen beziehungsweise den Teller leer zu essen. Doch diese Strategien können auch nach hinten losgehen, da die Kinder dabei verlernen, auf die natürlichen Signale ihres Körpers für Hunger und Sättigung zu achten. Wissenschaftler der University of California haben die Familiendynamik von 142 Familien mit Kindergartenkindern zur Abendessenszeit untersucht. Sie kamen zu dem Ergebnis, dass 85 Prozent aller Eltern die Kinder dazu aufforderten, mehr zu essen, und dass 83 Prozent aller Kinder dieser Aufforderung auch nachkamen; dabei verzehrten 38 Prozent der Kinder deutlich mehr, als sie es normalerweise getan hätten. Problematisch ist dabei, dass auf diese Weise das natürliche Sättigungsgefühl der Kinder gestört wird, und sich die Kinder, ohne es zu wollen, häufig überessen.

Des Weiteren sollte man es vermeiden, Kinder mit Essbarem zu belohnen, um gar nicht erst das Fundament für emotionales Essen zu legen. Schenken Sie Ihrem Kind stattdessen lieber Zeit, die Sie mit ihm allein verbringen, wenn Sie es loben oder ihm Ihre Liebe zeigen wollen – machen Sie eine Radtour, gehen Sie in den Zoo, oder unternehmen Sie gemeinsam irgendetwas anderes Schönes.

Eine ausgewogene Ernährung ist eine Verhaltensweise wie alle anderen auch: Sie muss erlernt und eingeübt werden, immer und immer wieder, und zwar von jedem. Forscher der University of Newcastle in Australien befragten fast 400 Eltern von Vorschulkindern zu ihrer Ernährung sowie über den Obst- und Gemüsekonsum der Kinder. Sie stießen auf einen deutlichen Zusammenhang zwischen dem Obst- und Gemüsekonsum der Kinder mit dem ihrer Eltern; zudem aßen die Kinder deutlich mehr Obst oder Gemüse, wenn ihnen von den Eltern häufiger welches angeboten wurde. Unterschätzen Sie also nicht die Kraft des elterlichen Vorbilds und den Effekt des regelmäßigen Kochens gesunder Gerichte!

Sobald diese gesunden Essgewohnheiten erst einmal etabliert sind, können sie noch ausgeweitet und zu einer zukunftsfähigen Grundlage für die ganze Familie werden. Dieses Ziel erreicht man am besten zusammen. Als Wissenschaftler der University of Minnesota das Essverhalten von 677 Jugendlichen von der Mittelstufe bis zur Highschool beobachteten, fiel ihnen auf, dass die Teenager, die innerhalb dieser fünfjährigen Periode häufiger mit ihren Familien aßen, jeden Tag deutlich mehr Gemüse, Ballaststoffe, Vitamine (z. B. Vitamin A, B6 und Folsäure) und Mineralstoffe (unter anderem Kalzium, Magnesium, Kalium, Eisen und Zink) zu sich nahmen als Gleichaltrige, die seltener im Kreise der Familie aßen. Mit anderen Worten, regelmäßige gemeinsame Mahlzeiten mit Ihren heranwachsenden Kindern können dazu beitragen, dass diese die familieninternen Essgewohnheiten auch mit Ende 20 noch praktizieren.

Gut zu kochen muss nicht kompliziert sein. Auf einfache und gesunde Weise kann man köstliche Mahlzeiten zaubern und für eine angenehme Atmosphäre beim Essen sorgen. Mit etwas Übung wird Ihnen das Planen und Zubereiten nährstoffreicher Speisen zur zweiten Natur werden. Sie werden beim Kochen immer effizienter werden, und wahrscheinlich werden Ihre Geschmacksknospen mit der Zeit eine Vorliebe für Ihre selbstgekochten, gesunden Rezepte entwickeln. Gesund zu kochen wird für Sie zur neuen Normalität werden, und so sollte es auch sein.

Nun, da Sie erfahren haben, wie die Zusammensetzung einer ausgewogenen Mahlzeit aussieht, wie man gesunde Zutaten auswählt und gesundheitsfördernde Menüs zusammenstellt, stelle ich Ihnen hier ein paar unserer liebsten, nährstoffreichsen und wohlschmeckendsten Rezepte als Basis für Ihre eigene Versuchsreihe in der Küche vor. Betrachten Sie diese als eine Art Grundstein für Ihre gesunde Ernährung, auf den Sie von morgens bis abends bauen können. Sie wissen jetzt, wie man Salat und Sandwiches optimal zubereitet – beides lässt sich wunderbar von Ihnen oder Ihren Kindern in Frischhalteboxen verpackt als Mittagessen mitnehmen. Hier ein paar Vorschläge für das Frühstück, zehn Hauptgerichte (die meisten inspiriert von der mediterranen Küche), die Sie mittags oder abends essen können, sowie ein paar Desserts.

Mandel-Bananen-Smoothie

1 Portion

⅓ reife Banane
1 TL reines Mandelmus oder ungesalzene Erdnussbutter
2 EL fettarmer Vanillejoghurt
2 EL fettfreies Milchpulver
⅓ Tasse Magermilch
⅓ Tasse Eiswürfel

Alle Zutaten so lange in einem Mixer vermengen, bis alles schön sämig geworden ist. (Tipp: Man kann auch gleich eine größere Menge für mehreren Personen zubereiten.)

Arme Ritter mit Zimt und Erdbeeren

1 Portion

1 Ei
½ Tasse Magermilch
½ TL gemahlener Zimt
2 Scheiben Vollkornbrot
ein paar Tropfen Rapsöl
½ Tasse Erdbeeren, gewaschen und in Scheibchen geschnitten

Eine antihaftbeschichtete Pfanne, bei mittlerer Stufe erhitzen. Das Ei mit der Milch und dem Zimt verquirlen. Das Brot so in die Eiermischung tauchen, dass beide Seiten leicht bedeckt sind. Rapsöl in die Pfanne träufeln und durchschwenken. Das Brot hineinlegen und ein bis zwei Minuten anbraten, wenden und leicht bräunen lassen. Mit den Erdbeerscheibchen bedecken und servieren.

TIPP: Für eine größere Personenzahl können Sie einfach ein Mehrfaches der angegebenen Rezeptmenge herstellen.

Gefülltes Omelette mit roter Paprika und Käse

1 Portion

Olivenöl
2 große Eier
2 EL Magermilch
1 Prise Kräuter (z. B. Thymian, Basilikum oder Petersilie)
60 g rote Paprika, gewürfelt
1 EL fettarmer Mozzarella, in Stückchen gerissen

Bedecken Sie den Boden einer antihaftbeschichteten Pfanne mit wenig Olivenöl, und stellen Sie sie bei mittlerer Hitze auf die Herdplatte. Eier, Milch und Kräuter in einer kleinen Schüssel verquirlen. Die Eiermischung in die heiße Pfanne gießen. Sobald sie zu stocken beginnt, mit einem Pfannenheber vorsichtig die Ränder anheben und die Pfanne schwenken, sodass sich die noch flüssige Mischung über der festen verteilt. Vorgang wiederholen, bis die Mischung fest geworden ist. Paprika- und Käsestückchen auf eine Hälfte des Omelettes geben, dann umklappen und auf beiden Seiten goldbraun braten. Mit Vollkorntoast servieren.

Gebackener Fisch mit Tomaten, Oliven und Kapern

4 Portionen

680 g Tilapiafilets oder Thunfischsteaks
¼ TL Salz
1 Dose (425 g) Tomatenstücke in Tomatensaft
2 EL Tomatenmark
2 EL Wasser

½ Tasse Kalamata-Oliven, gehackt
2 EL Kapern
2 EL sonnengetrocknete Tomaten, abgetropft und in feine Streifen geschnitten
1 EL Olivenöl Extra Vergine
4 Knoblauchzehen, geschält und in dicke Scheiben geschnitten
6 Cornichons (nach Belieben)
Schwarzer Pfeffer, frisch gemahlen, nach Geschmack

Backofen auf 190 Grad vorheizen. Fisch abspülen und trocken tupfen, dann beide Seiten vorsichtig salzen. Die übrigen Zutaten in die Auflaufform geben und vermischen. Den Fisch dazulegen und ein wenig Sauce darüberlöffeln. 20-30 Minuten backen (bis der Fisch gar ist), dabei ein- oder zweimal mit dem austretenden Bratensaft übergießen.

Pfannengemüse mit Shrimps, Knoblauch, Ingwer und Erdnüssen

4 Portionen

40 mittelgroße TK-Shrimps, roh und geputzt
½ Tasse Erdnüsse, geröstet und ungesalzen
1 ½ Esslöffel Erdnussöl
2 Knoblauchzehen
2 TL Ingwerwurzel, gerieben
½ Tasse Zwiebel, feingehackt
½ Tasse rote Paprika, in kleine Stückchen geschnitten
½ Tasse Zuckerschoten, feingehackt
½ Tasse Pilze, feingehackt
4 EL natriumarme Sojasauce

5 EL Limettensaft

340 g Bohnensprossen, abgespült

2 Frühlingszwiebeln, in 2,5 cm große Stücke geschnitten

Die Shrimps mit kaltem Wasser abspülen, bis sie aufgetaut sind. Mit einem Stück Küchenrolle trocken tupfen und beiseitelegen. Die Erdnüsse in eine kleine Küchenmaschine geben und fein schroten; beiseitestellen. Das Erdnussöl in einem Wok (oder einer großen Bratpfanne) auf mittlerer Stufe erhitzen, bis es anfängt, zu rauchen, dann den Knoblauch und den Ingwer zugeben und unter Rühren 30 Sekunden anbraten. Shrimps, Zwiebeln, Paprikastücke, Zuckerschoten und Pilze zufügen und für weitere drei bis vier Minuten mitbraten lassen, bis die Shrimps gar sind. Die Sojasauce und den Limettensaft hineingießen, anschließend so lange weiterrühren, bis alle Zutaten gut vermischt sind. Etwa zwei Drittel des Erdnussschrots, die Bohnensprossen und die Frühlingszwiebeln zugeben, für zwei bis drei Minuten anbraten und vom Herd nehmen. Mit den restlichen geschroteten Erdnüssen bestreuen und servieren.

Dijon-Hühnchensalat

4 Portionen

4 Hühnerbrustfilets (à 85 Gramm), gegrillt oder gebraten, in Würfel geschnitten

1 Tasse rote Paprika, gewürfelt

1/8 Tasse Walnüsse, gehackt

2 ½ EL fettarmer griechischer Joghurt

4 TL Dijon-Senf

4 TL Olivenöl

2 TL Apfelessig
1 Prise Knoblauchpulver
1 Prise Salz
frisch gemahlener Pfeffer, nach Geschmack

Geben Sie alle Zutaten in eine kleine Schüssel. Vor dem Servieren kühlstellen.

Pasta e Fagioli mit Spinat-Marinara-Sauce

4 Portionen

1 EL Olivenöl Extra Vergine
4 Knoblauchzehen, feingehackt
350 g roher Babyspinat, abgespült
1 (800 g) Dose passierte Tomaten (ohne Öl oder Zuckerzusatz)
1 (425 g) Dose Cannelini-Bohnen, gut abgespült und abgetropft
½ Tasse Kalamata-Oliven
1 Lorbeerblatt
1 TL Thymian, getrocknet
¼ TL Salz frisch gemahlener Pfeffer, nach Belieben
340 g Vollkornpenne

In einer großen Pfanne das Olivenöl auf mittlerer Stufe erhitzen. Den Knoblauch zugeben und ein paar Sekunden sautieren. Den Spinat büschelweise zufügen und in vier bis fünf Minuten komplett zusammenfallen lassen. Alle übrigen Zutaten bis auf die Pasta in die Pfanne geben und für etwa acht bis zehn Minuten ohne Deckel leicht köcheln lassen. Währenddessen die Pasta kochen und in 4 Portionen aufteilen. Mit der Sauce servieren.

Gefüllte Paprikaschoten, mexikanische Art

4 Portionen

4 rote oder gelbe Paprikaschoten (wählen Sie kleine, breite, die gut stehen bleiben)
2 TL Olivenöl
1 Knoblauchzehe, feingehackt
225 g Hackfleisch aus magerer Putenbrust
1 Dose (425 g) Bohnenpüree ohne Fett
1 ½ Tassen milde Salsa-Sauce
¾ Tasse gekochter Bulgur (nach Packungsanweisung garen)
¼ Tasse fettarmer Mozzarella, in Stückchen gerissen

Den Backofen auf 175 Grad vorheizen. Die Paprikaschoten waschen und abtrocknen. Anschließend die Deckel herausschneiden und die Kerne entfernen. Mit der Öffnung nach oben in eine Auflaufform stellen. In einer Pfanne das Olivenöl auf mittlerer Stufe erhitzen. Den Knoblauch zufügen und ein paar Sekunden sautieren, dann das Putenhackfleisch zugeben und unter Rühren etwa fünf bis zehn Minuten von allen Seiten gründlich anbraten, bis es eine goldbraune Farbe angenommen hat. Das Bohnenpüree, die Salsa und den gekochten Bulgur zugeben, gut durchrühren und so lange weiterkochen, bis die Mischung nach ein paar Minuten anfängt, Blasen zu werfen. Die Füllung auf die Paprikas verteilen und mit Käse bedecken. 20-25 Minuten backen, anschließend so lange unter den Ofengrill stellen, bis der Käse nach etwa fünf Minuten brutzelt und goldbraun geworden ist.

Linsensuppe mit Grünkohl

4 Portionen

2 TL Olivenöl
1 große Zwiebel, gehackt
1 Knoblauchzehe, zerdrückt
1 Tasse Karotten, in Stückchen geschnitten
1 Tasse rote Paprika, in Würfel geschnitten
2 Tassen natriumarme Hühner- oder Gemüsebrühe
1 Tasse getrocknete Linsen, abgespült
2 Tassen Wasser
1 Tasse Grünkohlblätter (ohne die dicken Rippen) oder Babyspinat, fein zerpflückt
1 Dose (ca. 400 g) Tomatenstücke (ohne Salz), abgetropft
½ TL Kreuzkümmel, gemahlen
¼ TL Salz
frisch gemahlener Pfeffer, nach Geschmack
2 TL Zitronensaft, frisch gepresst

Das Olivenöl in einem großen antihaftbeschichteten Topf auf mittlerer Stufe erhitzen. Zwiebeln, Knoblauch, Karotten und rote Paprika darin in etwa fünf bis sieben Minuten anschwitzen, bis sie weich sind. Brühe, Linsen und Wasser zufügen und alles zum Kochen bringen. Hitze reduzieren und mit dem Deckel köcheln lassen, bis die Linsen weich sind. Das dauert ungefähr 45 Minuten. Grünkohl oder Spinat, Tomaten, Kreuzkümmel, Salz und Pfeffer zugeben und unter gelegentlichem Rühren weitere fünf Minuten köcheln lassen, bis der Kohl weich wird. Zitronensaft angießen, falls nötig, mit Salz und Pfeffer nachwürzen und servieren.

Pesto-Shrimps auf Pasta Primavera

4 Portionen

40 mittelgroße TK-Shrimps (ein knappes Pfund), roh
2 EL geriebener Parmesan oder Pecorino Käse
2 Tassen frische Basilikumblätter
3 EL Pinienkerne
2 Knoblauchzehen
¼ TL Salz
⅓ Tasse Olivenöl Extra Vergine, davon 1 EL beiseitestellen
280 g Vollkornnudeln
ein paar Tropfen Olivenöl
1 Tüte (450 g) küchenfertiges TK-Gemüse
(Brokkoli, Karotten, Paprika etc.)

Die Shrimps kurz unter fließendem, kaltem Wasser auftauen, schälen und mit einem Stück Küchenrolle trocken tupfen; beiseitelegen. Käse, Basilikum, Pinienkerne, Knoblauch und Salz in eine Küchenmaschine geben und durchmixen. Die Reste vom Behälterrand schaben. ⅓ Tasse Olivenöl dazugießen und so lange durchmixen, bis eine homogene cremige Masse entstanden ist. Abgedeckt in den Kühlschrank stellen. Pasta nach Packungsanleitung kochen, abgießen und mit kaltem Wasser abspülen. Während die Nudeln kochen, eine gusseiserne Pfanne mit wenig Olivenöl benetzen und stark erhitzen. Sobald die Pfanne richtig heiß ist, die Shrimps hineingeben und auf jeder Seite zwei bis drei Minuten anbraten. Achtung: nicht zu lange in der Pfanne lassen! Shrimps in eine große Servierschüssel füllen und an die Seite stellen. Den zurückbehaltenen Esslöffel Olivenöl in die gleiche Pfanne geben und darin das Tiefkühlgemüse ein paar Minuten andünsten, bis es vollständig erhitzt ist. Pasta, Gemüse und Pesto in der Schüssel mit den Shrimps vermischen. Vor dem Servieren noch einmal kurz durchrühren.

Gegrillte Hühnerbrust mit karamellisierten Zwiebeln und sonnengetrockneten Tomaten auf Vollkorn-Pita

4 Portionen

2 EL Olivenöl Extra Vergine
680 g Hühnerbrust ohne Knochen und Haut
¼ TL Salz
2 Zwiebeln, in dünne Scheiben geschnitten
½ Tasse sonnengetrocknete Tomaten
ein paar Tropfen Olivenöl
frisch gemahlener schwarzer Pfeffer
4 große Vollkorn-Pitas
gemischtes Blattgemüse nach Belieben

Eine antihaftbeschichtete Pfanne mit wenig Olivenöl benetzen und auf mittlerer Stufe erhitzen. Hühnerbrüste abspülen, trockentupfen und leicht salzen; auf die Seite legen. Sobald die Pfanne heiß ist, Zwiebeln mit einer Prise Salz hineingeben und zehn Minuten bei verschlossenem Deckel anbraten, dabei gelegentlich umrühren. Die getrockneten Tomaten zufügen und weitere zehn Minuten dünsten, bis die Zwiebeln weich und goldbraun sind. Während die Zwiebeln garen, eine große gusseiserne Bratpfanne auf mittlerer Stufe erhitzen und mit ein wenig Olivenöl benetzen. Die Hühnerbrüste hineinlegen und auf jeder Seite sechs bis acht Minuten anbraten, dabei nach Geschmack mit dem frisch gemahlenen

Pfeffer würzen. Sobald das Fleisch gar ist, auf ein Schneidebrett legen und in Streifen schneiden. Jede Pita auf einem Teller mit gemischtem Blattgemüse, Hühnchenstreifen und der Zwiebel-Tomaten-Mischung anrichten und servieren.

Spinatsalat mit Linsen, Feta und Walnüssen

4 Portionen

4 TL Dijon-Senf
3 EL Essig
3 EL Olivenöl
4 EL Wasser
Salz und frisch gemahlener Pfeffer, nach Belieben
8 Tassen frische Babyspinatblätter, gewaschen
1 1/3 Tassen gekochte Linsen (nach Packungsanweisung)
4 EL Walnüsse, gehackt
2 ½ EL Feta-Käse, zerkrümelt

Senf, Essig, Öl, Wasser, Salz und Pfeffer in einer kleinen Schüssel gut miteinander verquirlen. Spinatblätter mit den Linsen in eine große Schüssel füllen. Das Dressing darübergießen und gründlich durchrühren. Mit den Walnüssen und den Fetakrümeln bestreuen.

Thunfischsteaks mit Orangen-Sesam-Würze

4 Portionen

4 Thunfischsteaks (à 100 g)
1/3 Tasse Sesamsamen
2 EL Bio-Vollkornmehl (Weizen oder Hafer)
¼ TL Knoblauchpulver

1 Prise Salz und frisch gemahlener Pfeffer
2 EL Sesamöl
¾ Tasse Orangensaft
1 EL Orangensaft-Konzentrat (Tipp: Sie können den Rest dazu verwenden, Orangensaft zu machen)
1 EL natriumarme Sojasauce
1 EL Honig
1 TL frischer Ingwer, gerieben

Den Backofen auf 200 Grad vorheizen. Die Thunfischsteaks abspülen und trocken tupfen. Sesamsamen mit dem Mehl, dem Knoblauchpulver, Salz und Pfeffer vermischen. Jeweils eine Seite der Thunfischsteaks mit der Sesam-Mehl-Mischung bestreuen. Das Öl in einer backofenfesten antihaftbeschichteten Pfanne erhitzen. Sobald die Pfanne heiß ist, die Thunfischsteaks mit der Sesam-Mischung nach unten hineinlegen und zwei bis drei Minuten scharf anbraten. Die Steaks wenden und mit der Pfanne für sechs bis acht Minuten in den vorgeheizten Ofen stellen, bis die Steaks von außen leicht gebräunt sind. Währenddessen den Orangensaft, das Saftkonzentrat, die Sojasauce, den Honig und den Ingwer in einem kleinen Topf vermischen und zum Kochen bringen. Hitze reduzieren und die Sauce drei bis vier Minuten lang eindicken lassen. Die Sauce über den Thunfisch geben und servieren.

Pfirsich-Mandel-Auflauf

4 Portionen

1 TL Deli Reform (oder andere pflanzliche Margarine ohne gehärtete Fette)

Füllung:

6 Tassen frische, reife Pfirsiche, in Scheiben geschnitten (das sind etwa 9 mittelgroße, ungeschälte Pfirsiche)
2 EL brauner Zucker
½ TL Zimtpulver
⅛ TL Mandelextrakt
1 EL Vollkornmehl

Belag:

½ Tasse gemahlene Mandeln*
½ Tasse Vollkornweizenmehl
½ Tasse Haferflocken
3 EL brauner Zucker
2 EL Deli Reform (oder andere pflanzliche Margarine ohne gehärtete Fette)
1 EL Buttermilch

Backofen auf 200 Grad vorheizen. Eine Tortenform von 23 Zentimetern Durchmesser mit einem Teelöffel Margarine einfetten. In einer Schüssel alle Zutaten für die Füllung vermischen, anschließend in die Tortenform geben und beisei-

* Für gemahlene Mandeln einfach ganze ungesalzene Mandeln in eine Küchenmaschine geben. Doch Vorsicht: Wenn Sie die Mandeln zu lange verarbeiten, wird Mandelmus daraus.

testellen. Für den Belag alle Zutaten in eine Schüssel füllen und mit den Fingern so lange verkneten, bis ein krümeliger Teig entstanden ist. Gleichmäßig über der Füllung verteilen. 15-20 Minuten backen, bis die Oberfläche goldbraun ist und der Saft brutzelt.

Zucchinibrot

8-10 Portionen, je nach Dicke der Scheiben

3 Tassen Vollkornweizenmehl
2 TL Backpulver
3 TL Zimtpulver
3 große Eier
1 Tasse Rapsöl
1 ½ Tassen weißer Kristallzucker
2 TL Vanilleextrakt
3 Tassen Zucchini, gerieben (das sind etwa 3 mittelgroße, ungeschälte Zucchini)
1 Tasse Walnüsse, gehackt

Zwei Kastenformen von der Größe zehn mal 20 Zentimeter einfetten und mit Mehl bestäuben. Backofen auf 160 Grad vorheizen. Mehl, Backpulver und Zimt in eine Schüssel sieben. In einer weiteren großen Schüssel Eier, Öl, Zucker und Vanille verrühren. Alle trockenen Zutaten zur Eiermischung geben und gut verquirlen. Zucchiniraspel und Walnüsse einrühren, bis alles gut vermischt ist. Den Teig in die vorbereiteten Backformen füllen. 45-50 Minuten backen. Stäbchenprobe machen: Einen Zahnstocher hineinstechen und wieder herausziehen – bleibt kein Teig daran kleben, ist das Brot fertig. Formen 20 Minuten auskühlen lassen, dann die Brotlaibe auf ein Backgitter stürzen und vor dem Servieren vollständig abkühlen lassen.

Mexikanischer Schokoladenkuchen

2 ¼ Tassen Weizenvollkornmehl
¾ Tassen ungesüßtes Kakaopulver
2 TL Backpulver
1 TL Zimtpulver
3 große Eier
1 Tasse Rapsöl
1 ¾ Tassen weißer Kristallzucker
2 TL Vanilleextrakt
3 Tassen geraspelte Zucchini (das sind etwa 3 mittelgroße Zucchini)

Den Backofen auf 160 Grad vorheizen. Eine Guglhupfform fetten und mit Mehl bestäuben; beiseitestellen. Mehl, Kakaopulver, Backpulver und Zimt zusammen durch ein Sieb in eine Schüssel streichen und ebenfalls beiseitestellen. Die Eier mit dem Öl, dem Zucker und der Vanille in einer großen Schüssel mit einem elektrischen Handrührgerät vermischen. Anschließend alle trockenen Zutaten zu der Eiermischung geben und gründlich verquirlen. Die Zucchini mitsamt dem ausgetretenen Saft mithilfe eines Silikon-Teigschabers unterrühren, bis alles gut vermischt ist. Den Teig in die vorbereitete Guglhupfform gießen. Etwa 45-50 Minuten backen. Stäbchenprobe machen (wie im Rezept »Zucchinibrot« beschrieben). In der Form für mindestens 20 Minuten auskühlen lassen, dann auf einen Teller stürzen und servieren.

Die To-do-Liste:

- Gewöhnen Sie sich an, Mahlzeiten im Voraus zu planen, damit Sie die benötigten Zutaten wirklich zu Hause haben.
- Bereiten Sie gesündere und sättigendere Salate und Sandwiches zu, indem Sie nach dem »Schichtenkonzept« verfahren.
- Verwenden Sie in besonders hektischen Zeiten Zutaten, die Ihnen die Arbeit erleichtern, wie zum Beispiel Tiefkühl- oder Konservengemüse, marinierten Tofu, fertiges Brathähnchen oder andere vorgekochte Produkte.
- Verpassen Sie Rezepten einen gesünderen Anstrich, indem Sie zu gesunden Ölen statt zu Butter greifen, fettarmen Joghurt statt Sauerrahm verwenden und Brühen, Kräuter sowie Gewürze anstatt schwerer Saucen.
- Binden Sie Ihre Familie bei der Gestaltung gesünderer Essgewohnheiten mit ein, indem Sie bei Konflikten über Ernährungsfragen nach Lösungswegen suchen oder gesündere Versionen der liebsten Familiengerichte kochen.

9

Gesundes Essen to go

Die Herausforderung: In zahlreichen Kulturen rund um den Erdball wird vorzugsweise zu Hause, also in einem kontrollierten Rahmen, gegessen. Unsere Gesellschaft ist dagegen immer in Bewegung, was dazu führt, dass unsere Mahlzeiten häufig von anderen Personen zubereitet werden.

Die richtige Reaktion: Es liegt zwar nicht in unserer Hand, über das Wetter zu bestimmen, doch können wir uns mit Regenschirm und geeigneter Kleidung gegen schlechtes Wetter wappnen. Planen Sie Ihre Mahlzeiten in der gleichen Weise, wie Sie sich auf Regen vorbereiten würden.

Die relevanten Skills: Selbstbestimmt essen am Arbeitsplatz; eine persönliche Strategie für Auswärtsessen entwickeln; Speisekarten dekodieren; die Servicekraft befragen und gesunde Gerichte auswählen; selbstbestimmt essen und trinken in Gesellschaft; Menschen, die einen zum Essen überreden wollen, die Stirn bieten und Sabotageversuche vereiteln beziehungsweise in Unterstützung ummünzen.

Es gibt diese berühmte Restaurantszene im Film »Harry und Sally«. Nein, ich spreche nicht über: »Ich will genau das, was sie hatte!« Ich meine die Szene davor, als Sally (dargestellt von Meg Ryan) und Harry (gespielt von Billy Crystal) auf ihrer Fahrt von Chicago nach New York City zusammen in einem Imbissrestaurant zu Mittag essen. Harry bestellt sich die »Nummer drei«, während Sally, eine ziemlich mäkelige Esserin, anfängt, die Gerichte ihren Wünschen anzupassen. Sie bestellt das Essig-Öl-Dressing für ihren Chefsalat auf einem Extrateller und den »Applepie à la Mode«, aber »bitte heiß, wenn's geht«, jedoch mit Erdbeer-, statt Vanilleeis und mit Schlagsahne, allerdings nur, wenn sie frisch ist. Harry reagiert darauf mit heftigem Augenrollen, und wir als Zuschauer teilen sein Befremden. Nachdem Harry in den darauffolgenden zehn Jahren immer wieder Zeuge ähnlicher Bestellvorgänge von Sally wurde, stellt er fest: »Extrateller ist eine wichtige Sache für dich.« Sally erwidert daraufhin: »Ich will es so, wie ich es will!« In Wahrheit sollten wir uns alle ein Beispiel an Sally nehmen, wenn wir etwas im Restaurant bestellen. Solange uns diese Extrawünsche zu gesünderen Speisen verhelfen, unterstützen sie uns darin, etwas für unsere Gesundheit und die Figur zu tun.

Früher, und das ist noch gar nicht lange her, gingen wir nur zu speziellen Anlässen essen – um uns etwas zu gönnen, uns einfach mal bedienen lassen oder um einen besonderen kulinarischen Genuss zu erleben. Manchmal ist das auch heute noch so. Doch im Großen und Ganzen ist es bei uns inzwischen völlig normal, sogar mehrmals pro Woche im Restaurant, im Büro, zu Hause bei anderen Menschen oder im Flugzeug zu essen. Dies ist zu einem Bestandteil unseres modernen Lebensstils geworden. Doch das geht nicht spurlos an uns vorüber: Wenn wir häufig in Fastfood-Restaurants oder der Kantine essen, hat das wohl oder übel großen Einfluss auf die Kalorienmenge und auf die Nährstoffe, die man dabei zu sich nimmt.

Leider überwiegen meist die eher negativen Effekte, doch das muss nicht zwingend so sein. In einer Studie, an der sich knapp 2.300 Männer und Frauen beteiligt haben, fanden Wissenschaftler der University of Minnesota heraus, dass diejenigen, die häufiger Fastfood konsumierten, mit höherer Wahrscheinlichkeit übergewichtig oder adipös wurden, und dabei deutlich mehr zuckerhaltige Getränke, Fett und Kalorien zu sich nahmen, als sie es in einem normalen Restaurant mit Bedienung getan hätten. (Im Gegensatz dazu verzehrten diejenigen, die ein normales Restaurant besuchten, mehr Gemüse.) Tatsächlich gibt es zahlreiche Studien, die auf ein erhöhtes Adipositas-Risiko durch den häufigen Konsum von Fastfood hinweisen. Dieser Zusammenhang ist nicht weiter überraschend, betrachtet man den hohen Kaloriengehalt und den äußerst niedrigen Nährstoffgehalt, sowie die großen Mengen von appetitanregendem Salz, Fett und Zucker, die in diesen Produkten stecken.

Die negativen Konsequenzen beschränken sich jedoch nicht allein auf unser Gewicht, viel wichtiger noch sind die gesundheitlichen Folgen des Fastfood-Konsums. Wenn ein anderer das Essen für Sie zubereitet und Sie nicht über den genauen Inhalt Ihrer Speisen Bescheid wissen, dann hängt Ihre Gesundheit im Wesentlichen von der Gnade des Küchenchefs und seinen Zubereitungsmethoden ab. Da wundert es kaum, dass Forscher in Australien herausgefunden haben, dass junge Frauen, die mindestens zweimal pro Woche Essen vom Take-Away konsumierten, einen beträchtlich höheren Blutzucker- und Insulinspiegel aufwiesen – beides Risikofaktoren für Diabetes und Herzerkrankungen – als andere, die solches Essen seltener verzehrten.

Will man diese negativen Effekte beim Auswärtsessen vermeiden, braucht es große Detailgenauigkeit und ein cleveres Vorgehen bei der Bestellung. Sie können dabei dieselben Skills anwenden, die Sie bereits für eine ausgewogene Ernährung zu Hause erlernt haben. Das gemächlichere Tempo im Restaurant erlaubt es uns, das Essen mit all seinen Aromen intensiver zu genießen und neue Gerichte zu probieren; allerdings sind wir auf diese Weise auch länger dem appetitfördernden Ambiente eines Restaurants ausgesetzt.

Einer meiner Patienten, Ben, 45 Jahre alt und als Verkaufsleiter tätig, hat dies auf unschöne Weise am eigenen Leib erfahren. Vor etwa einem Jahr kam er in meine Praxis, um sich einmal gründlich durchchecken zu lassen und sich Tipps zum Abnehmen zu holen. In den vorangegangenen fünf Jahren hatte er über zehn Kilo zugenommen, und ihm war völlig schleierhaft, wie es dazu gekommen war. Als wir uns über seinen Lebensstil unterhielten, lag die Erklärung schnell auf der Hand: Wachsende berufliche Herausforderungen ließen ihm immer weniger Zeit für Basketball oder das Fitnessstudio, gleichzeitig war er häufiger beruflich unterwegs und ging mit Kunden zum Essen. Bens Gewichtszunahme verdankte er größtenteils den Speisen im Restaurant.

Glücklicherweise gab es für das Problem eine ziemlich einfache Lösung. Nach unserem Termin machte es sich Ben zur Gewohnheit, jede Mahlzeit mit einem gemischten Blattsalat (mit einem leichten Dressing) zu beginnen, nur noch eine begrenzte Menge Brot zu essen, nachzufragen, wie die Speisen zubereitet werden, und den Alkoholkonsum einzuschränken. Zudem verzichtete er immer häufiger auf das Dessert. Zu Hause achtete er, gemeinsam mit seiner Frau, vermehrt auf eine ausgewogenere Ernährung und räumte dem Training wieder eine höhere Priorität ein. Als ich ihn das letzte Mal traf, hatte er bereits über sieben Kilo abgenommen und fühlte sich großartig!

Er ist mit seinen Erfahrungen beileibe kein Einzelfall. Forscher der University of Pittsburgh haben adipöse Frauen über mehrere Jahre beim Abnehmen begleitet. Wie sich gezeigt hat, kam den selteneren Restaurantbesuchen im ersten halben Jahr eine Schlüsselrolle beim Gewichtsverlust zu.

Allerdings waren nach 48 Monaten folgende Veränderungen beim Essen wichtiger geworden: weniger Desserts, zuckerhaltige Getränke, Fleisch und Käse, gleichzeitig mehr Obst und Gemüse.

Meiden Sie für den Anfang Restaurants, die Buffets oder All-you-can-eat-Optionen anbieten. Buffets begünstigen den Hang, sich zu überessen, außerdem begünstigen sie unsere Anfälligkeit für die »spezifisch-sensorische Sättigung« (lesen Sie sich hierzu als kleine Auffrischung noch einmal Kapitel 6 durch). Falls Sie nicht um einen Restaurantbesuch mit Buffet herumkommen, überlegen Sie sich bereits vorher, was und wie viel Sie essen möchten, und halten Sie sich an Ihre Entscheidung. Fangen Sie mit einem Salat beziehungsweise gegrilltem oder gebratenem Gemüse an, um den Sättigungsprozess voranzutreiben, und machen Sie einen Bogen um konzentrierte Fett- oder Kalorienquellen wie Käse, Wurst und sahne- oder butterhaltige Speisen.

Der Skill: Selbstbestimmt essen am Arbeitsplatz

Am Arbeitsplatz kann man sich hinsichtlich seiner Ernährungsgewohnheiten leicht als Opfer der Umstände fühlen. Denn, wie wir bereits gesehen haben, neigen wir laut wissenschaftlichen Studien dazu, mehr zu essen, wenn die Nahrungsmittel jederzeit zur Verfügung stehen und es eine große Auswahl davon gibt. Wenn also während eines Meetings ein großes Tablett mit Keksen auf dem Konferenztisch steht oder aber eine ständig randvoll gefüllte Bonbonniere auf dem Tisch des Kollegen, kann es äußerst schwierig werden zu widerstehen. (Nebenbei bemerkt, Sie könnten sich einfach einmal vorstellen, wessen Hände schon alles in der Bonbonniere gewühlt haben und womit diese Hände davor bereits in Berührung gekommen sein könnten. Ich möchte das nur mal kurz gesagt haben.) Überlegen Sie sich einmal Folgendes: Sie würden niemand Anderem die Entscheidung darüber überlassen, welche Kleidung Sie tragen oder ob Sie einen Schirm mitnehmen, wenn es nach Regen aussieht; weshalb also sollte dies beim Thema Essen anders sein?

Die ideale Lösung bestünde darin, alle Kollegen miteinzubeziehen und ungesunde Snacks durch gesündere Alternativen wie frisches Obst, Obstsalat oder eine Rohkostplatte mit Hummus, Salsa oder Guacamole zu ersetzen. Wenden Sie sich mit diesem Anliegen auch an das Management des Unternehmens – viele Arbeitgeber werden die Chance, etwas für die Gesundheit ihrer Arbeitnehmer zu tun, sehr willkommen heißen –, gesunde Arbeitnehmer haben schließlich deutlich geringere Fehlzeiten und verursachen so auf lange Sicht weniger Kosten.

Sollten Ihre Bemühungen an dieser Front nicht von Erfolg gekrönt sein, können Sie zumindest dafür sorgen, immer ein paar gesunde Snacks an Ihrem Schreibtisch vorrätig zu haben – eine Packung Instant-Haferflocken und getrocknete Cranberries oder Studentenfutter, das Sie beliebig abwandeln können, zum Beispiel mit getrockneten Kirschen, Aprikosen, verschiedensten Nüssen und Vollkorncerealien; oder frisches Obst wie Äpfel, Bananen oder Clementinen (im Kasten mit den »Snack-

Tipps« weiter unten finden Sie weitere wunderbare Snack-Ideen.) Auf diese Weise können Sie dem Hunger bereits vor dem Meeting ein Schnippchen schlagen, oder Sie stellen sich Ihre eigenen gesunden Snacks auf den Konferenztisch; Sie werden dann auch viel seltener in das gemeinschaftliche Bonbonglas greifen. Darüber hinaus können Ihnen diese gesunden Häppchen dabei behilflich sein, einen langen Arbeitsweg zu überstehen, ohne dabei Heißhungerattacken zu entwickeln.

Snack-Tipps

Viele Menschen glauben, Snacks seien absolut tabu, wenn man sein Gewicht unter Kontrolle behalten will. Doch stellt man es richtig an, kann es sogar hilfreich sein, hier und da eine Kleinigkeit zwischendurch zu essen. Es bietet sich dadurch nicht nur die Möglichkeit, ein paar zusätzliche Nährstoffe in die Ernährung hineinzuschmuggeln, die Snacks können Ihnen außerdem als Brücke zwischen den einzelnen Mahlzeiten dienen und vermeiden, dass Sie sich später überessen. Entscheidend ist, dass Sie Ihre Zwischenmahlzeiten im Voraus planen und nicht spontan zu irgendetwas greifen. Die besten Snacks stecken voller Vitamine, Mineralien, Ballaststoffe und/oder sekundärer Pflanzenstoffe und haben eine angemessene Portionsgröße. Mit anderen Worten, sie sollten abgemessen werden und aus einer Schüssel oder von einem Teller und nicht aus der Verpackung gegessen werden. Die folgenden Snacks können für sich genommen verzehrt werden, sie lassen sich aber auch wunderbar kombinieren. *Bon appetit!*

- frisches Obst, pur, oder mit fettarmem Joghurt
- Vollkornreiswaffeln, bestrichen mit Nussmus

- frisch geschnittene Rohkost (Babykarotten, Sellerie, Zuckerschoten, Paprikaschoten, Salatgurken, Tomaten, Zucchini) mit Salsa-Sauce, Hummus oder einem fettarmen Bohnenpüree
- Brezeln oder salzarme Cracker
- trockene Vollkorncerealien
- Riegel aus getrockneten Früchten oder Nüssen beziehungsweise fett- und zuckerarme Müsliriegel
- Nüsse und Saaten ohne zugesetztes Salz oder Öl
- Heißluft-Popcorn
- fettarmer Joghurt, pur oder mit Müsli
- gebackene Maischips mit Salsa
- fettarmer Hüttenkäse und Obst
- ein hartgekochtes Ei

Wenn es Sie zu sehr in Versuchung führt, anderen in der Kantine beim Fastfood-Essen zuzusehen, nehmen Sie Ihre mitgebrachten Speisen mit nach draußen, machen Sie bei schönem Wetter einen kleinen Spaziergang und setzen sich zum Essen auf eine Bank. Bei schlechtem Wetter könnten Sie in Ihrem Büro essen. Nehmen Sie sich in jedem Fall mittags eine kurze Auszeit – genau das, was der Arzt empfehlen würde!

Der Skill: Persönliche Strategie für den Restaurantbesuch

Wenn Sie bereits wissen, dass Sie abends essen gehen, genehmigen Sie sich mittags etwas Leichtes; haben Sie bereits ausgiebig im Restaurant zu Mittag gegessen, sollten Sie abends zu Hause nur noch ein leichtes Abendessen zu sich nehmen. Erwägen Sie, den Kellner darum zu bitten, den Brotkorb wegzustellen, damit Sie nicht automatisch hineingreifen, bevor das Essen serviert wird. Halten Sie sich an Mineralwasser, ungesüßten (kalten oder heißen) Tee oder andere zuckerfreie Getränke. Gehen Sie vorsichtig mit Alkohol um. Zum einen enthält er viele Kalorien. Zum anderen wirkt er enthemmend, sodass Sie möglicherweise sehr viel mehr essen, als Sie es eigentlich tun würden. Falls Sie sich dennoch etwas Alkoholisches bestellen, trinken Sie erst, wenn Sie mit dem Essen angefangen haben; trinken Sie langsam und mit Genuss, immer abwechselnd mit einem Schluck Wasser, damit zwar die Alkoholmenge, nicht aber der Genuss reduziert wird.

Ein Salat oder eine Suppe auf Brühebasis am Anfang hilft Ihnen dabei, den Appetit ein wenig zu zügeln. Suchen Sie sich möglichst Hauptgerichte mit sehr viel Gemüse aus, wie zum Beispiel Pfannengerichte oder Pasta Primavera (lieber mit Tomaten- statt mit Sahnesauce). Wenn die Vorspeisen eher groß ausfallen, könnten Sie sich eine Portion mit jemandem teilen oder die Hälfte mit nach Hause nehmen, damit Sie sie am nächsten Tag mittags oder abends essen können. Manche Leute bitten das Servicepersonal darum, die Portionen noch vor dem Servieren aufzuteilen. In einer Umfrage unter 300 Küchenchefs gingen Wissenschaftler der Clemson University im Jahr 2007 der Frage nach, wer in erster Linie über die Portionsgrößen entscheidet und welche Faktoren dafür bestimmend sind. Wenig überraschend waren es die Aufmachung der Lebensmittel, Kostenfaktoren und die Kundenerwartung, die größtenteils über die Portionsgrößen bestimmten. Das eigentlich Erhellende jedoch war Folgendes: Während 76 Prozent der Küchenchefs glaubten, ihre Portionen hätten eine

»normale« Größe, servierten sie tatsächlich Steaks oder Pastagerichte, welche die von der US-Regierung empfohlene Menge um ein Zwei- bis Vierfaches übertrafen. Bevor Sie sich also die erste Gabel in den Mund schieben, nehmen Sie erst eindmal die Portionsgröße in Augenschein. (Sie können sich dafür auf die Richtlinien aus Kapitel 4 stützen.)

Bleiben Sie bei Desserts, die vorwiegend aus frischem Obst bestehen (solange es nicht von einer Schicht Crème fraîche bedeckt ist), bei Kompott, Fruchtpasteten oder Sorbets. Behalten Sie sich dekadentere Nachspeisen für besondere Anlässe vor oder für Gelegenheiten, wenn Sie sie mit anderen teilen können. All diese Entscheidungen lassen sich bereits einige Zeit vorher, sogar noch bevor Sie das Restaurant überhaupt betreten haben, treffen.

Hin und wieder ist es auch in Ordnung, wenn man es mit seinem Ernährungsplan nicht ganz so genau nimmt. Versuchen Sie dennoch, sich so weit wie möglich daran zu halten. Auf diese Weise können Sie essen gehen, ohne am nächsten Tag Gewissensbisse zu haben. Ein Restaurantbesuch wird so zu einer befreienden und erfreulichen Erfahrung, genau so, wie es sein sollte, und zwar vor, während und nach einer Mahlzeit.

Der Skill: Dekodieren Sie die Speisekarte

Wenn Sie im Restaurant essen, müssen Sie zu einer Art Lebensmitteldetektiv werden. Lesen Sie sich zunächst aufmerksam die Speisekarte durch. Alles, was eine »Kruste« hat beziehungsweise als »knusprig« bezeichnet wird, können Sie automatisch ausschließen, da es normalerweise bedeutet, dass das Gericht in sehr viel Öl angebraten oder sogar frittiert wurde.

Der Kinder-Faktor

Wenn Sie mit Kindern essen gehen, gibt es kein Gesetz der Welt, das besagt, dass Sie sich automatisch nach ihnen zu richten haben. Sie können ein Restaurant auswählen, das Ihnen *und* Ihren Kindern gefällt. Suchen Sie eines heraus, das gesunde Kindermenüs – also kleinere Portionen der Erwachsenenmahlzeiten, nicht nur frittierte Kost – und auch schlichtere Gerichte für Erwachsene anbietet (wie zum Beispiel Backhähnchen, Meeresfrüchte vom Grill oder Pasta), und wo die Sauce nach Wunsch separat serviert wird. Sie könnten eine Auswahl von zwei oder drei gesunden Gerichten treffen, die Ihren Kindern schmecken, und sie aus dieser reduzierten Liste aussuchen lassen. Falls Sie etwas von der Kinderkarte wählen, tauschen Sie, wann immer möglich, die Beilagen gegen gesündere Varianten aus, also beispielsweise Karotten, grüne Bohnen oder Apfelspalten anstelle von Pommes frites, und bestellen Sie den Kindern Magermilch oder Wasser zum Trinken. Gleichzeitig können Sie diesen »pädagogisch wertvollen Moment« nutzen und Maßnahmen zur Erweiterung der Geschmackspalette Ihres Kindes ergreifen, indem Sie ihm etwas von Ihrem Teller anbieten. Man kann nie wissen – vielleicht hat Ihr Kind ja eine bisher unerkannte Vorliebe für Saibling!

Gleiches gilt für Gedünstetes, da in Restaurants üblicherweise mehr Öl oder Butter als zu Hause verwendet wird. Hüten Sie sich außerdem vor Gerichten, in deren Beschreibung die Begriffe *Butter, sahnig, ausgebacken, paniert, reichhaltig, überbacken* oder *gratiniert* auftauchen, sie alle sind wie ein rotes Warnlämpchen für besonders viel Fett, Sahne, Käse – und Kalorien.

Allgemein ist es am besten, wenn Sie etwas bestellen, das gebacken, gegrillt, pochiert, geröstet oder gedämpft wurde. Falls Sie etwas mit Fleisch bestellen, bevorzugen Sie magere Stücke wie Rumpsteak, Filet Mignon, ein Mittelstück vom Schwein oder Lammkotelett, und bitten Sie darum, Geflügel vor der Zubereitung zu häuten. Suchen Sie sich einen frisch zubereiteten Salat als Hauptspeise aus, der alle Komponenten für eine ausgewogene Mahlzeit in sich vereint – verschiedenes Blattgemüse mit Rohkoststückchen, kleingeschnittenen Eiern, Hühnchenfleisch oder Meeresfrüchten und eventuell ein paar gehackten Nüssen. Sie können auch um fettarmes Salatdressing in einem Extraschüsselchen bitten und die Croutons weglassen.

Bei Speisekarten, die nährstoffreiche oder »herzgesunde« Speisen besonders hervorheben, erübrigt sich das Rätselraten beim Bestellvorgang. Ebenso, wenn der Kaloriengehalt der Gerichte angegeben wird. (Die meisten Fastfood-Ketten bieten Nährwerttabellen zu ihren Produkten an; falls Sie sie nirgendwo aufgelistet finden, fragen Sie einfach danach.) In der Tat haben Wissenschaftler der Yale University herausgefunden, dass Kunden, denen Speisekarten mit Kalorienangaben präsentiert wurden, Produkte mit niedrigerem Kaloriengehalt bevorzugten und während der Mahlzeit insgesamt weniger Kalorien konsumierten als diejenigen Kunden, die die gleiche Speisekarte ohne Kalorienangaben erhielten. Dieser Effekt wird noch gesteigert, wenn in der Speisekarte die empfohlene tägliche Kalorienzufuhr für Erwachsene vermerkt ist. Das Problematische daran: Wenn Sie lediglich die Zahl der Kalorien einschränken, werden Sie unter Umständen nicht richtig satt und essen dann später mehr. Wählen Sie jedoch Gerichte mit hohem Nährwert, so trägt das dazu dabei, dass Sie mit weniger Kalorien ein länger anhaltendes Sättigungsgefühl entwickeln.

Der Skill: Genau nachfragen und gesund bestellen

Häufig übt bereits die Sprache einer Speisekarte eine verlockende Wirkung auf uns aus. Schließlich wissen die cleveren Küchenchefs und Speisekartendesigner um die verführerische Kraft raffiniert gewählter Adjektive. Sie sind sich durchaus bewusst, dass sie uns nur mit den richtigen Beschreibungen zu füttern brauchen, damit wir alle Bedenken in den Wind schlagen und das saftige Rindergulasch oder das geschmorte Biohuhn mit knusprigen Auberginenplätzchen bestellen. Doch es wäre verkehrt, die Beschreibungen auf der Speisekarte für bare Münze zu nehmen. Sie können in manchen Fällen ziemlich in die Irre führen. »Sautierter Alaska Heilbutt« klingt vielleicht so, als enthielte er weniger Fett als »gegrillte Schweinelende«, es kommt jedoch darauf an, wie viel Öl beim Sautieren verwendet wurde. Eine Nudelsauce, die einen Schuss Sahne enthält, mag wie der Feind Nummer eins aller Diäten klingen, wenn jedoch der Koch lediglich drei Esslöffel in einen Topf mit zwölf Portionen gibt, ist das so nicht richtig.

In Wahrheit ist es unmöglich zu wissen, wie sich ein Gericht genau zusammensetzt, außer man war während der Zubereitung in der Küche dabei und konnte dem Koch über die Schulter schauen. Sogar Experten fällt es schwer, den Fett- und Kaloriengehalt im Restaurant einzuschätzen. In einer Umfrage, die Wissenschaftler des Center for Science in the Public Interest (CSPI) mit Forschern der New York University durchgeführt haben, unterschätzten professionell ausgebildete Diätspezialisten den Fettgehalt fünf verschiedener Restaurantgerichte um durchschnittlich 49 Prozent und verschätzten sich beim Kaloriengehalt im Schnitt um 37 Prozent.

Aus diesem Grund ist es unerlässlich, die Servicekraft genau über die Zubereitung und die Inhaltsstoffe eines Gerichts zu befragen. Gehen Sie nicht von Vermutungen aus. Unzählige Male war ich bereits erstaunt über Zutaten in Restaurantspeisen, die darin überhaupt nichts zu suchen hatten. In der Beschreibung auf der Speisekarte werden Sahne oder Butter, wie viele andere Zutaten auch, überhaupt nicht genannt. Ich möchte jedoch keine Sahne, Butter oder ähnlich ungesunde Zutaten essen, wenn es eigentlich gar nicht nötig ist. Daher habe ich es mir zur Routine gemacht, jedes Mal anzumerken: »Könnte ich das bitte ohne Butter und Sahne bekommen?«, auch wenn ich gar nicht davon ausgehe, dass sie in einem Gericht enthalten sind. Sie sind es eigentlich fast immer!

Trauen Sie sich ruhig, Ihre Anliegen auf knappe und freundliche Weise zu formulieren. Sie könnten etwa darum bitten, eine Backkartoffel oder einen gemischten Salat anstatt der Pommes frites zu bekommen. Wenn ein Gericht Speck oder Würstchen (beides berüchtigte Fettquellen) enthält, fragen Sie, ob diese durch Putenschinken, der sehr viel magerer ist, ersetzt werden können. Bitten Sie darum, die Sauce beziehungsweise das Salatdressing separat zu servieren. Sie können dann jeden Bissen kurz mit der Gabel darin eintunken (anstatt die Speisen darin zu ertränken). So können Sie mit jedem Happen den Geschmack genießen und nehmen deutlich weniger Fett zu sich. Schwimmt der Hauptgang in einem See aus Butter, obwohl Sie ihn ohne Fett bestellt hatten, lassen Sie ihn zurückgehen. In den meisten Restaurants ist man bereit, die Speisenzubereitung auf den Gast abzustimmen; ist das nicht möglich, sollten Sie die Konsequenzen daraus ziehen und beim nächsten Mal ein anderes Restaurant aufsuchen! Manchmal lohnt es sich auch nachzufragen, ob man größere Beilagenportionen von zum Beispiel gedünstetem oder geröstetem Gemüse und dafür kleinere Mengen Fleisch, Geflügel oder Fisch bekommen kann. Einige Restaurants werden dieser Bitte nur zu gerne nachkommen, da *sie* sich auf diese Weise Geld sparen.

Die gesündesten Gerichte der verschiedenen Restauranttypen

Italienisch

Wählen Sie Minestrone, Salate, Pasta, gegrillte Calamari oder Hühnchen, Fisch, Meeresfrüchte oder Geflügelgerichte mit Saucen auf Tomaten-, Olivenöl- oder Weinbasis. Meiden Sie Sahnesaucen, mit Käse oder Fleisch gefüllte Pasta und Gerichte, die sehr viel Butter oder Käse enthalten.

Chinesisch

Halten Sie sich an Suppen auf Brühebasis (Eierflockensuppe oder scharf-saure Suppe) und an Gerichte mit Tofu, Meeresfrüchten oder Geflügel, mit einem hohen Gemüseanteil. Lassen Sie die Finger von frittierten Speisen und Bratreis. Bitten Sie darum, nur ein Minimum an Öl zu verwenden, und nehmen Sie, wann immer möglich, Naturreis statt weißem Reis.

Mexikanisch

Bestellen Sie sich Hühnchen, Fisch oder Fleischgerichte vom Grill (nicht gebraten!) und zarte Weizen- oder Maismehltortillas statt der harten Tacos. Bitten Sie um schwarze Bohnen anstelle von Bohnenmus, und essen Sie nicht zu viele Tortilla-Chips aus dem scheinbar bodenlosen Körbchen auf dem Tisch; dippen Sie diese in Guacamole, die zwar viele Kalorien enthält, aber dennoch gesund ist – übertreiben Sie es dabei aber nicht.

Französisch

Eine gute Wahl sind Salate, Fischsuppen auf Brühebasis, gedünstete Muscheln, geröstetes Hühnchen, Fleisch oder Fisch, Ratatouille und Gerichte, die in einer Sauce auf Weinbasis gegart wurden. Hüten Sie sich vor Speisen, die Sahne, Butter oder Käse im Übermaß enthalten – und vor den fast schon allgegenwärtigen Pommes frites (auf Englisch auch als *French Fries* – französische Fritten – bezeichnet).

Japanisch

Entscheiden Sie sich für Suppen auf Brühe- oder Misobasis, Edamame, Salate, Nudelsuppen, Sushi oder Sashimi (mit natriumarmer Sojasauce oder Reisessig), Fleisch, Hühnchen oder Meeresfrüchte vom Grill. Verzichten Sie auf Tempuragerichte in frittiertem Teigmantel – auch wenn sie aus Gemüse oder Meeresfrüchten bestehen –, sie sind einfach nicht gesund.

Feinkostläden

Halten Sie sich an Vollkornbrot und mageres Fleisch wie Puten- oder Hühnerbrustscheiben statt an stark verarbeitete, fetthaltige Fleischwaren wie Pastrami oder Corned Beef. Belegen Sie dies großzügig mit Salat, Tomaten und/oder gegrilltem Gemüse. Bitten Sie um Senf als Ersatz für Mayonnaise oder Butter.

Imbisse und Fastfood-Lokale
Mit einem Salat können Sie nichts falsch machen, solange Sie auf Käse, Croutons, Speckwürfel und Kartoffel- oder Nudelsalate auf Mayonnaisebasis verzichten. Bitten Sie darum, fettarmes Dressing separat zu reichen, das Sie dann sparsam verwenden. Machen Sie einen Bogen um Burger und frittierte Kost.

Der Skill: Essen und trinken Sie selbstbestimmt in Gesellschaft

Die Menschen, die mit uns am Tisch sitzen, beeinflussen offenkundig oder aber auch subtil unsere Essgewohnheiten, häufig ohne es selbst zu merken. Für eine Studie manipulierten niederländische Wissenschaftler während einer 20-minütigen Mahlzeit die Portionsgrößen sowie die Menge, die der Tischnachbar zu sich nahm. Wie sich herausstellte, verzehrten die Probanden mehr, sobald ihnen größere Portionen angeboten wurden. Außerdem aßen sie reichlicher, wenn die andere Person viel aß – ein möglicherweise schädlicher Doppelschlag! In einer weiteren Studie fanden dieselben Wissenschaftler heraus, dass Frauen mit hoher Wahrscheinlichkeit spätestens fünf Sekunden nach ihrem Tischgenossen einen Happen von ihrem Teller nahmen, statt in ihrem eigenen Tempo zu essen – ein großartiges Beispiel für »verhaltensbezogene Mimikry«.

Dennoch sind wir uns dieser Dynamiken meist nicht bewusst. In zwei Studien, die von der Fachzeitschrift *Health Psychology* veröffentlicht wurden, teilten Wissenschaftler 122 Frauen in zwei Gruppen ein. Sie wollten herausfinden, welchen Einfluss die Anwesenheit und das Verhalten eines Tischgenossen auf die Menge der verzehrten Speisen einer Probandin hat. In beiden Studien verzehrten die beiden Tischpartner ähnlich große Mengen, wobei die Probanden stets Hunger und Geschmack als wichtigsten Faktor angaben und nicht das Verhalten des jeweiligen Partners. Man bezeichnet dies als »Gruppeneinfluss«, was im Grunde bedeutet, dass die reine Anwesenheit anderer Menschen am Tisch die Wahrscheinlichkeit erhöht, dass man mehr isst oder trinkt, als wenn man allein beim Essen säße.

In der realen Welt, wenn Sie beispielsweise im Urlaub gemeinsam mit anderen essen, bei einer Party oder einem Restaurantbesuch mit Freunden, kann es tatsächlich leicht passieren, dass Sie den Überblick verlieren, wie viel Sie schon gegessen haben, oder sogar, was Sie da eigentlich genau verzehren. Ihre Hand bewegt sich wie von selbst immer wieder zum Brotteller oder zur Schüssel mit den Chips. Sie nehmen sich nach (manchmal auch mehrmals), einfach aus dem Grund, weil die Schüssel in Ihrer Nähe steht. Das liegt vielleicht daran, dass Sie in angenehmer Gesellschaft entspannt sind und sich dadurch beim Essen weniger zurücknehmen. Außerdem verbringt man bei einer gemeinschaftlichen Mahlzeit mehr Zeit am Tisch, sodass man sich immer wieder mal eine Kleinigkeit nimmt, obwohl man eigentlich schon satt ist.

Darüber hinaus macht es einem eine Party oder ein gesellschaftliches Ereignis mit dem unausgesprochenen Motto: »Esst, trinkt und seid fröhlich!« auch nicht gerade leicht, an seinen Ernährungsprinzipien festzuhalten. Glücklicherweise gibt es Mittel und Wege, trotzdem eine schöne Zeit zu verbringen, auch ohne sich dabei zu überessen und am nächsten Tag ein schlechtes Gewissen zu haben. Dazu müssen Sie bereits einige Zeit zuvor die richtige Geisteshaltung einnehmen. Diese trägt dazu bei, dass Sie schon vor der Feier ein Gefühl von Kompetenz und Selbstbewusstsein entwickeln. Wenn Sie sich ein paar Stunden vor der Party immer wieder sagen: »Ich bin eine starke und gesunde Person, und das will ich auch bleiben«, werden Sie sich auf der Party von Anfang an stark genug fühlen, Ihre Ernährungsprinzipien einzuhalten. Etwas Sport vor einer Party kann ebenfalls hilfreich sein: Dabei werden nicht nur Kalorien verbrannt, körperliche Bewegung macht Sie zudem empfänglicher für körperliche Signale wie Sättigung und unterstützt Sie dabei, Ihr Essverhalten in Gesellschaft besser im Griff zu haben. Sport trägt außerdem dazu bei, Stress und Anspannungen abzubauen. Wenn Sie sich also in Gesellschaft eher unwohl fühlen, verschafft Ihnen etwas Sport einen klaren Kopf und macht Sie weniger anfällig für emotionales Essen.

Es mag widersinnig klingen, doch häufig hilft es, wenn man im Vorfeld einen Happen isst, vorzugsweise mit hohem Proteingehalt (zum Beispiel ein hartgekochtes Ei oder ein Stück Käse und einen Apfel) und etwas Wasser trinkt, um den ärgsten Hunger zu vertreiben. Auf diese Weise wird es Ihnen leichter fallen, Ihre Ernährungsvorsätze auf der Party einzuhalten. Bei der Feier angekommen, sollten Sie erst einmal zu Speisen mit niedrigerem Kaloriengehalt greifen (Gemüse oder Suppen auf Brühebasis, beispielsweise), damit Sie sich danach bei den anderen Leckereien besser im Griff haben. Sie könnten auch anbieten, selbst etwas Kulinarisches zur Party beizusteuern und eine herrliche Rohkostplatte mit fettarmem Dip oder einen farbenfrohen Obstsalat mitbringen. Auf diese Weise können Sie sich sicher sein, dass es zumindest ein Gericht geben wird, das gesund ist und nicht zu viele Kalorien enthält, etwas, von dem Sie sich ruhig auch etwas mehr genehmigen können. (Da es in unserer Gesellschaft sehr viele Erwachsene mit Gewichtsproblemen gibt, gibt es sicherlich den einen oder anderen Partygast, dem diese gesunde Alternative höchst willkommen ist.) Auch die Gastgeber werden Ihren Beitrag sicherlich zu schätzen wissen, Sie erleichtern ihnen damit schließlich die Vorbereitungen.

Wussten Sie schon ...?

Übergewichtige Menschen neigen dazu, außer Haus deutlich mehr zu essen als normalgewichtige, so das Ergebnis einer Studie der Sam Houston State University in Texas. Eine mögliche Erklärung: Übergewichtige Personen scheinen empfänglicher für appetitanregende Reize ihrer Umgebung zu sein. Eine andere Forschungsarbeit deutet darauf hin, dass eine Person mehr isst, wenn sich auch andere Menschen überessen.

Essen Sie bewusst langsam, kauen Sie dabei jeden Bissen gründlich, und machen Sie hin und wieder eine Pause, um einzuschätzen, wie satt Sie mittlerweile sind. Bemühen Sie sich, langsamer als alle anderen am Tisch zu essen. Wenn Sie als Letzter mit der Mahlzeit anfangen und auch als Letzter damit aufhören, können Sie das Essen intensiver genießen und sind mit weniger zufrieden (und werden sich daher eher keinen Nachschlag nehmen). Und da Sie so langsam essen, werden die Gastgeber gar nicht erst bemerken, wie viel oder wenig Sie verzehren.

Vor jedem gesellschaftlichen Ereignis ist es gut, sich daran zu erinnern, dass man eigentlich dort hingeht, um Bekannte zu treffen oder neue Leute kennenzulernen; Essen ist nebensächlich. Sich dies ins Bewusstsein zu rufen trägt dazu bei, impulsives Essverhalten, zu dem man im Rahmen einer Party gerne neigt, einzudämmen. Des Weiteren hilft es, den Focus vom Essen auf die Menschen, die man treffen oder mit denen man sich unterhalten möchte, zu lenken. Auf diese Weise verbringen Sie, unabhängig davon, was Sie essen oder auch nicht essen, eine angenehme Zeit.

Der Skill: Überredungsversuchen standhalten

Auf den ersten Blick mag es überraschen, doch Gruppenzwang ist beim Essen durchaus weit verbreitet – auch wenn wir meist gar nichts davon merken. Schließlich würden Sie sich ja auch nicht einfach in irgendein Auto setzen und davonfahren; schätzungsweise würden Sie Ihr eigenes Auto nehmen. Vermutlich benutzen Sie auch nicht ständig den Lippenstift oder das Taschentuch einer Kollegin. Und wahrscheinlich würden Sie sich von einem anderen Menschen auch nicht vorschreiben lassen, was Sie anziehen, welches Deo oder Parfüm Sie benutzen oder ob Sie einen Regenschirm mitnehmen sollen. Daher klingt die Vorstellung, ein anderer würde über Fragen unserer Ernährung entscheiden, ziemlich abwegig. Und trotzdem akzeptieren wir, dass andere Menschen bestimmen, was, wann und wie viel wir essen.

Schon seit Urzeiten zeigen sich die Menschen ihre Zuneigung und Liebe durch kleine Leckereien und Festessen. Eltern drücken ihre Liebe oft mit Pommes frites, Lollis oder Eiscreme aus. Mütter und Großmütter aus aller Welt laden uns aus purer Zuneigung gigantische Portionen auf den Teller – wobei sie unsere Beschwerde, dass wir das alles unmöglich schaffen könnten, häufig mit einer Ladung Schuldgefühle kontern: *»Du willst nicht aufessen, und in Afrika verhungern täglich Kinder!«* (Ja, es ist schlimm, dass in Afrika so viele Menschen hungern, aber es ändert nichts, wenn wir uns überessen.) Auf Familientreffen, während der Mittagspause im Büro oder bei anderen gesellschaftlichen Ereignissen kann es häufiger passieren, dass uns jemand dazu ermuntert, mehr zu essen, als man eigentlich vorhatte und/oder sollte. Sehr oft essen diese Menschen selber etwas mehr und hätten gerne, dass wir es ihnen gleichtun.

Eine mögliche Lösung besteht darin, das Ganze auf ein neues Level zu heben. Anstatt sich dem Gruppenzwang unterzuordnen, erzählen Sie den Leuten von Ihrem Entschluss, sich gesünder zu ernähren, und bitten Sie sie darum, Sie in Ihren Bemühungen zu unterstützen. Denken Sie daran: Die Mehrheit der Erwachsenen in den USA wie auch jeder zweite Deutsche ist übergewichtig und hat unter Umständen aufgrund der überschüssigen Kilos mit chronischen Erkrankungen (wie Bluthochdruck und Diabetes) zu kämpfen. Sie könnten in Ihrem sozialen Umfeld also ein positives Vorbild abgeben. Statt sich durch andere von Ihrer Entscheidung abbringen zu lassen, könnten Sie Ihre Mitmenschen dazu inspirieren, sich Ihrem Streben nach einer ausgewogeneren Ernährung und besseren Gesundheit anzuschließen und sich dabei gegenseitig zu unterstützen. Kein Gesetz der Welt besagt, dass lediglich ungesundes Essverhalten ansteckend sein kann. Was spricht also dagegen, wenn Sie Ihren gesunden Ernährungsansatz unter Freunden und geliebten Menschen verbreiten?

Sollte diese Taktik nicht aufgehen, können Sie immer

noch die Strategie ändern und zu Plan B übergehen: Setzen Sie klare Grenzen, wenn Ihnen jemand ein besonders reichhaltiges Gericht oder einen Nachschlag auf den Teller packen möchte: Erklären Sie beispielsweise, dass Sie nicht mehr so schwer essen wollen, weil Sie abnehmen, den Cholesterinspiegel senken oder etwas gegen Ihren zu hohen Blutdruck unternehmen wollen. Auf diese Weise können Sie freundlich, aber bestimmt aus gesundheitlichen Gründen auf Ihrem Standpunkt beharren, ohne etwas Negatives über das Essverhalten der anderen oder die Speisen an sich zu sagen. Manchmal sind die Menschen eher bereit, gesundheitliche Gründe für ein verändertes Essverhalten zu akzeptieren als Gewichtsprobleme. Die Gesundheit scheint in unserer Gesellschaft deutlich weniger verhandelbar zu sein.

Sollten Sie sich verpflichtet fühlen, ein Stück Kuchen oder was auch immer Ihnen die Gastgeber anbieten, zu essen, da sich diese schließlich doch so viel Mühe bei der Vorbereitung gegeben haben oder der Anlass ach so wichtig ist, vermitteln Sie ihnen den Eindruck, Sie würden nachgeben: Nehmen Sie einen oder zwei Bissen, um den Schein zu wahren, und schieben Sie danach einfach den Teller beiseite. Sie könnten auch anmerken, wie toll alles aussieht, dass Sie aber leider keinen weiteren Happen mehr herunterbringen nach all den Köstlichkeiten, die Sie gerade verzehrt haben, und darum bitten, ein Stück für den nächsten Tag mit nach Hause nehmen zu können. Dort bleibt es dann Ihnen überlassen, ob Sie es wirklich essen oder jemand anderem geben, und zwar ganz ohne Druck von außen.

Der Skill: Sabotageversuche vereiteln und umwandeln

Selbst im engen Freundes- und Familienkreis werden Sie auf Sabotageversuche oder, so der wissenschaftliche Fachbegriff, *soziale Unterminierung* treffen. Es könnte sich zum Beispiel Folgendes abspielen: Sie versuchen abzunehmen, doch Ihre Freunde wollen Sie partout dazu bringen, doch noch ein Stück von der Pizza zu nehmen, oder Ihr Partner schenkt Ihnen eine Schachtel Pralinen, um Sie aufzuheitern – genau das Zeug, das Sie nicht mehr essen wollten! Manchmal sind diese Sabotageversuche im Grunde gut gemeint – die Menschen in Ihrer Umgebung sehen, wie Sie sich quälen, und wollen Ihnen damit etwas Gutes tun – manchmal aber auch nicht.

In vielen Fällen hat dieses Verhalten mehr mit der Person des Saboteurs zu tun als mit Ihnen. Die Person fühlt sich vielleicht durch Ihre Versuche, abzunehmen, bedroht oder macht sich Sorgen, eine Verbesserung Ihres Gesundheitszustandes, Ihrer Vitalität oder Ihres Aussehens könnte die Dynamik der Beziehung verändern (in diesem Fall schadet es nicht, wenn Sie ihr oder ihm immer mal wieder zeigen, wie wichtig sie oder er Ihnen ist). Es könnte auch sein, dass die Person neidisch ist, weil Sie es schaffen, sich um Ihre Gesundheit zu kümmern, und sich im Vergleich minderwertig fühlt. Mitunter sperren sich Menschen auch gegen Veränderungen – auch wenn an sich *Sie* es sind, der diese durchmacht –, weil es nun mal bequemer ist, wenn alles so bleibt, wie es ist. Und manchmal steht Sabotage auch für eine altmodische Art der Liebesbezeugung – indem man jemanden mit reichlich Essen versorgt, statt seine Liebe verbal auszudrücken.

Letztlich spielt es kaum eine Rolle, ob die Sabotage bewusst oder unbewusst ausgeübt wird, ob sie gut gemeint oder böswillig ist. Es kommt einzig darauf an, wie Sie damit umgehen. Lassen Sie uns mit der unschönen Form anfangen, denn diese lässt sich leichter aus der Welt schaffen. Kommt die Sabotage von einem Menschen, dem daran gelegen ist, dass Sie Ihre Ziele nicht erreichen, so meiden oder ignorieren Sie diesen Menschen, beziehungsweise sagen Sie ihm die Meinung, je nachdem, was Ihnen am besten liegt.

Sabotiert Sie dagegen jemand unbewusst oder in guter Absicht, zum Beispiel ein Freund oder ein geliebter Mensch, reden Sie ruhig mit ihm, und erklären Sie, dass Sie seine Unterstützung brauchen und wie diese aussehen könnte. Möglicherweise sagen Sie etwas wie: »Du weißt ja, dass ich versuche, abzunehmen (und mich gesünder zu ernähren), und ich weiß, dass es lieb von dir gemeint ist, wenn du mir ein Dessert (oder was auch immer) anbietest. Doch mir wäre es lieber, du würdest das nicht tun. Mir fällt es dann so schwer, der Versuchung zu widerstehen! Ich würde mich sehr freuen, wenn du mir helfen und mich auf meinem Weg unterstützen würdest. Wärst du dazu bereit?« Sabotage gelingt nur im Dunkeln, haben Sie also erst einmal mit dem Finger darauf gezeigt, verkümmert sie höchstwahrscheinlich von selbst, und der Fall ist erledigt.

Noch besser ist es, wenn Sie ein Problem durch einen neuen Lösungsansatz ersetzen: soziale Verstärkung. Eine Vereinbarung mit einem geschätzten Menschen zu treffen ist eine sehr effektive Weise, sein Verhalten zu ändern. Zum einen, weil Sie Ihre Ziele öffentlich machen, was dazu beiträgt, dass Sie daran festhalten. Zum anderen erfahren Sie auf diese Weise weitere soziale Unterstützung, weil Sie diesen Menschen mit in den Prozess der Umgestaltung Ihres Lebensstils einbeziehen. Achten Sie darauf, dass Sie demjenigen ganz genau erklären, wie er Ihnen am besten helfen kann: mit ein paar aufmunternden Worten im richtigen Moment, dadurch, dass er Ihr Verhalten beobachtet, oder sogar dadurch, dass er bei der Umstellung auf eine gesündere Ernährung mitmacht. Bringen Sie Klarheit in die Angelegenheit.

Sie brauchen nicht mit sich zu ringen, ob Sie nun lieber Zeit mit anderen verbringen oder sich gesund ernähren wollen. Mit wenig Aufwand können Sie »gefährliche Liebschaften« in wertvolle Quellen der Unterstützung umwandeln, die Ihnen dabei helfen, Ihre Ziele wirklich zu erreichen. Stellen Sie sich einfach vor, dass Sie den Spieß umdrehen und die negativen Einflüsse auf Ihre Essgewohnheiten in positive, gesundheitsfördernde umwandeln.

Die To-do-Liste

- Behalten Sie die Kontrolle über Ihr Essverhalten am Arbeitsplatz, und planen Sie voraus, indem Sie Ihre eigenen Mahlzeiten und Snacks mitbringen.
- Entwickeln Sie eine persönliche Ernährungsstrategie das Auswärts-Essen – indem Sie vorher bestimmen, was und wie viel Sie essen und trinken wollen – und sich daran halten.
- Entscheiden Sie sich für kinderfreundliche Restaurants, die gesunde Speisen in kindgerechten Portionsgrößen servieren.
- Essen Sie nur, bis Sie satt sind, und nehmen Sie den Rest mit nach Hause – oder teilen Sie sich ein Gericht.
- Lernen Sie, Speisekarten zu dechiffrieren, indem Sie die Schlüsselwörter genauer betrachten.
- Befragen Sie das Servicepersonal zu den Zutaten und der

Zubereitungsart, und bitten Sie darum, weniger gesunde Bestandteile oder Beilagen durch bessere Alternativen zu ersetzen oder wegzulassen.

- Ergreifen Sie Maßnahmen, um auf Partys und anderen gesellschaftlichen Ereignissen den Speisen- und Getränkekonsum unter Kontrolle zu behalten (genehmigen Sie sich beispielsweise vor der Party schon mal einen kleinen Snack, und konzentrieren Sie sich auf die anderen Gäste statt auf das Essen).
- Stellen Sie Menschen, die Sie zum Essen überreden wollen, höflich aber bestimmt zur Rede, gehen Sie ihnen aus dem Weg, oder setzen Sie sich über sie hinweg; geben Sie ihnen niemals nach, nur um ihnen einen Gefallen zu tun.
- Schütteln Sie Saboteure ab, und/oder versuchen Sie, sie zu Verbündeten zu machen, indem Sie sie um ihre Unterstützung bitten.

10

Mehr Bewegung, weniger Krankheiten

Die Herausforderung: Der technische Fortschritt hat die altmodisch gewordene Muskelkraft verdrängt. Aus diesem Grund und dank unserer übervollen Terminkalender ist regelmäßige körperliche Bewegung kaum mehr möglich.

Die richtige Reaktion: Gestehen Sie körperlicher Bewegung die Priorität zu, die sie verdient. Sie entspricht dem natürlichen Zustand, auf den der menschliche Körper ausgerichtet ist. Zeit, die in körperliche Bewegung investiert wird, zahlt sich – ebenso wie Schlaf – aus, da sie sich überaus positiv auf Gesundheit, Konzentration, Motivation und die allgemeine Produktivität auswirkt.

Die relevanten Skills: Lernen Sie die Vorteile von regelmäßiger sportlicher Betätigung schätzen; entdecken Sie Ihre persönliche Motivation, um körperlich aktiver zu werden; hinterfragen Sie »faule« Ausreden; suchen Sie sich sportliche Aktivitäten, die zu Ihnen passen; finden Sie einen geeigneten Rahmen für ein Trainingsprogramm; nehmen Sie sich Zeit zum Trainieren; gestalten Sie das Training abwechslungsreich und inspirierend, und entdecken Sie das Wohlgefühl körperlicher Vitalität durch Sport.

Ein passiver Lebensstil ist eine der Hauptursachen für die Entstehung von Herzerkrankungen, Schlaganfällen, Diabetes, Osteoporose, verschiedenen Krebsarten und für vorzeitigen Tod. Im Gegenzug hat sich gezeigt, dass regelmäßige körperliche Bewegung das Risiko für kardiovaskuläre Erkrankungen, Typ-2-Diabetes, Bluthochdruck, Brust- und Darmkrebs und viele andere lebensbedrohliche Erkrankungen zu senken vermag. Im Vergleich zu einem passiven Lebensstil reduziert regelmäßige sportliche Aktivität das Risiko für alle schweren chronischen Erkrankungen um die Hälfte. Ja, richtig – *um die Hälfte*!

Bewegungsmangel wurde lange als eine der drei Hauptursachen für vorzeitigen Tod in den USA angesehen, doch die Überprüfung der globalen Datenlage, publiziert in der medizinischen Fachzeitschrift *The Lancet*, weist darauf hin, dass sich beinahe zehn Prozent der weltweit jährlichen Todesfälle auf Bewegungsmangel zurückführen lassen. Zu einem ähnlichen Ergebnis kamen Wissenschaftler der University of Sidney, die eine Studie mit 222 497 Teilnehmern im Alter von 45 Jahren und älter durchführten. Sie fanden heraus, dass das Sterberisiko der Personen, die acht bis zehn Stunden am Tag sitzend verbracht haben, unabhängig von der Ursache um 15 Prozent erhöht war. Es war sogar um 40 Prozent erhöht, wenn die Probanden elf Stunden und mehr pro Tag sitzend verbrachten. Dieses Muster galt gleichermaßen für Männer wie für Frauen, für übergewichtige oder schlanke Menschen, und zwar egal, ob die Testpersonen Sport trieben oder nicht. Mit anderen Worten: Es ist schlicht und ergreifend gesundheitsschädlich, einen Großteil des Tages sitzend zu verbringen, auch, wenn man nach Feierabend körperlich aktiv ist.

Aus evolutionärer Sicht wurde der Mensch dazu geschaffen, sich zu bewegen, und nicht dazu, stundenlang herumzusitzen. In unserem automatisierten Zeitalter haben wir die Bewegung aus unserem Leben heraustechnisiert. Wir sind nicht mehr länger damit beschäftigt, zu jagen oder zu sammeln – wir bestellen Essen zum Mitnehmen, häufig lassen wir es uns sogar liefern. Wir erledigen unsere Bankgeschäfte online, statt in die Bankfiliale zu gehen. Wir müssen uns nicht mehr extra in das Büro eines Kollegen begeben, um mit diesem etwas zu besprechen; ein Telefonat oder eine E-Mail genügt. Wir brauchen nicht mehr zum Einkaufen zu gehen, um Lebensmittel, Kleidung, Möbel oder andere Produkte zu erwerben; wir können das Gewünschte im Internet bestellen und es uns direkt nach Hause schicken lassen.

Sowohl bei Erwachsenen als auch bei Kindern wurde die Bewegung aus dem alltäglichen Tagesablauf verdrängt. Trotz epidemischen Auftretens von Adipositas und Typ-2-Diabetes im Kindesalter reduzieren immer mehr Schulen ihr sportliches Programm, anstatt es auszuweiten. Und das, obwohl es stichhaltige Beweise dafür gibt, dass sportliche Betätigung während der Unterrichtszeit die Leistung steigert. Laut einer Studie der University of Tennessee schnitten körperlich fitte Schüler (gemessen an der kardiorespiratorischen Ausdauer, der Muskelkraft und der Kondition) der Mittelstufe bei standardisierten Tests günstiger ab und erbrachten bessere Leistungen als ihre weniger sportlichen Mitschüler. Seit Jahren geben etwa 40 Prozent der erwachsenen Amerikaner an, keinen Sport zu treiben. Inzwischen zeigt sich ein noch dramatischeres Bild: Neuere Studien, die sich nicht mehr auf die Aussagen der Studienteilnehmer selbst verlassen, sondern diese durch einen Beschleunigungssensor erfassen, weisen darauf hin, dass lediglich 3,5 Prozent aller US-Amerikaner im Alter zwischen 18 und 59 Jahren auf das von der Regierung empfohlene Mindestmaß an körperlicher Bewegung kommen: 150 Minuten moderate Bewegung pro Woche. *Nur 3,5 Prozent!*

Diese Lebensweise hat zu einem Phänomen geführt, das von Wissenschaftlern als »Sedentarismus«, passiver Lebensstil, bezeichnet wird. Das bedeutet in der Regel, dass weniger als zehn Prozent der täglichen Energie (oder Kalorien) für leichtere bis intensivere körperliche Bewegung aufgebracht wird, oder dass ein übermäßig großer Teil der Freizeit sitzend verbracht wird. In der Regel ist es eine Kombination aus beidem. Im allgemeinen Sprachgebrauch wird der Begriff dagegen für Freizeitaktivitäten verwendet, die wenig Bewegung erfordern und die daher kaum die Kalorienverbrennung ankurbeln (wie zum Beispiel Fernsehen). Inzwischen ist die »Physiologie der Inaktivität« – das Gegenteil der »Bewegungsphysiologie« – zu einem immer breiteren Forschungsgebiet geworden, da sich daraus derart ernsthafte und schwerwiegende gesundheitliche Konsequenzen ergeben. Wie man es auch dreht und wendet, wir werden immer dicker, und während wir so auf der Couch sitzen, erhöhen wir unser Risiko für chronische Krankheiten auch noch, statt es durch Bewegung zu reduzieren.

Doch so sollte es nicht sein. Und glücklicherweise gibt es dafür eine ziemlich einfache Lösung: *Treiben Sie mehr Sport! Ja!* Eine Studie, die 2012 im *British Medical Journal* veröffentlicht wurde, kommt zu dem Ergebnis, dass sich die mögliche Lebenserwartung im Schnitt um zwei Jahre steigern lässt, einzig, indem man die täglich im Sitzen verbrachte Zeit auf weniger als drei Stunden reduziert. (Zugegeben, das ist für Menschen, die im Büro arbeiten, kaum realisierbar, doch ist es bereits ein Fortschritt, etwas öfter zwischendurch aufzustehen und sich ein wenig Bewegung zu verschaffen.) Schon 20 Minuten Gymnastik pro Tag an fünf Tagen der Woche können entscheidend sein, ob ein Mensch mit einer Disposition für Typ-2-Diabetes diese chronische Krankheit entwickelt oder nicht, so eine Studie, die in der angesehenen medizinischen Fachzeitschrift *The Journal of the American Medical Association (JAMA)* veröffentlicht wurde. Wie wir aus der DPP-Studie (*Diabetes Prevention Program)* wissen, können bereits moderate Verbesserungen des Gewichts, der körperlichen Aktivität und der Ernährung dazu führen, dass annähernd zwei von drei erwachsenen Risikopatienten nicht an Diabetes erkranken. Die umfangreichste abrufbare Datenbank über nachhaltige Gewichtsabnahme, das National Weight Control Registry, zeigt, dass in den meisten Fällen moderate tägliche Bewegung denjenigen, die beträchtlich abgenommen haben, hilft, ihr neues Gewicht langfristig halten zu können. Darüber hinaus wissen wir aus einer Studie der University of Colorado, dass sich durch regelmäßige sportliche Betätigung die Auswirkungen erhöhter Genexpression, zu der gesunde, ältere Menschen häufig neigen, wie auch das vermehrte Auftreten von Entzündungen und oxidativem Stress abmildern lassen.

Der Skill: Regelmäßige Bewegung schätzen lernen

In den letzten Jahren berichteten die Medien ständig und mit großer Vehemenz von den tiefgreifenden gesundheitlichen Vorteilen, die selbst leichte Formen körperlicher Bewegung mit sich bringen. Wobei der Grund dafür auf der Hand liegt: Ist man körperlich aktiv, so gelangt mehr Sauerstoff ins Blut, Muskeln und Lunge werden besser durchblutet, und natürliche Schmerzhemmer (wie Endorphine) werden freigesetzt, die zudem unser Wohlbefinden steigern. Regelmäßige sportliche Betätigung bringt zahlreiche gesundheitliche Vorteile mit sich, darunter ein Ausgleich des Blutdrucks, des Cholesterinspiegels und des Blutzuckerspiegels. Außerdem werden gefährliche versteckte Entzündungen im Körper abgebaut und somit das Risiko für verschiedene chronische Erkrankungen gesenkt.

Regelmäßige Fitnessübungen wirken sich im Lauf der Zeit positiv auf die Kondition, das Gewicht, das Herz, die Gemütslage, die Muskelkraft und das Immunsystem aus. Weiterhin tragen sie dazu bei, Infektionskrankheiten wie Erkältungen oder grippalen Infekten ebenso vorzubeugen wie langfristigeren Bedrohungen wie beispielsweise Krebs. Mittels Krafttraining werden die Knochen aufgebaut und geschützt, sodass das Osteoporoserisiko sinkt. Darüber hinaus trägt Sport zu einer Verbesserung der Sexualfunktion von Frauen und Männern gleichermaßen bei, der Hormonhaushalt wird reguliert, und die Sexualorgane werden stärker durchblutet (mit erfreulichen Folgen für die Sexualfunktion und die sexuelle Erregbarkeit), was sich wiederum äußerst positiv auf das Selbstwertgefühl und damit auch auf die sexuelle Lust niederschlägt. Eine kürzlich durchgeführte Studie aus Neuseeland deutet sogar darauf hin, dass sich durch Sport das Verlangen nach Zigaretten wie auch die Entzugserscheinungen bei der Raucherentwöhnung abmildern lassen.

Doch es kommt noch besser. Regelmäßiges Training vermag das Risiko einer Wiedererkrankung bei verschiedenen Leiden zu senken. Daher setzen kardiologische Reha-Programme – die Menschen dabei unterstützen, sich von Herzinfarkten und Herzoperationen zu erholen – unter anderem auf sportliche Betätigung, um das Herz und die Blutgefäße zu stärken und so einer erneuten Herzerkrankung vorzubeugen. Des Weiteren fanden Forscher des National Cancer Institute in der medizinischen Fachliteratur über Patienten, die eine Krebserkrankung überlebt haben, »übereinstimmende Beweise« dafür, dass sportliche Aktivität bei bestimmten Krebsformen, daruner Brust- und Darmkrebs, im Zusammenhang mit einer niedrigeren Mortalitätsrate zu sehen ist.

Die »Fit versus fett«-Debatte

Zahlreiche Studien zeigen, dass der körperliche Trainingszustand eines Menschen, unabhängig von seinem Körpergewicht, weitreichende Konsequenzen auf seine Gesundheit, seine Vitalität, sein Risiko für chronische Erkrankungen und seine Lebenserwartung hat. Dr. Steven Blair, einer der bekanntesten Akteure in der »Fit versus fett«-Debatte, weist darauf hin, dass ein Mensch auch trotz seines Übergewichts sehr wohl körperlich fit sein kann und den gleichen gesundheitlichen Nutzen durch Fitness davonträgt. Zweifellos birgt es Vorteile, sowohl schlank als auch fit zu sein, und selbstverständlich können Sie den Prozess des Abnehmens durch sportliche Aktivität fördern (wenn Sie den Kalorienverbrauch durch Sport in die Höhe treiben, wirkt sich das positiv auf die Energiebilanz aus). Bei einem halbstündigen Spaziergang in gemäßigtem Tempo werden ein paar hundert Kalorien verbrannt. Tun Sie dies täglich, ohne dabei die Kalorienzufuhr zu verändern, so werden Sie ein halbes Pfund pro Woche abnehmen. Nach einem Jahr wäre das also ein Gewichtsverlust von 12,5 Kilogramm.

Doch das ist nicht der eigentliche Wert körperlicher Bewegung. Werden Muskeln trainiert, sodass sie ein wenig wachsen – damit meine ich nicht, dass sie riesig groß werden sollen, sondern lediglich so, dass sie schlank und dennoch stark sind –, erhöht sich die insgesamte Muskelmasse. Magere Muskelmasse weist eine höhere metabolische Aktivität auf als Körperfett, das bedeutet, sie verbrennt mehr Kalorien, und das sogar im Ruhezustand. Wenn Sie also Ihre Muskelmasse um ein halbes Kilo erhöhen, werden Sie am Tag im Schnitt 30 bis 50 zusätzliche Kalorien verbrennen, nur um das derzeitige Gewicht zu erhalten. Wenn Sie also, sagen wir einmal, dreimal pro Woche 20 Minuten Fitnessübungen machen, werden Sie irgendwann sogar im Schlaf mehr Kalorien verbrennen! Wenn das keine lohnende Investition ist!

Fazit: Körperliche Fitness tut uns allen gut, ganz gleich, wie viele Kilos wir auf die Waage bringen. Zudem hat sich gezeigt, dass regelmäßige Bewegung maßgeblich dazu beiträgt, dass Menschen, die deutlich abgenommen haben, ihr neues Gewicht halten können. Laut der National Weight Control Registry, der besten verfügbaren Datenbank für erfolgreiche und dauerhafte Gewichtsabnahme, kommt regelmäßiger sportlicher Betätigung dabei die Schlüsselrolle im Erfolgsrezept zu.

Wem das jetzt alles immer noch nicht Grund genug ist, sich aus seinem Sessel zu erheben, sollte Folgendes bedenken: Sport wirkt sich positiv auf die Gehirnfunktion und die emotionale Grundstimmung aus. Durchblutung und Sauerstoffversorgung des Gehirns (wie auch des Körpers) werden angeregt, das Risiko für Alzheimer und andere Formen von Demenz reduziert, während gleichzeitig Konzentration und Leistung verbessert werden. (In der Tat hat eine neue Studie, veröffentlicht in den *Annals of Internal Medicine*, gezeigt, dass Menschen mittleren Alters mit hoher kardiorespirativer Fitness mit einem um 36 Prozent niedrigeren Risiko in späteren Jahren an Demenz erkrankten.)

Regelmäßiger Sport schafft außerdem die optimale Grundlage zum Lernen, also um sich etwas merken und wieder abrufen zu können. Stimmung und Aufmerksamkeit werden positiv beeinflusst, Ängste und Depressionen gelindert. So kommt denn auch eine Studie der Duke University zu dem Ergebnis, dass Ausdauertraining ebenso wirksam bei der Behandlung schwerer Depressionen ist wie Antidepressiva. Mehr noch, Patienten, die einer Bewegungstherapie folgen, weisen deutlich geringere Rückfallquoten auf als diejenigen, die medikamentös behandelt werden. Durch Bewegung lassen sich die Auswirkungen von Stress abmildern und sogar bestimmte Alterungsprozesse im Gehirn rückgängig machen. Die Ursache liegt zum Teil wahrscheinlich in der Ausschüttung stimmungserhellender Endorphine beim Sport begründet sowie in der Produktion anderer Neurotransmitter (Gehirnchemikalien) wie Serotonin, Noradrenalin und Dopamin, sowie dem Wachstumsfaktor BDNF (brain-derived neurotrophic factor).

Dennoch erkennen sogar zahlreiche Psychiater nicht an, dass ein erhöhter Stresspegel die Verbindung zwischen den Nervenzellen im Gehirn untergraben kann, oder dass chronische Depressionen bestimmte Hirnregionen schrumpfen lassen, wie John Ratey, Professor für klinische Psychiatrie in Harvard in seinem Buch *Superfaktor Bewegung: Das Beste für Ihr Gehirn!* feststellt. »Und sie wissen umgekehrt nicht, dass durch körperliche Bewegung oder sportliche Betätigung eine Kaskade von Neurochemikalien und Wachstumsfaktoren freigesetzt wird, die diesen Prozess umkehrt und die Infrastruktur des Gehirns physisch stärken kann. Das Gehirn reagiert im Grunde genau wie Muskeln: Es wächst durch Beanspruchung und schwindet durch Bewegungsarmut.«

Es besteht keinerlei Zweifel darüber, dass sportliche Aktivität Körper und Geist zugutekommt und dass sich dennoch die Allerwenigsten von uns in ausreichendem Maße bewegen. Im Grunde stecken in jedem von uns eine natürliche Vitalität und ein angeborener Bewegungsdrang, etwas, das man respektieren, würdigen und fördern sollte. Sie sind das Gegenstück zu einer Behinderung. Überlegen Sie sich Folgendes: Wenn Sie einem Rollstuhlfahrer begegnen, empfinden Sie möglicherweise Mitleid für seine eingeschränkte Bewegungsfreiheit. Trotzdem weigern sich einige von uns, die über gesunde Beine verfügen, Gebrauch von ihnen zu machen. Wir verschleudern unsere eigenen körperlichen Fähigkeiten. Wenn Sie das Ganze einmal so betrachten, werden Sie vielleicht feststellen, dass wir uns an einer zwar unterschwelligen, doch weit verbreiteten Form der kognitiven Dissonanz beteiligen. Unsere Füße sind dazu gemacht, zu gehen und zu rennen, zu tanzen und zu springen, zu hüpfen und zu klettern. Die Vitalität, die aus körperlicher Aktivität resultiert, macht das Leben angenehmer und lässt sich nicht durch irgendeinen technischen Fortschritt ersetzen. Warum sollten wir sie aus freien Stücken wegwerfen? Sollte jemand versuchen, sie uns gewaltsam zu entreißen, würden wir ganz sicher mit aller Macht um sie kämpfen! Objektiv gesehen ist es kinderleicht, für körperliche Bewegung zu argumentieren, die Beweislage liegt nur allzu deutlich auf der Hand. Treiben Sie täglich Sport, und Sie werden Ihre Lebenserwartung um ein paar Jahre erhöhen und diese zusätzliche Zeit auch noch mit mehr Lebensqualität anreichern. Bleiben Sie dagegen einfach sitzen, werden Sie höchstwahrscheinlich beides verlieren. Es ist eine ganz einfache Entscheidung.

Der Skill: Entdecken Sie Ihre Motivation für mehr Aktivität

Es ist von enormem Vorteil, den physiologischen wie psychologischen Nutzen von Sport zu kennen und auch wertzuschätzen, denn dies trägt wesentlich dazu bei, die eigene Motivation zu erhöhen. Sie können dann körperliche Aktivität als etwas betrachten, das Sie tun *wollen* und nicht nur tun *sollten*. Doch vielleicht müssen Sie Ihrer Motivation noch einen leichten Schubs in die richtige Richtung verpassen. Wie weiter oben beschrieben, haben die Menschen häufig widersprüchliche Motivationen. Möglicherweise wollen Sie mehr Sport treiben (vielleicht Ihrer Gesundheit zuliebe), haben jedoch Gründe, es doch nicht zu tun (vielleicht aus Zeitmangel). Diese widersprüchlichen Argumente können zu Unentschlossenheit führen. Glücklicherweise lässt sich die Waagschale positiv beeinflussen, indem Sie eine Bestandsaufnahme aller Vor- und Nachteile von mehr Bewegung auf der einen Seite und der Beibehaltung eines passiven Lebensstils auf der anderen Seite vornehmen.

Am einfachsten lässt sich das mithilfe einer Pro-und-Kontra-Tabelle bewerkstelligen. Dabei notieren Sie alle Vor- und Nachteile einer Veränderung jeweils in einer Spalte (siehe Kapitel 2). Sie können diese Tabelle sehr einfach halten, Sie können sie aber auch um die Vor- und Nachteile der Beibehaltung des bisherigen Verhaltens erweitern (siehe Tabelle 5.1.). Wenn Sie dann die »Vorteile«-Spalte unter »Gesteigerte körperliche Aktivität« durch immer neue Punkte erweitern beziehungsweise die »Nachteile«-Spalte unter »passiven Lebensstil beibehalten« oder Sie Nachteile körperlicher Bewegung beziehungsweise Vorteile einer passiven Lebensweise streichen, wird Ihre Analyse zu einem neuen Ergebnis führen. Sollten die Pros auf Ihrer Liste die Kontras überwiegen, könnten Sie Ihre Gründe für eine Verhaltensbeibehaltung einmal gründlich hinterfragen, um so das Gleichgewicht in Richtung einer Verhaltensänderung zu verschieben.

Sie können das Ergebnis Ihrer Analyse auch ein wenig zugunsten körperlicher Bewegung manipulieren, indem Sie sich alle Vorteile regelmäßiger sportlicher Betätigung für Körper, Geist und Figur notieren – Verbesserung des Herz-Kreislauf-Systems, der Atemfunktion und des Immunsystems, mehr Energie und größeres Wohlbefinden, weniger Ängste und Depressionen sowie eine ausgeglichenere Grundstimmung, stärkere und definiertere Muskeln, attraktiveres Äußeres, besserer Sex und so weiter. Möglicherweise müssen Sie gründlich nachdenken, um ausreichend Enthusiasmus für eine Verhaltensveränderung zu entwickeln, doch diese Mühe lohnt sich. Idealerweise helfen Ihnen bereits einige der genannten Informationen, doch nur Sie können darüber entscheiden, wann Sie bereit sind. Es ist Ihre Ambivalenz – Sie allein können etwas dagegen unternehmen.

Tabelle 5.1. Die Vor- und Nachteile gesteigerter körperlicher Bewegung

Gesteigerte körperliche Bewegung	
Vorteile	**Nachteile**
Fördert das Abnehmen. Ich tue etwas für meine Gesundheit und mein Gehirn. Ich habe mehr Energie. Ich verbessere mein Sexualleben. Meine Stimmungslagen wenden sich zum Besseren.	Es ist harte Arbeit. Es ist zeitintensiv. Ich hasse Elastan (Sportbekleidung). Meine Gelenke schmerzen beim Training.
Passive Lebensweise beibehalten	
Vorteile	**Nachteile**
Es ist das Einfachste. Ich spare Zeit. Ich brauche nicht zu schwitzen. Es ist weniger anstrengend.	Es hilft mir nicht beim Abnehmen. Mein Gesundheitszustand wird sich nicht verbessern. Ich könnte zunehmen. Ich werde mich nicht dynamischer fühlen. Ich werde nicht an Muskelmasse gewinnen.

Diese Pro-und-Kontra-Tabelle zu erstellen und zu überdenken kann bereits ausreichen, um die nötige Motivation zu erlangen und sich wie von selbst in die richtige Richtung zu entwickeln. Je persönlicher Sie die Gründe für eine Veränderung gestalten, desto stärker die Wirkung. Wir überzeugen uns selbst tagtäglich, bestimmte Dinge zu tun. Sie können sich also von etwas überzeugen, das es wert ist, getan zu werden, das gut ist für Körper, Geist und Lebenserwartung. Halten Sie stets eine Kopie dieser Tabelle bereit, die Sie sich vor Augen führen können, wenn Ihre Motivation schwindet, zur Gymnastikstunde, zum Joggen oder ins Fitnessstudio zu gehen. Ein weiterer bedeutender Faktor: Unter Umständen sind Sie zwar motiviert, Sport zu treiben, trauen sich jedoch nicht, den Anfang zu machen. Die Wichtigkeit körperlicher Bewegung ist Ihnen durchaus bewusst, doch fürchten Sie sich vor der Anstrengung, Sie wissen nicht, wie Sie sich die Zeit dafür nehmen sollen, und so weiter. Falls das auf Sie zutrifft, sollten Sie unbedingt weiterlesen. Denn in diesem (wie auch im nächsten) Kapitel geht es vor allem darum, wie man sich den Weg leichter machen kann.

Wussten Sie schon …?

Vor kurzem stießen niederländische Forscher im Zusammenhang mit Werbespots für Sportprodukte auf einen interessanten Effekt: Probanden, die vor dem Mittagessen solche Werbespots sahen, konsumierten in etwa 22 Prozent weniger Kalorien als diejenigen, denen neutrale Werbesendungen gezeigt worden waren. Die Schlussfolgerung? Allein der Gedanke an körperliche Fitness beim Essen kann dazu beitragen, dass Sie Ihr Essverhalten besser im Griff haben.

Der Skill: Hinterfragen Sie »faule« Ausreden

Zahlreiche Menschen sind wahre Meister darin, Gründe zu finden, warum sie keinen Sport treiben können. Nur wenige dieser Gründe sind wirklich stichhaltig. Im Grunde beeinflusst Sport so viele Aspekte unseres Lebens positiv, dass er für jeden von uns eine vorrangige Stellung einnehmen sollte. Im Laufe der Jahre habe ich ständig von meinen Patienten zu hören bekommen, sie hätten schlichtweg keine Zeit für Sport. Ich habe mir dagegen immer gedacht, dass mir die Zeit fehlt, keinen Sport zu treiben, weil der Nutzen den zeitlichen Aufwand bei weitem übersteigt.

Mit meinem Forscherteam in Yale begab ich mich auf die Suche nach den häufigsten Hindernissen für sportliche Aktivität. Wie sich herausstellte, bestand die größte Hürde darin, dass die meisten Menschen einfach keine Ahnung hatten, wie sie ein Trainingsprogramm konkret beginnen sollten, dicht gefolgt von zeitlichen und terminlichen Herausforderungen, mangelnder sozialer Unterstützung, unzureichender Motivation oder Energie und finanziellen Einschränkungen. Die gute Nachricht: Es gibt Kompetenzen und Strategien, mit deren Hilfe es der überwiegende Teil der Menschen schaffen kann, diese Barrieren zu überwinden und körperlich aktiver zu werden. Lassen Sie uns diese Hindernisse in umgekehrter Reihenfolge betrachten. Mit den finanziellen Einschränkungen lässt sich am leichtesten fertigwerden, kann man doch ganz einfach spazieren oder laufen gehen. Und zwar völlig ohne Geld, es kostet Sie keinen einzigen Cent! Sie können auch das Radio einschalten und eine halbe Stunde tanzen. Egal, wo Sie leben, es gibt mit ziemlicher Sicherheit preiswerte, wenn nicht sogar kostenlose Möglichkeiten, ein wenig Bewegung in den Alltag zu bringen.

Was die unzureichende Motivation und Energie betrifft, kann es sein, dass Sie möglicherweise, wie vorhin beschrieben, an Ihrer Motivation arbeiten müssen. Das Thema Energie lässt sich sehr viel leichter in den Griff bekommen. Es klingt vielleicht erstaunlich, aber es gibt immer mehr wissenschaftliche Beweise dafür, dass regelmäßge sportliche Betätigung dem Gefühl von Energielosigkeit und Müdigkeit gesunder Erwachsener entgegenwirkt. Mit Gymnastik gewinnt man nicht nur an Kraft und Ausdauer, auch die Sauerstoffversorgung des ganzen Körpers, einschließlich des Gehirns, wird angestoßen. Man fühlt sich danach hellwach, ist konzentrierter und steckt voller Energie. Sport hat also häufig eine belebende Wirkung. Sollte das auf Sie nicht zutreffen, probieren Sie einmal aus, zu unterschiedlichen Tageszeiten oder in unterschiedlicher Intensität zu trainiern, bis Sie Ihr persönliches Optimum gefunden haben. (Falls die mangelnde Energie auf zu wenig Schlaf zurückzuführen ist, lesen Sie in Kapitel 12 nach.) Es gibt viele Möglichkeiten, wie Sie sich soziale Unterstützung holen oder fehlende Unterstützung ausgleichen können – ob Sie nun zusammen mit einem Freund ins Fitnessstudio gehen, einen Trainingspartner finden oder sich mit dem Partner oder einem Nachbarn bei der Kinderbetreuung abwechseln, sodass jeder Zeit für sportliche Aktivitäten findet.

Im Grunde sollten Sie in der Lage sein, durch kreatives Denken jede einzelne Ausrede zu hinterfragen und zu entkräften. Sehen Sie sich als Erstes Ihre Begründungen genau an, und überlegen Sie, ob diese wirklich stimmig sind. Im zweiten Schritt denken Sie darüber nach, wie sich diese Hindernisse umgehen beziehungsweise aus der Welt schaffen lassen. Es ist zudem hilfreich, sich die zahlreichen Vorteile regelmäßiger Bewegung vor Augen zu führen, um so den eigenen Entschluss zu stärken und Wege zu finden, wie sich diese Hürden umschiffen lassen.

Was die meisten Menschen nicht wissen: Der vorherrschende Glaube, gesundheitliche Vorteile ließen sich nur durch hartes, kontinuierliches Training erzielen, stimmt so nicht. Mit insgesamt 20 bis 30 Minuten körperlicher Aktivität pro Tag – auch, wenn es sich lediglich um solch profane Dinge wie Treppensteigen oder Zu-Fuß-zum-Einkaufen-gehen handelt – lässt sich bereits die 85-prozentige Wirkung von intensivem Herz-Kreislauf-Training erzielen. Interessanterweise hat eine Studie der Arizona State University in Phoenix ergeben, dass sich bei Männern mit Prä-Hypertension (der Vorstufe von Bluthochdruck), die über den Tag verteilt immer wieder dreiminütige Gymnastikeinheiten eingelegt haben, nach 24 Stunden ein stärkerer Rückgang des systolischen Blutdrucks verzeichnen ließ als bei denjenigen, die 30 Minuten am Stück trainierten. Kurze Trainingseinheiten tragen in der Summe also tatsächlich zur Verbesserung der Gesundheit bei!

Der Skill: Finden Sie sportliche Aktivitäten, die zu Ihnen passen

Der Schlüssel liegt darin, Sportarten herauszusuchen, die zu Ihren persönlichen Vorlieben und Ihrem Lebensstil passen, die Ihr Wohlbefinden steigern (die sportliche Alternative zu Trostessen), Sie mit Energie versorgen oder Ihnen auf irgendeine Weise Freude machen. Damit man bei einer Sportart einen langen Atem hat, muss sie Spaß machen und gewisse Vorteile mit sich bringen, die über den gesundheitlichen Nutzen hinausgehen. Dabei kann es sein, dass Ihnen eine völlig andere Bewegungsform guttut als Ihrem Freund oder Kollegen. Wenn Sie gerne laufen gehen, so tun Sie es. Wenn Sie gerne wandern, nur zu. Wenn Sie gerne tanzen, tanzen Sie. Gehen Sie nicht davon aus, dass Sie ein Sportmuffel sind, nur weil Ihnen eine bestimmte Sportart nicht gefällt. Ihr Körper ist für Bewegung ausgelegt – wie diese genau aussehen soll, hängt jedoch ganz von Ihren Vorlieben ab.

Wenn Sie sich Sportarten heraussuchen, die zu Ihnen passen könnten, überlegen Sie sich genau, was Sie auf körperlicher, psychologischer, emotionaler und sozialer Ebene damit erreichen wollen. Haben Sie sehr viel Energie, lieben Sie Wettkämpfe, oder sind Sie auf der Suche nach dem ultimativen Adrenalinkick? Welchen geistigen Anspruch erwarten Sie sich von einer Sportart (inwieweit sollen beispielsweise Denkleistung und das Entwerfen von Strategien erforderlich sein)? Oder wollen Sie einfach nur Ihre steifen Gelenke lockern und überschüssige Energien nach einem Arbeitstag am Bürotisch loswerden? Vielleicht möchten Sie Frust und Stress abbauen? Es könnte auch sein, dass Sie Körper und Geist durch passende Bewegungsformen in Einklang bringen möchten, sodass Sie sich fest verankert, friedlich und mehr in Ihrer Mitte fühlen. Oder aber, es stehen Teamgeist und ein Zusammengehörigkeitsgefühl beim Sport für Sie im Vordergrund.

Wenn Sport für Sie etwas völlig Neues ist, müssen Sie eventuell nach dem Prinzip von Trial and Error verschiedene Sportarten ausprobieren, um die für Sie passende herauszufinden. Sie können auch Freunde und Familienmitglieder und vielleicht sogar Trainer im Fitnessstudio um Rat fragen. Auf diese Weise wird es einfacher, sportliche Aktivitäten zu finden, die Ihren persönlichen Vorlieben wirklich entsprechen. Legen Sie beispielsweise besonderen Wert auf den sozialen Aspekt beim Sport, könnte es Ihnen vielleicht Spaß machen, einen Kurs zu belegen, einem Wanderverein oder Fahrradclub beizutreten oder mit einem Freund zum Joggen oder Wandern zu gehen. Das hat zudem den Vorteil, dass Sie sich gegenseitig motivieren und zur Rechenschaft ziehen können. (Man kann sich nicht so leicht vor dem Training drücken, wenn jemand auf einen wartet.) Wenn es Ihnen widerstrebt, außer Atem zu geraten oder zu schwitzen, wäre für Sie vielleicht eine etwas mildere Trainingsform das Richtige, wie zum Beispiel Yoga oder Pilates. Alle diejenigen, die gerne an ihre Grenzen gehen, wären in einer Spinning-Runde wunderbar aufgehoben. Ziehen Sie es aber eher vor, Sport im Alleingang zu treiben, wäre Joggen, Radfahren, Schwimmen, progressives Muskeltraining oder die Benutzung eines Kardiogeräts (etwa eines Steppers oder Hometrainers) sicherlich geeigneter.

Wenn Sie mehr der Typ für Wettbewerbe sind, dann macht es Ihnen vielleicht Spaß, Tennis, Squash oder Badminton zu spielen. Sind Sie dagegen eher ein Gruppenmensch, könnte Ihnen eine Mannschaftssportart (wie zum Beispiel Basketball, Volleyball oder Fußball) zusagen beziehungsweise mit einer Gruppe mountainbiken zu gehen, oder aber sogar ein Kurs im Synchrontanzen. Wenn bei Ihnen mehr die Konzentration im Vordergrund stehen soll, wäre eine Schlägersportart oder eine Kampfkunst (wie Tai Chi oder Karate) eine gute Wahl. Kommt es Ihnen dagegen eher darauf an, beim Sport abzuschalten oder sich rhythmisch zu bewegen, könnte es Ihnen liegen, ein Kardiogerät zu benutzen und dabei Musik zu hören; Schwimmen oder Rollschuhlaufen kämen ebenfalls in Betracht. Wie Sie sehen, ist wirklich für jeden etwas Passendes dabei.

Der Skill: Gestalten Sie den passenden Trainingsrahmen

Es gibt körperliche Aktivitäten, die sich besonders einfach in den Tagesablauf integrieren lassen, ganz einfach, indem man sich, wann immer möglich, für die Bewegung entscheidet. Jede noch so kleine Trainingseinheit zählt. (Das nächste Kapitel zeigt clevere Möglichkeiten auf, wie sich möglichst viel Bewegung in den Alltag einbauen lässt.) Es ist auch nicht zwingend notwendig, das tägliche Sportpensum am Stück

Wussten Sie schon …?

Forscher der Universität Oslo haben herausgefunden, dass es so etwas wie ein Muskelgedächtnis gibt. Die Muskeln erinnern sich demnach an einen bereits zurückliegenden Trainingszustand, auch wenn sie aktuell durch mangelndes Training eher schwächer ausgebildet sind. Muskelzellkerne, die sich in Folge von starkem Training vermehren, gehen auch während einer inaktiven Periode nicht verloren; tatsächlich verbleiben sie in verschiedenen Muskelfasern. Ebenso, wie Sie nie verlernen werden, Rad zu fahren, werden sich Ihre Muskeln immer daran erinnern, wie man Gewichte hebt, einen Tennisschläger schwingt oder beim Skifahren slalomfährt, wenn Sie dies einmal eine Zeitlang regelmäßig gemacht haben – und wieder zu alter Form auflaufen, sobald sie erneut trainiert werden.

zu absolvieren. Wenn jemand das möchte, kann er das zwar gerne tun, doch ebenso gut kann man über den Tag verteilt immer wieder ein bisschen trainieren. Vom gesundheitlichen Standpunkt aus sollte es insgesamt mindestens fünfmal pro Woche jeweils 30 Minuten mäßig anstrengende Bewegung sein, und es gibt, wie Sie sich sicherlich vorstellen können, viele Wege, dieses Ziel zu erreichen.

Ein umfassendes Fitnessprogramm sollte aus kardiorespiratorischen Elementen (beispielsweise Aerobic), Kraft- und Ausdauertrainig und Dehnübungen bestehen. Das klingt vielleicht nach einem ziemlich umfangreichen Programm, doch muss es das nicht sein, wenn Sie sich an die FITT-Formel halten, wie sie die meisten Gesundheitsorganisationen in den USA empfehlen:

F steht für Frequency, also für die Frequenz: Es geht also darum, wie häufig man ein bestimmtes Training absolviert. Empfohlen werden fünf 35-Minuten-Einheiten mäßig intensiver Gymastikübungen pro Woche; dazu zwei bis drei mal Krafttraining an nicht aufeinanderfolgenden Tagen; und Dehnübungen, die an mindestens zwei bis drei Tagen pro Woche durchgeführt werden, um die körperliche Flexibilität zu erhalten.

I steht für Intensity, also für die Intensität: Es gibt höchst phantasievolle Varianten, um die Intensität von Fitnessübungen festzustellen. Ich empfehle Ihnen jedoch, das Ganze möglichst unkompliziert zu halten. Mäßig intensiv bedeutet hier, dass sich der Herzschlag und die Atemfrequenz merklich erhöhen, man jedoch immer noch in kompletten Sätzen sprechen kann. Wird es schwierig, sich zu unterhalten, haben Sie die Schwelle von mäßig anstrengendem zu intensiverem

Training überschritten. Es wird empfohlen, fast täglich mäßig anstrengende Fitnessübungen zu machen, wobei die wöchentliche Gesamtzeit (mindestens) 150 Minuten betragen sollte. Wenn Sie sich für intensiveres Training entscheiden, sollten es minimal 75 Minuten pro Woche sein. Um in Form zu bleiben, sollte das Krafttraining bis zu dem Punkt betrieben werden, an dem die Muskeln ermüden (aber nicht versagen); normalerweise werden zwei bis drei Sätze à acht bis 20 Wiederholungen empfohlen. Dehnübungen sollten nur bis zu einer leichten Anspannung durchgeführt werden, sie sollten niemals schmerzen.

T steht für Time, also für Zeit: Für Fitnessübungen gilt die Empfehlung, diese in 30- bis 60-Minuten-Blöcken am Stück oder in kürzeren Einheiten über den Tag verteilt (jeweils ungefähr zehn Minuten) unterzubringen. Beim Krafttraining reichen 20 bis 60 Minuten normalerweisee aus. Beim Stretching sollte es das Ziel sein, jede Dehnung 20 bis 60 Sekunden lang zu halten, bevor man die nächste Übung macht.

T steht für Type, also für die Sportart: Kardiorespiratorische Gymnastik (oder Aerobic) ist alles, was zu einer größeren Sauerstoffaufnahme führt und große Muskelgruppen betrifft. Darunter fallen Gehen, Joggen, Radfahren, Schwimmen, Treppensteigen, Tanzen, Inlineskaten, Skifahren, Sport an Kardiogeräten oder bewegungsintensive Sportarten wie Tennis oder Fußball. Beim Krafttraining wird der Bewegungs- und Haltungsapparat durch Widerstände in Form von Gewichten, Krafttrainingsgeräten, Widerstandsbändern, Kugelhanteln oder dem eigenen Körpergewicht gefordert. Unter Stretchübungen fällt alles, was eine Muskelverlängerung zum Ziel hat und wobei die Gelenke auf schonende Weise ihren gesamten Bewegungsspielraum nutzen (Dehnübungen, Yoga, Pilates und Ähnliches).

Suchen Sie sich die Übungen aus, die Ihnen am meisten zusagen, und kombinieren Sie diese ganz nach Ihrem Geschmack. Sie können die körperlichen Aktivitäten nach Belieben bündeln – alle auf einmal oder über mehrere Trainingseinheiten verteilt – und täglich, oder zumindest fast täglich, trainieren. Wichtig ist, sich dabei nach den FITT-Vorgaben zu richten, und zwar so, wie es für Sie am besten funktioniert.

Training in Zahlen

Wenn Sie körperlich aktiver werden wollen, gibt es zusätzlich zu der FITT-Formel noch ein paar wichtige Zahlen, die Sie für ein sicheres und kontinuierliches Training im Hinterkopf behalten sollten.

Zehn Minuten: Wenn Sie an einem Tag mal keine Lust haben zu trainieren, sollten Sie sich dazu anhalten, zumindest zehn Minuten irgendeiner sportlichen Aktivität nachzugehen – beispielsweise Walken oder Fahrradfahren. Es besteht die Chance, dass es Ihnen dann besser geht und Sie weitermachen wollen. Falls nicht, haben Sie zumindest etwas getan, das Ihrer Gesundheit und Ihrem Gewicht guttut.

48 Stunden: Diesen Zeitraum – zwei Tage! – sollte eine trainingsfreie Phase nicht übersteigen, wenn Sie körperliche Aktivität dauerhaft in Ihren Lebensstil integrieren wollen.

Zehn bis 20 Prozent: Um Verletzungen oder Burn-out zu vermeiden, sollten Sie die Intensität oder den zeitlichen Umfang Ihres Trainings von einer Woche auf die nächste um höchstens zehn bis 20 Prozent erhöhen, sobald sich Ihr Fitnesszustand verbessert hat. Waren Sie also seit einer Weile 30 Minuten am Tag Walken, sollten Sie das Training für die Dauer von mindestens einer Woche auf maximal 33 bis 36 Minuten ausdehnen, bevor Sie es noch länger versuchen.

10 000: So viele Schritte sollte man am Tag gehen. Sie können sich das Mitzählen sparen, indem Sie sich einen preiswerten Schrittzähler (Pedometer) zulegen.

Der Skill: Nehmen Sie sich Zeit zum Trainieren

Im Idealfall lassen sich die gewünschte Sportart und der Trainingsort leicht in den gewohnten Zeitplan integrieren. Ein Fitnesscenter oder ein Joggingpfad in der Nähe der Wohnung oder des Arbeitsplatzes erleichtern es ungemein, wirklich regelmäßig Sport zu treiben. (Haben Sie kleinere Kinder, wäre für Sie ein Fitnessstudio interessant, das Kinderbetreuung anbietet.) Suchen Sie sich dafür möglichst ein Zeitfenster heraus, das nicht mit Ihren anderen Terminen kollidiert – also morgens früh, während der Mittagspause oder am frühen Abend. Wenn Sie sich dann noch angewöhnen, diese Termine als verbindlich zu betrachten – Sie könnten sich diese Zeitfenster auf die gleiche Weise in Ihrem Terminkalender notieren, wie Sie sich auch Arzttermine oder wichtige berufliche Termine aufschreiben –, so erhöht das die Wahrscheinlichkeit, dass Sie Ihr Trainingsprogramm im Laufe der Zeit auch beibehalten. So werden gesunde Angewohnheiten geboren!

In Zeiten mit übervollem Terminkalender können Sie auf positive Weise Multitasking betreiben und das Training mit Ihrem Sozialleben kombinieren. Anstatt mit einem Freund oder einem Kollegen nach der Arbeit etwas trinken oder essen zu gehen, könnten Sie abends an einem Kurs in Ihrem Fitnessstudio teilnehmen, miteinander walken oder joggen gehen. Auf die gleiche Weise lässt sich die Familienzeit mit sportlicher Aktivität verknüpfen: Sie können zusammen wandern gehen, eine Radtour machen oder mit Ihren Kindern fangen spielen. Indem Sie Menschen, die Ihnen wichtig sind, in das Training mit einbeziehen, erhalten Sie einerseits den Spaß am Sport aufrecht und werden zudem positiv darin bestärkt, mehr Bewegung in Ihren Alltag zu integrieren.

Wussten Sie schon …?

Mehrere Studien weisen übereinstimmend darauf hin, dass sich Menschen am ehesten an ihren Übungsplan halten, wenn sie in den Morgenstunden trainieren, vermutlich weil unerwartete Hindernisse zu diesem frühen Zeitpunkt noch nicht zu erwarten sind. Doch es haben sich noch weitere Vorteile für die Frühsportler herauskristallisiert. Forscher der Brigham Young University in Utah haben herausgefunden, dass moderate bis intensive morgendliche Trainingseinheiten für den Rest des Tages Heißhungerattacken abzuwenden vermögen.

Der Skill: Sorgen Sie für Abwechslung und Inspiration beim Training

Wie wir alle wissen, ist Vielfalt die Würze des Lebens. Erst durch sie wird alles interessant, originell und stimulierend. Ebenso wie es langweilig ist, immer das Gleiche zu essen, kann es ziemlich öde werden, wenn man Tag für Tag immer dieselben Trainingsübungen macht oder das gleiche Fitnessprogramm befolgt. (Freilich gibt es auch Menschen, die es zu schätzen wissen, wenn ihr Trainingsprogramm vertraut und beständig ist. Sollte das auf Sie zutreffen: Es gibt keinen Grund, ein funktionierendes System zu verändern!) Wenn daraus sportliche Monotonie wird und Sie sich immer stärker zum Trainieren überwinden müssen, ist es an der Zeit, für etwas Abwechslung zu sorgen. Es gibt dafür verschiedene Möglichkeiten. Eine davon ist Crosstraining; man geht dabei jeden Tag einer anderen Sportart nach (am ersten wird gewalkt, am nächsten Fahrrad gefahren oder getanzt, danach geschwommen und so weiter) – auf diese Weise trainiert man zudem die verschiedensten Muskelgruppen und vermeidet Verletzungen durch Überbelastung. Man kann auch weiterhin sein gewohntes Trainingsprogramm befolgen, dem man lediglich ein neues Element beifügt – beispielsweise einen Freund zum Mitmachen einlädt, neue Musik oder einen anderen Ort aussucht.

Auch an der Intensität des Trainings kann man ansetzen, indem man etwa beim Joggen oder Walken immer mal wieder kurze Abschnitte in einem deutlich schnelleren Tempo zurücklegt, um anschließend im gewohnten Tempo weiterzumachen. Bei dieser Methode, die man *Intervalltraining* nennt, wird der Stoffwechsel deutlich stärker angekurbelt als beim

Trainieren in konstanter, angenehm empfundener Geschwindigkeit. Es ist, als würden Sie den Körper ein klein wenig austricksen, sodass er beim Sport mehr Kalorien verbrennt; den Kalorienverbrauch beim Training zu steigern bedeutet gleichzeitig, dass sich die Erholungsphase des Körpers danach in die Länge zieht. (Sie werden also auch ein paar Stunden nach dem Training noch einen höheren Kalorienverbrauch haben.)

Mit der Zeit wird Ihnen auffallen, dass sich der Körper an die tägliche Trainingsroutine gewöhnt hat. Die gute Nachricht: Das bedeutet, Sie sind fitter geworden. Die schlechte Nachricht: Sie werden für eine bestimmte Anstrengung nicht mehr so viele Kalorien wie noch am Anfang verbrennen. Sie sollten daher die verschiedenen sportlichen Aktivitäten immer mal wieder variieren, ebenso wie das Tempo und die Intensität, damit der Körper während und nach dem Training mehr Kalorien verbrennt.

Der Skill: Lernen Sie die Vitalität aus körperlicher Bewegung schätzen

Mein Vater ist (während ich das schreibe) 73 Jahre alt, Kardiologe und so fit, wie man in seinem Alter nur sein kann – und das aus vorhersehbaren Gründen: Er hat sich ein Leben lang gesund ernährt und war stets sehr aktiv. Es ist inzwischen eine Art Tradition geworden, dass wir beide am Weihnachtstag in einem nahe gelegenen Naturpark wandern gehen. Vor ein paar Jahren, es war ein besonders kalter, sonniger Tag, war es wieder einmal so weit. Es hatte in diesem Jahr bereits ziemlich früh geschneit, sodass der Boden und die Bäume immer noch ein wenig von Schnee überzogen waren. Durch die Äste brach die späte Nachmittagssonne, 1000-fach widergespiegelt von Schnee und Eis. Die Landschaft war berückend schön!

Nachdem wir einen relativ steilen und ziemlich langen Anstieg hinter uns gebracht hatten, waren wir beide ein wenig außer Puste, und unser Atem bildete kleine Wölkchen in der Luft vor uns. Da waren wir also, mit unserem frostigen Atem in der klirrenden Kälte, der Schnee knirschte unter unseren Füßen, und die Eiskristalle funkelten im Sonnenlicht. Wir sprachen über die Schönheit der Wälder, und wie großartig es sich anfühlte, hier zu sein und zu wandern. Schließlich nahm die Unterhaltung eine interessante Wendung: Wir redeten über die vielen Patienten, um die wir uns im Lauf der Jahre gekümmert hatten, denen ein solches Erlebnis versagt blieb. Ihr Gesundheitszustand hatte sich zu sehr verschlechtert – häufig, weil sie nichts dagegen unternommen hatten. Sie würden niemals mehr in der Lage sein, einen frostigen Steilhang im Winterwald zu erklimmen und dabei ihren gefrierenden Atem in der kalten Luft zu beobachten oder die tiefe Befriedung nach einer harten körperlichen Anstrengung zu verspüren. Wir hofften beide, dass wir andere darin bestärken könnten, es niemals so weit kommen zu lassen.

Letztlich haben wir das in der Hand. Es liegt an jedem Einzelnen, Sport zu einem Teil seines Lebens und zu einer Quelle für Freude und Genuss zu machen. Jedem von uns ist es möglich, in den Genuss von Kräftigung und Erfüllung durch Sport zu gelangen. Und ganz gleich, ob wir das jetzt zu schätzen wissen oder nicht, wir werden den Verlust dieser körperlichen Fähigkeiten irgendwann zweifellos bedauern.

Am besten lernt man die Vitalität durch Sport über den Weg der Achtsamkeit schätzen – indem man sich ganz genau auf die Signale des Körpers einlässt und die Sinnesreize aus der unmittelbaren Umgebung in sich »aufsaugt«. Wenn Sie Ihre Aufmerksamkeit darauf zu richten vermögen, wie viel stärker Sie sich von Woche zu Woche oder von Monat zu Monat fühlen, weil Sie sich an das Trainingsprogramm gehalten haben, so kann das sehr befriedigend sein. Wenn Sie darauf achten, wie lebendig und frisch Sie sich nach einem flotten Spaziergang an der frischen Luft oder einer Yogastunde fühlen, ist das an sich bereits eine Belohnung. Und wenn Sie beim Walken, Joggen oder Schneeschuhwandern die Vögel in den Bäumen zwitschern hören und die warme Sonne im Gesicht spüren, so macht die Bewegung gleich noch mal so viel Freude.

Sich immer wieder bewusst zu machen, wie dankbar man sein darf, dass der Körper zu solch sportlichen Leistungen fähig ist, wirkt ebenfalls positiv verstärkend, um weiter dranzubleiben. Deutsche Wissenschaftler fanden heraus, dass Probanden, die beim Trainieren positive Erfahrungen machten, an Selbstvertrauen gewannen. Der Effekt war, dass sie sich auch später noch mehr bewegten. Doch egal, für welche Sportart wir uns entscheiden, wir sollten meiner Meinung nach alle froh und glücklich sein, wenn unsere Gliedmaßen gesund und einsatzbereit sind. Diejenigen, die nicht mit einem gesunden Körper gesegnet sind, würden es jedenfalls so sehen.

Sport in seiner allgemeinen Bedeutung – also im Sinne von Bewegung – sollte keine lästige Pflicht oder eine Last sein. Er ist vielmehr Ausdruck eines Privilegs, ein Quell der Freude und eine Ausdrucksform natürlicher Vitalität. Fördern Sie es, und es wird Sie fördern. Wenn Sie dies allerdings verschwenden, so verschwenden Sie gleichzeitig eine einzigartige Chance, sich vor Krankheiten zu schützen. Wir können Nahrungsmittel schätzen lernen, die uns wirklich guttun, und das gilt auch für körperliche Bewegung. Mit der richtigen Skill-Power gelangen wir über das Streben nach Freude zu Gesundheit und zu Freude, indem wir nach Gesundheit streben. Wenn Sie akzeptieren, dass Ihr Körper Bewegung fast so dringend wie die Luft zum Atmen, Nahrung und Wasser braucht, erübrigt sich die Frage, *ob* Sie sich bewegen, Sie brauchen lediglich darüber zu entscheiden, *wie* und *wann* Sie es tun.

Die To-do-Liste

- Machen Sie sich die Vorteile regelmäßiger Bewegung bewusst (für Körper und Geist), indem Sie auf die Verbesserung Ihres Körpergefühls und der körperlichen Funktionen achten.
- Bestimmen und stärken Sie Ihre Motivation für mehr Bewegung, indem Sie »faule« Ausreden hinterfragen.
- Suchen Sie sich Sportarten heraus, die zu Ihrer Persönlichkeit, Ihren Vorlieben und Ihrem Lebensstil passen.
- Lernen Sie, ein komplettes und effektives Trainingsprogramm nach den FITT-Standards zu erstellen.
- Schaufeln Sie sich Räume für Sport frei, indem Sie Trainingszeiten, wie andere wichtige Termine auch, in Ihrem Terminkalender notieren, und, wenn möglich, zwei Fliegen mit einer Klappe schlagen (zum Beispiel Sport mit Freunden oder der Familie, als soziales Event).
- Variieren Sie hin und wieder Ihre Trainingsgewohnheiten, um den Spaß an der Bewegung aufrechtzuerhalten, und damit Langeweile oder gar ein Burn-out nicht die kontinuierliche Aktivität zu Fall bringen.
- Lernen Sie die Vitalität durch Bewegung schätzen, indem Sie Kraft und das Gefühl der Zufriedenheit, die aus der sportlichen Leistung resultieren, genießen.

11

Bewegung und Fitness im Alltag

Die Herausforderung: Körperliche Bewegung erfordert Zeit, und unsere modernen Terminkalender machen eine regelmäßige Trainingsroutine beinahe unmöglich.

Die richtige Reaktion: Räumen Sie körperlicher Bewegung eine Priorität ein, sodass Sie ihr genügend Raum in Ihrer Agenda überlassen müssen, und ergreifen Sie jede sich bietende Möglichkeit, im Alltag für noch mehr Bewegung zu sorgen.

Die relevanten Skills: Machen Sie auch am Arbeitsplatz von Ihren Muskeln Gebrauch; denken Sie an Kylie Minogues Song »Do the locomotion«, und bewegen Sie sich, wann und wo immer es möglich ist; sorgen Sie für mehr Bewegung beim Fernsehen; legen Sie sich aktive Hobbys zu, und bewegen Sie sich mit Familienmitgliedern und Freunden.

Begriffe sind manchmal wie Stiefel: Wenn man sie oft genug trägt, werden sie schmutzig. Noch vor wenigen Jahren verbanden wir mit dem Wort »Training« eine Vorstellung von Fitness, Vitalität und lohnenswerter Anstrengung. Nach und nach rückten die Quälerei und der Schweiß immer mehr in den Vordergrund. Einige amerikanische Gesundheitsexperten versuchten, dem Ganzen etwas Positives abzugewinnen, indem sie betonten: »No pain, no gain!« (ohne Schmerz kein Gewinn), worauf unzählige Menschen mit Totalverweigerung reagierten und entgegneten: »Nun, dann lasst uns eben beides vergessen!« Wir versuchten daraufhin, etwas an dieser Reaktion zu verändern, indem wir hervorhoben, dass man auch ohne Schmerzen durchaus fit werden könne. Dennoch bezweifele ich, dass dieser neue Ansatz Früchte getragen hat. Training klingt immer noch nach etwas, dem die meisten Menschen am liebsten aus dem Wege gehen möchten. Wie wäre es dann stattdessen mit »spielen«, »sich austoben« oder ganz einfach »gesunde Bewegung«? In den vorangegangenen Jahrzehnten haben wir gelernt, dass jede Art von körperlicher Aktivität gut ist. Demnach zählt auch sich auszutoben oder zu spielen genauso wie mit dem Hund spazieren zu gehen oder Gartenarbeit. Ebenso wie Fangen- oder mit den Kindern Fußball zu spielen. Tanzen selbstverständlich auch!

Es ist viel einfacher, als man vielleicht meint, sich im Alltag mehr zu bewegen. Die Grundidee ist, nach Maßgabe der verfügbaren Zeit, des Raums und passend zur Gelegenheit, körperliche Aktivitäten in den Alltag einzubauen. Sie können sich beispielsweise dazu anhalten, in Bürogebäuden, Wohnhäusern, Einkaufszentren oder am Flughafen stets die Treppen zu gehen, statt auf den Lift zu warten. Sie können Besorgungen zu Fuß erledigen statt mit dem Auto. Sie können die einzelnen Aufgaben im Haushalt aktiver gestalten, indem Sie diese ein klein wenig abändern – wenn Sie beispielsweise den Rechen benutzen statt eines Laubbläsers, das Auto selbst waschen, anstatt es in die Autowaschanlage zu fahren, und das Geschirr von Hand spülen, anstatt es in die Spülmaschine zu geben. (Nur, weil es arbeitssparende Technologien gibt, bedeutet das noch lange nicht, dass Sie sie auch benutzen müssen!) All diese kleinen Bewegungseinheiten tragen zum großen Ganzen bei, denn die Vorteile aus vermehrter Bewegung haben eine kumulierende Wirkung, welche bereits mit dem ersten Schritt einsetzt.

In der Menschheitsgeschichte war es die längste Zeit unmöglich, um den täglichen körperlichen Kraftakt herumzukommen; es bedeutete daher wahrscheinlich einen Überlebensvorteil, prinzipiell sparsam mit seiner Energie umzugehen. Vermutlich sind wir deshalb *programmiert*, besonders gerne auf dem Sofa zu lümmeln. Solange es zwingend notwendig war, sich anzustrengen und es noch keine Sofas gab, war das kein Problem – doch heutzutage ist das Gegenteil der Fall. Wenn Ihnen also Ihre Gesundheit am Herzen liegt, müssen Sie die antiquierte Programmierung aus der Steinzeit hinter sich lassen, rausgehen und sich bewegen.

Im vorangegangenen Kapitel haben wir den Grundstein für ein gesundes Trainingsprogramm gelegt, das Sie dabei unterstützen wird, sich vor Krankheiten zu schützen. Doch das Leben hält sich nicht immer an all die wohl durchdachten Pläne, und trotz allen guten Willens ist es manchmal schlichtweg unmöglich, sich Zeit für ein komplettes Trainingsprogramm freizuschaufeln. Die gute Nachricht: Sie können für mehr Bewegung im Alltag sorgen und daraus gesundheitliche Vorteile ziehen. Es ist auch keine Frage des Entweder-oder: Sie können sowohl ein umfassendes Trainingsprogramm absolvieren, als auch kleinere Einheiten sportlicher Bewegung in den Alltag integrieren, um von beidem zu profitieren. Sie können auch täglich abwechselnd mal die eine, mal die andere Strategie verfolgen. Auf diese Weise steigern Sie das Fitess- wie auch das Trainingslevel *und* reduzieren gleichzeitig die Zeit, die Sie sitzend verbringen. Dies entspräche dann in der Tat dem Idealzustand, denn: je mehr Bewegung, desto besser.

Letzten Endes gibt es keine stichhaltigen Ausreden dafür, sich im Alltag nicht hin und wieder zu bewegen. Auch an besonders hektischen Tagen putzen Sie sich die Zähne oder kämmen sich die Haare. Sie baden oder duschen. Sie verwenden Deodorant. Manche Formen der Selbstfürsorge laufen automatisch ab, sie sind nicht verhandelbar, komme, was da wolle. Körperliche Bewegung gehört ebenfalls in diese Kategorie (aus Gründen, die wir im letzten Kapitel erläutert haben). Sie glauben, Ihnen fehlt die Zeit für Sport? Wenn Sie das Beste aus sich herausholen wollen (sei es in puncto Laune, Intelligenz oder Effizienz), können Sie es sich eigentlich nicht leisten, auf Bewegung zu verzichten. Letztlich läuft es darauf hinaus: Sie können jetzt Zeit investieren, um gesund zu bleiben. Oder aber Sie wenden noch mehr Zeit auf, wenn Sie krank sind, nicht zur Arbeit gehen können, im Bett liegen oder zum Arzt müssen! (Es wird Ihnen unter Umständen verwehrt bleiben, mit Ihren Kindern oder Enkelkindern Schritt zu halten oder im Ruhestand aktiv zu bleiben.) Wenn Sie das Ganze aus diesem Blickwinkel betrachten, ist die Entscheidung ziemlich einfach.

Es ist auch durchaus möglich, dass Ihnen die körperliche Bewegung mit der Zeit Spaß macht, sobald Sie sich einmal daran gewöhnt haben und die richtige Geisteshaltung dazu pflegen. Wissenschaftler der University of British Columbia erforschten in einer Reihe von vier im Jahr 2011 veröffentlichten Studien, ob und warum die Freude an der Bewegung so häufig unterschätzt wird. Sie fanden heraus, dass eine große Bandbreite von Sportarten – angefangen bei Yoga und Pilates bis hin zu Aerobic und Krafttraining – in der Tat sehr oft hinsichtlich ihres Spaßfaktors unterschätzt werden, ein Phänomen, das in der Wissenschaft als *forecasting myopia,* oder Prognosekurzsichtigkeit bekannt ist. Kurz gesagt heißt das, die Menschen konzentrieren sich zu sehr auf den Anfang einer Trainingsstunde, also genau auf den Moment, indem es sich besonders unangenehm und anstrengend anfühlt – statt auf die mittlere oder die Endphase. Anders ausgedrückt: Sie können sich nicht vorstellen, wie lebendig, stark und voller Energie sie sich während oder nach dem Training fühlen würden. In der dritten und vierten Studie wurden die Testpersonen von den Wissenschaftlern dazu aufgefordert, mit einer *postiven* Erwartunghaltung an die Trainingseinheit heranzugehen – und es funktionierte! Doch nicht nur das, auch die Motivation der Teilnehmer zu trainieren, wurde damit noch gesteigert.

Kleine Veränderungen mit großer Wirkung

Leider wird es in unserer Kultur als ziemlich normal angesehen, mit fortschreitendem Alter an Diabetes oder Herzleiden zu erkranken. Es ist nichts Besonderes, einen hohen Blutdruck, Insulinresistenz oder einen erhöhten Cholesterinspiegel zu entwickeln und irgendwann eine Menge Tabletten zu schlucken. Doch so weit müsste es nicht kommen. Viele meiner Patienten im Rentenalter haben im Laufe der Jahre etwas für ihre Altersvorsorge beiseitegelegt. Einige von ihnen haben nun die finanziellen Möglichkeiten, zu reisen und so zu leben, wie es ihnen gefällt. Doch auf dem Weg dahin versäumen sie häufig, Gesundheit und Fitness als ebenso wichtige Güter wie finanziellen Wohlstand zu behandeln. Mit der Folge, dass es ihnen schließlich an der körperlichen Kraft fehlt, um die Rentenzeit mit all ihren Möglichkeiten in vollen Zügen genießen zu können. Tatsächlich verhält es sich so, dass sich sogar die gerinfügigsten Investitionen in Fitness und Kondition über Gebühr auszahlen, weil sie dazu beitragen, das Risiko für die wichtigsten chronischen Krankheiten zu reduzieren.

Glücklicherweise haben wir erkannt, dass jede Form der Bewegung, die sich in den Alltag integrieren lässt, gut ist. Man braucht dafür keine langen Trainingseinheiten zu absolvieren oder Teil der olympischen Mannschaft zu werden. Kurze, über den Tag verteilte Bewegungseinheiten, die sich zu einer gut umsetzbaren Dosis aufaddieren (30 Minuten), reichen völlig aus, ebenso wie mäßig anstrengendes Training. Wie Gretchen Reynolds in ihrem Buch *The First 20 Minutes* anmerkt, weisen zahllose Studien darauf hin, dass sich die reduzierte Mortalitätsrate vor allem auf die ersten 20 Minuten sportlicher Betätigung zurückführen lässt; die Zeit danach ist, mit Blick auf die Lebenserwartung, im Grunde nur noch der Zuckerguss für den sprichwörtlichen Kuchen, auch wenn daraus selbstverständlich noch zusätzliche Gesundheitsvorteile erwachsen.

Im Jahr 2006 haben meine Kollegen und ich *ABC for Fitness* entwickelt, ein kostenloses Bewegungsprogramm für Kinder, das in der Schule oder zu Hause angewendet werden kann, sowie das Programm *Activity Burst Everywhere* (*ABE for Fitness*), das sich an Erwachsene am Arbeitsplatz richtet. *ABC for Fitness* beinhaltet Aufwärmübungen, Aerobic sowie Dehnübungen und Tanzschritte, die Kinder direkt neben ihrer Schulbank machen können. Im Gegensatz dazu bietet *ABE for Fitness* eine Reihe von Online-Videos mit Gymnastik, Stretch- und isometrischen Übungen an, die Erwachsene neben dem Schreibtisch und in manchen Fällen sogar vor dem Computer sitzend erledigen können! Beide Programme ermöglichen es, im Laufe des Tages immer wieder sporadisch kurze, aber sehr effektive Trainingseinheiten zu absolvieren. Das Ganze hat nachweisbar zu Erfolgen geführt: Unsere Studie über *ABC for Fitness*, die wir in drei Schulen des US-Bundesstaates Missouri durchgeführt haben, förderte zutage, dass Trainingszustand, Gesundheit und auch das Verhalten der Schüler positiv beeinflusst wurden – ohne dabei das Lesen, Schreiben oder Rechnen zu beeinträchtigen.

Sie können auch, statt bei der Arbeit am Schreibtisch zu sitzen, an einem Stehpult auf der Stelle gehen, wenn Sie dazu bereit sind. Aus einer Studie der Mayo Clinic wissen wir, dass Personen, die während der Arbeit auf der Stelle gehen statt zu sitzen, knapp 120 Kalorien mehr pro Stunde verbrennen, als wenn sie die gleiche Tätigkeit sitzend verrichten. Wenn man das zwei Stunden pro Tag macht, ohne dabei sein Essverhalten zu verändern, kann man auf diese Weise im Laufe eines Jahres beträchtlich abnehmen und deutlich seine Gesundheit verbessern.

Es ist also nicht nötig, ein Fitnessstudio zu besuchen oder zu einem Hochleistungssportler zu werden, um von den gesundheitlichen Vorteilen regelmäßiger Bewegung zu profitieren. Sie können sich auch dazu entscheiden, immer wieder etwas Bewegung in den Tagesablauf zu integrieren.

Wie das genau funktioniert? Indem Sie beim Fernsehen, statt nur still herumzusitzen, Hanteln heben, Therabänder benutzen oder auf dem Heimtrainer fahren. Machen Sie in der Mittagspause Besorgungen zu Fuß statt mit dem Auto. Treffen Sie sich mit einem Freund zum Spazierengehen oder Fahrradfahren statt zum Kaffeetrinken. Tanzen Sie mit Ihren Kindern, wenn Sie von der Arbeit nach Hause kommen. Die Vorstellung, gesundheitliche Vorteile ließen sich nur durch formales »Training« erzielen, ist völlig veraltet. Schon einfachste Formen körperlicher Bewegung sind außerordentlich gesundheitsfördernd. Ergreifen Sie daher alle sich im Laufe eines Tages bietenden Gelegenheiten, auf Muskelkraft zurückzugreifen statt auf Technologien – und Sie erweisen Ihrer Gesundheit einen großen Dienst.

Der Skill: Setzen Sie Ihre Muskeln während der Arbeitszeit ein

Wer hat gesagt, dass Sie am Tisch sitzen müssen, um Ihre Aufgaben zu erledigen? Wenn Sie für die geeignete Arbeitsumgebung sorgen, können Sie alles auch genauso gut im Stehen schaffen. Um beim Stehen aufrecht zu bleiben, werden verschiedene Muskelgruppen beansprucht, was wiederum den Kalorienverbrauch ankurbelt. In der Tat haben Wissenschaftler der Miami University im US-Bundesstaat Ohio herausgefunden, dass die Stoffwechselrate einer Testperson signifikant erhöht war (um Faktor drei!), sobald diese ihre Lese- und Sprechaufgaben im Stehen erledigte und nicht im Sitzen – ohne Einbußen bei der Sprachqualität. Falls Sie einen Steharbeitsplatz zur Verfügung haben, der es Ihnen erlaubt, während der Arbeit am Computer ein Laufband zu benutzen, ist das sogar noch besser.

Des Weiteren können Sie Ihren Bürostuhl gegen einen Gymnastikball eintauschen. Für eine Studie untersuchten Forscher der State University of New York Probanden, die in den verschiedensten Positionen Büroarbeiten erledigten. Sie fanden heraus, dass auf einem Gymnastikball sitzend sowie im Stehen vier Kalorien mehr pro Stunde verbrannt werden als auf einem Bürostuhl. Während die Kalorienverbrennung beider Positionen gleich hoch war, empfanden es die Teilnehmer angenehmer, auf dem Gymnastikball zu sitzen (ähnlich wie auf einem Bürostuhl). Was den Kalorienverbrauch betrifft, ist der Sprung nicht besonders groß, doch wird beim Gleichgewichthalten auf dem Ball die Rumpfmuskulatur (Bauch, Hüften und Rücken) deutlich mehr beansprucht, und das ist wirklich eine gute Sache! Für eine korrekte Sitzweise auf dem Gymnastikball bemühen Sie sich aktiv, aufrecht zu sitzen, ziehen den Bauchnabel in Richtung Wirbelsäule ein und pressen die Schulterblätter hinter sich zusammen; achten Sie zudem darauf, den Kopf in einer Linie mit Nacken und Wirbelsäule zu halten. (»Herumlümmeln« ist absolut verboten!)

Wussten Sie schon ...?

Herumzappeln ist keine Schande. In Wahrheit verbrennt man beim Zappeln (das in den Bereich fällt, der von internationalen Forschern als *Non-Exercice Activity Thermogenesis* oder *NEAT* bezeichnet wird) mehr Kalorien als beim Stillsitzen, so das Ergebnis einer Studie der Mayo Clinic. Zappeln Sie daher ruhig mit den Füßen, während Sie sitzen, oder verlagern Sie beim In-der-Reihe-Stehen das Gewicht von einem Bein auf das andere.

Der Skill: Bewegen Sie sich bei jeder Gelegenheit

Es ist so einfach: Machen Sie bei jeder sich bietenden Gelegenheit Gebrauch von Ihren Füßen, und laufen Sie. Falls Sie Kinder haben, begleiten Sie sie morgens zu Fuß zum Bus oder zur Schule. Besorgen Sie sich in der Mittagspause zu Fuß etwas zu essen; falls Sie sich etwas von zu Hause mitgebracht haben, gehen Sie ein Stück spazieren, damit Sie den Kopf frei bekommen und den Kreislauf vor oder nach der Mahlzeit anregen. Das sind ganz einfache Maßnahmen – und sie sind extrem wichtig!

Falls Sie einen Hund haben, machen Sie es sich zur Gewohnheit, ein paar Mal am Tag mit ihm eine Runde zu gehen. Forscher der George Washington School of Public Health and Health Service in Washinton, D. C., verglichen für eine vor kurzem veröffentlichte Studie körperliche Aktivität und Krankheitsanfälligkeit von Hundebesitzern und Nicht-Hundebesitzern. Hundebesitzer hatten einen niedrigeren BMI sowie eine niedrigere Prävalenz von Diabetes, Bluthochdruck, erhöhtem Cholesterinspiegel und Depression. Falls Sie keinen Hund besitzen, überlegen Sie sich, ob Sie sich nicht doch einen anschaffen möchten, sofern Ihr Lebensstil das zulässt. Wissenschaftler der University of Victoria in Kanada haben eine Studie zu einem ähnlichen Thema durchgeführt. Sie stellten insgesamt 351 Hundebesitzer Nicht-Hundebesitzern in Bezug auf ihr körperliches Aktivitätsniveau gegenüber. Dabei stellte sich heraus, dass die Testpersonen mit einem vierbeinigen Freund im Schnitt pro Woche 132 Minuten länger zu Fuß gingen, als es die Nicht-Hundebesitzer taten. Sollte ein

Hund für Sie nicht in Frage kommen, bieten Sie doch einfach einem Freund oder Nachbarn an, seinen Hund auszuführen, oder machen Sie es sich zur Gewohnheit, regelmäßig mit dem Partner, den Kindern, einem Freund oder auch alleine durch die Nachbarschaft oder einen Park zu spazieren.

Wenn Sie mit dem Auto zu Terminen, zum Einkaufen oder zur Arbeit fahren, parken Sie immer ein Stückchen von Ihrem eigentlichen Ziel entfernt und nicht direkt davor. Einmal angekommen, nehmen Sie die Treppe statt den Lift oder die Rolltreppe. Treppensteigen ist eine hochintensive, effiziente Form der körperlichen Betätigung, die die aerobe Fitness verbessert sowie die Muskelkraft und die Knochenfestigkeit Ihrer Beine verstärkt, den schädlichen Cholesterinspiegel senkt und den Kalorienverbrauch in die Höhe treibt. Nachdem Wissenschaftler der Universitätsklinik Genf eine Kampagne für die Nutzung der Treppen für ihre Mitarbeiter ins Leben gerufen hatten, stieg die Zahl der Treppenbenutzung zwischen zwei Stockwerken von 4,5 auf 20,6 pro Tag – eine Vervierfachung! Nach zwölf Wochen waren die Teilnehmer nicht nur körperlich fitter (gemessen an der maximalen aeroben Kapazität), auch der Hüftumfang sowie der Körperfettanteil hatten abgenommen, und der diastolische Blutdruck wie auch das LDL (das »schlechte«, Arterien verstopfende Cholesterin) waren gesunken. Eine gute Methode, sich das Treppensteigen zur Gewohnheit zu machen, ist die Zwei-rauf-, Drei-runter-Richtlinie: Gehen Sie jedes Mal, wenn Sie zwei Stockwerke nach oben oder drei Etagen nach unten müssen, über die Treppe, statt den Lift zu nehmen. Es ist nur eine Sache von Minuten und, was viel wichtiger ist, mit jeder kleinen und noch so kurzen Bewegungseinheit tun Sie etwas für Ihre Gesundheit.

Möchten Sie genau wissen, wie viel Sie sich im Laufe eines Tages bewegen – oder falls Sie ein bestimmmtes Ziel vor Augen haben –, wäre ein Schrittzähler für Sie interessant. Eine neuere Studie aus Brasilien hat ergeben, dass ansonsten körperlich inaktive Raucher, die für einen Monat täglich einen Schrittzähler trugen, im Schnitt 2640 zusätzliche Schritte zurücklegten –, und am Ende des Tests dazu in der Lage waren, innerhalb von sechs Minuten eine weitere Strecke zurückzulegen als noch am Anfang – ein Beweis für ihren verbesserten Fitnesszustand. Die vermehrte körperliche Aktivität unterstützte sie darüber hinaus dabei, ihren täglichen Zigarettenkonsum einzuschränken. Forscher der Saint Louis University in Missouri kamen zu einem ähnlichen Ergebnis. Sie fanden heraus, dass sich die Schrittzahl derer, die im Alter von 65 Jahren und älter täglich einen Pedometer trugen, nach vier Wochen im Schnitt um 23 Prozent erhöhte.

Um eine möglichst hohe Schrittzahl zu erreichen und damit seinen Trainingszustand zu verbessern, sollte man sich, wenn irgend möglich, für die *aktive Fortbewegung* entscheiden, also Strecken zu Fuß oder mit dem Rad zurücklegen – eine Gepflogenheit, die sich gesundheitlich mehr als bezahlt macht. Im Jahr 2012 veröffentlichte das *American Journal of Preventive Medicine* eine Studie mit 9900 Probanden über den Zusammenhang von aktiver Fortbewegung mit Risikofaktoren für kardiovaskuläre Erkrankungen. Daraus ging hervor, dass eine große Mehrheit der Teilnehmer (76 Prozent!) sich nicht aktiv fortbewegte. Diejenigen, die das sehr wohl taten, wiesen einen niedrigeren BMI und schmaleren Hüftumfang auf als die passiveren Probanden. Hinzu kommt, dass diejenigen, die sich häufig aktiv fortbewegten, eine um satte 31 Prozent verringerte Wahrscheinlichkeit hatten, an Bluthochdruck oder Diabetes zu erkranken.

Zugegeben, nicht jedem ist es möglich, zu Fuß oder mit dem Fahrrad zur Arbeit zu kommen, bei vielen ist der Arbeitsweg dafür einfach zu weit. Doch es gibt noch zahlreiche andere Gelegenheiten, wo wir auf das Auto verzichten und uns aus eigener Kraft fortbewegen können. Denn, und das ist der springende Punkt, es zahlt sich mit Blick auf unsere Gesundheit doppelt und dreifach aus, so oft wie möglich das Auto stehen zu lassen und die Beine in die Hand zu nehmen. Warum das Auto benutzen, wenn man genauso gut zu Fuß oder mit dem Rad an das gewünschte Ziel gelangen kann? Ein wenig mehr Muskelkraft und dafür weniger fossile Brennstoffe – das tut auch unserem Planeten gut.

Der Skill: Sehen Sie aktiv fern

Kein Gesetz der Welt besagt, dass man nur vom Sofa aus fernsehen darf. Sie können Ihre Lieblingssendungen ebenso gut beim Training auf dem Heimtrainer, Laufband oder Rudergerät verfolgen. Es ist bereits ein Stück gewonnen, wenn Sie zumindest die Werbeunterbrechungen für ein wenig Bewegung nutzen – beispielsweise, um ein wenig Seil zu springen oder ein paar Hampelmänner zu machen. Wie wir aus einer kürzlich erschienenen Studie der University of Tennessee in Knoxville wissen, erhöht sich der Kalorienverbrauch fast auf das Doppelte, wenn man während 60 Minuten Fernsehens in den Werbepausen auf der Stelle joggt. Eine weitere aktuelle Studie, erschienen im *International Journal of Behavioral Nutrition and Physical Activity*, ging noch einen Schritt weiter. Die Teilnehmer wurden dazu aufgefordert, an mindestens fünf Tagen pro Woche jeweils mindestens 90

Minuten fernzusehen und während der Werbepausen schnell auf der Stelle oder durch das Zimmer zu laufen. Sechs Monate später vorgenommene Messungen ergaben einen signifikanten Rückgang des Körperfetts, der mit einem deutlich verringerten Taillen- und Hüftumfang einherging. Mit minimalem Aufwand, der nicht weiter störend in den gewohnten Tagesablauf eingreift, lassen sich also durchaus beachtliche Erfolge erzielen. Sie können die Fernsehzeit auch für ein paar Kraftübungen mit den Hanteln, dem Theraband oder dem eigenen Körpergewicht nutzen. Legen Sie sich auf den Boden, um ein paar Push-ups, Trizeps Dips, Crunches, Bycicle-Crunches oder Liegestützen zu machen. Oder Sie stellen sich hin und machen ein paar verschiedene Squats (Basic Squats, Plié Squats, Wide Squats, Wall Squats, …), gefolgt von ein paar Ausfallschritten abwechselnd nach vorne und nach hinten.

Wie Sie sehen, brauchen Sie nicht extra einen Fitnessraum daheim, aber es schadet nicht, über ein gewisses Basisequipment zu verfügen, sodass Sie immer mal ein paar Kraftübungen machen können – ob Sie sich nun zu Hause, draußen im Park oder auf Reisen befinden. Dazu gehört ein Sprungseil, Therabänder (die es in den verschiedensten Zugkraftstärken gibt), Hanteln (von einem bis sechs Kilogramm) und ein Gymnastikball. Achten Sie darauf, den Ball passend zu Ihrer Körpergröße auszuwählen: 55 Zentimeter bei einer Größe von bis zu 1,62 Meter, 65 Zentimeter bei einer Größe zwischen 1,63 und 1,79 Metern und 75 Zentimeter bei einer Körpergröße von mindestens 1,80 Meter und darüber. Sie können ihn als Hantelbank verwenden (um beispielsweise Brustpressen darauf zu machen) oder dazu, Rumpfübungen anspruchsvoller zu gestalten.

Der Skill: Legen Sie sich aktive Hobbys zu

Es gibt eine große Bandbreite von Bewegungsmöglichkeiten, die irgendwo zwischen Sport und relativ ruhigen Hobbys wie zum Beispiel lesen, malen oder kochen liegen. Ob Sie nun anfangen zu gärtnern, zu schreinern, zu klettern, eine Kampfkunstart oder Tangotanzen erlernen oder Vögel beobachten wollen (vorausgesetzt, Sie wandern dafür in den Wald) – bei all diesen Aktivitäten fungiert der Körper als eine Art Werkzeug für Freude und Erfüllung. Das ist ein wesentlicher Aspekt dessen, was Mihaly Csikszentmihalyi (in seinem gleichnamigen Buch) als »Flow« bezeichnet – die als beglückend empfundene Erfahrung, wenn sich ein Mensch so intensiv auf eine Aktivität konzentriert, dass er oder sie vollkommen darin aufgeht.

Spitzensportler verwenden für dieses Phänomen Begriffe wie »Glücksrausch« oder »Hochgefühl«, wobei Läufer vom »Runners High« sprechen. Doch jeder Mensch kann diesen Punkt erreichen – mit der nötigen Herausforderung und der richtigen Intensität. Befindet man sich in diesem Zustand, spielt Zeit keine Rolle mehr. Sorgen und Unsicherheit lösen sich in Luft auf. Es entsteht dabei nicht nur ein Gefühl der Zufriedenheit und Freude, die Zeit vergeht darüber hinaus wie im Flug, was eventuell dazu führt, dass Sie diese Aktivitäten länger oder öfter ausüben möchten. Lauter positive Effekte also, weil man auf diese Weise darin bestärkt wird, die lohnende Tätigkeit beizubehalten.

Wie wir im letzten Kapitel besprochen haben, müssen Sie möglicherweise zunächst einmal mittels Trial and Error passende aktive Hobbys ausfindig machen. Wobei besonders solche Aktivitäten ungemein nützlich sind, für die Sie gewisse

Fähigkeiten erwerben müssen und bei deren Ausübung Sie lernen, sich selbst Ziele zu setzen und wahrzunehmen, wie es Ihnen tatsächlich geht. Denn dies sind die entscheidenden Faktoren, die es Ihnen erlauben, sich voll und ganz auf das einzulassen, was Sie gerade machen. Eine Studie der Nanyang Technological University in Japan weist darauf hin, dass sich vor allem durch körperliche Aktivitäten, die einen zwar fordern, dabei aber im Bereich des persönlich Machbaren liegen, ein anhaltender Flow-Zustand herbeiführen lässt. Verschiebt sich die Waage zu sehr in die eine oder andere Richtung – deutlicher ausgedrückt, ist die Aufgabe zu schwierig oder zu leicht – wird es sehr viel unwahrscheinlicher, dass Ihnen diese wunderbare Erfahrung zuteilwird. Versuchen Sie, Aktivitäten zu finden, die Ihnen wirklich Spaß machen, bei denen Sie etwas dazulernen können und die Sie gerade in dem richtigen Ausmaß herausfordern. Danach sind die Weichen gestellt, und es liegt nur noch an Ihnen, diese tatsächlich zu befahren.

Ein positiver Nebeneffekt von aktiven Hobbys ist übrigens, dass man dabei auf Menschen mit ähnlichen Interessen trifft und sich neue Freundschaften ergeben können. Apropos …

Der Skill: Sportlich aktiv sein mit Freunden und Familie

Meine Frau, Catherine, trainiert am liebsten in der Gruppe. Sport ist ihr wichtig, doch es macht ihr mehr Spaß, mit anderen zu trainieren, und die Ablenkung durch die Gesellschaft anderer lässt die Zeit schneller für sie verstreichen. Daher sorge ich bei jeder gemeinsamen Wanderung, während des gesamten Anstiegs für erheiterndes Geplänkel.

Wie man das Training zu einem Gruppenerlebnis macht, hängt von den persönlichen Vorlieben ab. Für manche ist es das Beste, einen Kurs zu besuchen wie Yoga, Zumba, Kickboxen oder Spinning. Andere gehen lieber mit der Familie oder Freunden wandern oder Rad fahren. Wieder andere ziehen es vor, mit den Kindern Fangen oder Frisbee zu spielen oder auch einen Tanzwettbewerb auszutragen. Für wieder andere bietet es sich an, Mitglied bei einer Mannschaftssportart zu werden (z. B. Fußball oder Volleyball), oder sich an einem Rundenduell beim Tennis oder Squash zu beteiligen. Durch die soziale Komponente wird mehr gewonnen als nur Teamgeist und die willkommene Ablenkung von der körperlichen Anstrengung: Ihre Sportkumpels verlassen sich darauf, dass Sie wirklich beim Training erscheinen, ebenso wie Sie sich auf sie verlassen. Diese Verantwortlichkeit gegenüber anderen ist eine Form der sozialen Verstärkung (ein Begriff aus der Verhaltenstherapie), und es ist inzwischen wissenschaftlich erwiesen, dass dadurch wirklich die Bereitschaft verstärkt wird, an einem Training festzuhalten. Aus einer Studie der Indiana University geht hervor, dass Erwachsene, die gemeinsam mit ihrem Partner ein Trainingsprogramm verfolgten, mit einer um 35 Prozent höheren Wahrscheinlichkeit regelmäßig zum Training erschienen und siebenmal weniger dazu neigten, das Training im Laufe eines Jahres wieder an den Nagel zu hängen als Verheiratete, die im Alleingang sportlich aktiv waren.

Auf welche Weise Sie körperliche Aktivität zu einem Gruppenerlebnis machen, ist allein Ihre Entscheidung. Die Möglichkeiten dafür sind nahezu grenzenlos. Und natürlich müssen Sie nicht immer in der Gruppe trainieren; abwechselnd alleine und in der Gruppe Sport zu treiben, könnte eine gute Strategie sein, um am Ball zu bleiben.

Ein ganz gewöhnlicher Tag – mit mehr Bewegung

Aufwachen: Machen Sie im Bett ein paar Stretchübungen, gefolgt von Sit-ups oder Unterarmstützen.

Nehmen Sie sich, wenn möglich, ein wenig Zeit für Morgengymnastik.

Nehmen Sie ein gesundes Frühstück zu sich.

Gehen Sie zur Arbeit. Nehmen Sie dort die Treppe.

Mittagszeit: Gönnen Sie sich ein gesundes Mittagessen, und unternehmen Sie danach einen kurzen Spaziergang.

Nachmittag: Machen Sie ein paar Dehn- oder Kraftübungen wie Squats oder Trizeps-Dips (verwenden Sie zu diesem Zweck einen Stuhl ohne Rollen).

Nach der Arbeit: Machen Sie, falls Sie dies in der Früh nicht schon geschafft haben, ein wenig Gymnastik, treffen Sie sich mit einem Freund zum Trainieren, gehen Sie spazieren, oder drehen Sie eine Runde mit dem Fahrrad.

Nehmen Sie ein gesundes Abendessen zu sich.

Abend: Nutzen Sie Werbepausen im Fernsehprogramm für Bewegung, oder machen Sie währenddessen Krafttraining.

Vor dem Hintergrund eines ganzen Lebens bedeuten 30 Minuten tägliche sportliche Betätigung keine allzu große Herausforderung. Sie sind eine überaus lohnenswerte Investition in die eigene Gesundheit und das Wohlbefinden, sowohl in der Gegenwart als auch in der Zukunft. Lassen Sie sich einmal Folgendes durch den Kopf gehen: Jeder Tag besteht aus 1440 Minuten, 20 Minuten machen davon nicht einmal 1,4 Prozent aus. Entspräche ein Tag einem Euro, dann könnten Sie sich für 1,5 Cent pro Tag von Diabetes freikaufen. (Selbstverständlich kann dies nicht mit Absolutheit garantiert werden, doch gibt es nichts, das sich auch nur annähernd so gut auszahlt. Lassen Sie also Ihre Ausreden, und fangen Sie an, sich mehr zu bewegen.

Edward, einer meiner ehemaligen Patienten, hatte die meiste Zeit seines Erwachsenenlebens mit seinem Gewicht zu kämpfen. Heute kommt er immer noch hin und wieder zu mir in die Praxis, um mich nach meiner Meinung zu dem derzeit neuesten Diätratgeber zu fragen. Meine Antwort ist in all den Jahren die gleiche geblieben: »Hör auf zu lesen, beweg lieber deinen Hintern von der Couch!« Ich muss ihm jedoch zugutehalten, dass er (endlich) aufgehört hat, jede neue Diät als das magische Allheilmittel zu betrachten, inzwischen leidenschaftlicher Bergwanderer ist und dabei acht Kilo abgenommen wie auch seinen Gesundheitszustand verbessert hat. Ich bin sehr beeindruckt und stolz auf ihn, weil er eine Lektion gelernt hat, die für uns alle wichtig ist: Körperliche Bewegung ist in vielerlei Hinsicht das Beste, das wir für uns tun können.

Es ist mithin an der Zeit, unsere Gepflogenheiten auf den Kopf zu stellen. Statt täglich 30 bis 60 Minuten zu trainieren und die restliche Zeit herumzusitzen, sollten wir das Verhältnis umkehren. Stehen Sie darüber hinaus alle 30 bis 60 Minuten – oder zumindest alle paar Stunden – auf, um ein wenig umherzugehen, sich zu bewegen oder sonst irgendetwas zu tun, um diese langen sitzenden Phasen zu unterbrechen! Statt ein Mindestmaß an körperlicher Aktivität anzustreben, halten Sie Ausschau nach Möglichkeiten, sich noch mehr zu bewegen. Es ist an der Zeit, die natürliche Vorliebe für Bewegung, die in jedem menschlichen Wesen angelegt ist, wieder auszuleben. Wir alle müssen uns bewegen – und zwar regelmäßig –, wenn wir nicht unsere Vitalität und Gesundheit aufs Spiel setzen wollen.

Ein paar Kraftübungen für zwischendurch

Hier ein paar einfache Kraftübungen, mit deren Hilfe sich die Muskeln des Oberkörpers, der Körpermitte und der unteren Körperhälfte stärken lassen. Sie können diese Übungen zu Hause machen, beispielsweise vor dem Fernseher oder während Sie darauf warten, dass das Abendessen im Ofen fertig wird, oder aber sogar während der Mittagspause. Für manche dieser Übungen braucht es nicht mehr als das eigene Körpergewicht; für andere benötigen Sie Therabänder oder Hanteln. Suchen Sie sich aus jeder Kategorie eine Übung aus, und gehen Sie zunächst alle Kategorien durch, bevor Sie sich erneut der ersten Übung zuwenden und den Zyklus wiederholen. (Auf diese Weise absolvieren Sie zwei Sätze jeder Übung.) Um so viele verschiedene Muskeln wie möglich zu beanspruchen, sollten Sie sich aus jeder Kategorie mindestens zwei Übungen heraussuchen. (Das macht dann mindestens zwei Sätze von sechs verschiedenen Übungen.) Auf die Plätze, fertig, los!

Oberkörper

Trizeps-Dips: Stellen Sie sich vor einen stabilen Stuhl oder eine Bank, winkeln Sie die Beine wie beim Hinsetzen an, und legen Sie die beiden Handflächen in Schulterbreite so auf den vorderen Rand der Sitzfläche, dass die Finger nach vorne zeigen. Die Füße sollten vor Ihnen flach auf dem Boden stehen, der größte Teil des Körpergewichts ruht auf den Armen. Beugen Sie die Arme, und senken Sie ganz langsam den Körper, bis Sie eine Ellenbogenbeugung von 90 Grad erreicht haben und der Po fast den Boden berührt. Diese Position für einen Moment halten, dann die Arme langsam wieder in die Ausgangsposition strecken. Zwölf bis 15 Wiederholungen.

Liegestütze: Legen Sie sich mit gestreckten Beinen auf den Bauch, dabei die Füße ein klein wenig nach außen spreizen und die Ballen in den Boden drücken. Positionieren Sie Ihre Handflächen auf dem Boden in etwas mehr als Schulterbreite in Höhe der Brustmuskulatur. Strecken Sie die Arme, um den Körper vom Boden anzuheben. Dabei darauf achten, dass die Bauchmuskeln angespannt bleiben und Nacken wie Hals in einer Linie mit der Wirbelsäule stehen. Während die Brust angehoben wird, sollte der Körper so steif wie ein Brett sein. Anschließend die Arme beugen und den Körper so weit wie möglich Richtung Boden senken, dann wieder in die Ausgangslage stemmen. Machen Sie zwölf bis 15 Wiederholungen. (Falls Sie noch keine normalen Liegestütze schaffen, können Sie eine vereinfachte Version machen: Stützen Sie sich auf die Knie statt auf die Fußballen, und folgen Sie ansonsten der Anleitung.)

Armbeugen mit Theraband oder Kurzhanteln (Bizepscurls): Falls Sie ein Theraband verwenden, stellen Sie sich auf das Mittelstück des Bandes, die Füße in Hüftbreite voneinander entfernt, und halten Sie die Hände so, dass die Handflächen nach oben zeigen. Strecken Sie die Arme zur Seite, beugen Sie die Ellenbogen, sodass sich die Handflächen in Richtung Schultern bewegen, anschließend die Arme wieder senken. Ein Satz umfasst zwölf bis 15 Wiederholungen. Falls Sie das Ganze mit Kurzhanteln machen wollen, nehmen Sie in jede Hand eine, sodass die Handflächen nach oben zeigen, und führen Sie dieselbe Bewegung aus.

Aufrechtes Rudern (mit dem Theraband oder Kurzhanteln): Falls Sie ein Theraband verwenden, stellen Sie sich auf das Mittelstück des Bandes, die Füße in Hüftbreite voneinander entfernt, und halten Sie die Hände so, dass die Handflächen zu den Oberschenkeln zeigen. Halten Sie Kopf und Oberkörper aufrecht, spannen Sie die Bauchmuskeln an, und beugen Sie die Ellenbogen, während Sie die Enden des Bandes gerade nach oben bis auf Höhe des Schlüsselbeins ziehen, sodass die Ellenbogen nach außen zeigen. Zurück in die Ausgangsposition. Zwölf bis 15 Wiederholungen. Mit Kurzhanteln folgt man demselben Bewegungsablauf, während man in jeder Hand eine Hantel hält, sodass die Daumen Richtung Körper zeigen.

Kurzhantel-Schulterdrücken: Positionieren Sie die Füße in Schulterbreite auf dem Boden, dabei einen Fuß ein klein wenig weiter vorne abstellen, um den unteren Rücken zu schonen. Nehmen Sie in jede Hand eine Kurzhantel, heben Sie sie an, bis die Unterarme mit den Oberarmen in Höhe der

Schultern einen rechten Winkel beschreiben. Achten Sie darauf, dass die Handflächen nach vorne und die Ellenbogen nach unten zeigen. Von dieser Ausgangsposition die Arme hoch über den Kopf strecken, bis die Ellenbogen fast vollständig gestreckt sind; zurück in die Ausgangsposition. Zwölf bis 15 Wiederholungen.

Rumpf

Sit-ups: Legen Sie sich mit angewinkelten Knien auf den Rücken. Stellen Sie die Füße in Hüftbreite flach auf den Boden. Verschränken Sie die Arme hinter dem Kopf, dabei die angewinkelten Arme so weit wie möglich nach außen und parallel zum Boden halten. Heben Sie die Schulterblätter vom Boden, achten Sie dabei darauf, das Kinn nicht zur Brust zu neigen und den unteren Rücken auf den Boden zu pressen, während Sie sich mithilfe der Bauchmuskeln hochziehen. Die Spannung einen Moment halten, und die Schultern langsam Richtung Boden senken. Zwölf bis 15 Wiederholungen.

Unterarmstütz: Legen Sie sich auf den Bauch, und stützen Sie sich dabei auf die Unterarme und die Zehen, sodass sich die Ellenbogen genau unter der Brust befinden. Heben Sie die Hüfte, wobei der Rücken gerade und der Kopf die Verlängerung der Wirbelsäule ist. Der Körper sollte an eine Planke erinnern, die parallel zum Fußboden liegt. Ziehen Sie den Bauchnabel in Richtung Wirbelsäule ein, um die Bauchmuskeln zu aktivieren. Diese Position 30 Sekunden halten, anschließend entspannen. Machen Sie drei Wiederholungen, wobei Sie sich Schritt für Schritt hocharbeiten, bis Sie es schaffen, die Position 60 Sekunden zu halten.

Seitstütz: Diese Übung stärkt die seitlichen Bauchmuskeln. Legen Sie sich auf die linke Seite, sodass Schultern, Hüfte, Knie und Füße eine Linie beschreiben und die Füße übereinanderliegen. Stützen Sie sich auf dem linken Unterarm, wobei die linke Schulter direkt über dem linken Ellenbogen steht, und auf der Seite des linken (unteren) Fußes ab. Der rechte Arm ruht währenddessen auf der rechten Körperseite. Halten Sie die Position für zehn Sekunden, dann entspannten. Zehn Wiederholungen. Rollen Sie sich anschließend auf die andere Seite, und wiederholen Sie das Ganze.

Schulterbrücke: Zur Stärkung der Becken-, Bauch- und Gesäßmuskulatur. Legen Sie sich mit angewinkelten Knien flach auf den Rücken. Legen Sie die Arme ungefähr in Schulterbreite neben den Oberkörper ab, um das Gleichgewicht besser halten zu können. Heben Sie langsam die Hüfte vom Boden so hoch, dass die Schulterblätter und Schultern noch am Boden bleiben; kurz halten, dann die Hüfte langsam wieder ablegen. Zwölf bis 15 Wiederholungen.

Bicycle Crunches: Legen Sie sich auf den Rücken. Strecken Sie die Beine aus, und heben Sie sie mit hinter dem Kopf verschränkten Armen einige Zentimeter vom Boden. Anschließend in einer flüssigen Bewegung das rechte Knie anwinkeln und nach vorne, Richtung Oberkörper, bewegen (das linke Bein bleibt gestreckt liegen), während Sie gleichzeitig den Oberkörper drehen, sodass der linke Ellenbogen fast das rechte Knie berührt. Anschließend das Gleiche mit den jeweils anderen Gliedmaßen wiederholen. Zwölf bis 15 Wiederholungen.

Unterkörper

Beinheben/Oberschenkelheben in Seitenlage: Legen Sie sich mit übereinanderliegenden Beinen auf die rechte Seite, sodass der Körper vom Kopf bis zu den Zehen eine gerade Linie bildet. Winkeln Sie den rechten Arm ab, um den Kopf auf der Hand abzulegen; anschließend die linke Hand in Brusthöhe vor Ihnen auf dem Boden abstützen. Bauchmuskeln anspannen und langsam das linke Bein so weit, wie es Ihnen gerade noch angenehm ist, gestreckt anheben, wobei die Zehen nach vorne zeigen sollen. Eine Sekunde halten, dann langsam ablegen. Zwölf bis 15 Wiederholungen. Anschließend auf die linke Seite legen und das Ganze mit dem rechten Bein wiederholen.

Beinheben/Unterschenkelheben in Seitenlage: Legen Sie sich mit übereinanderliegenden Beinen auf die rechte Seite, sodass der Körper vom Kopf bis zu den Zehen eine gerade Linie bildet. Winkeln Sie den rechten Arm an, um den Kopf auf der Hand abzulegen; anschließend die linke Hand in Brusthöhe vor Ihnen auf dem Boden abstützen. Jetzt das linke Bein anwinkeln und den linken Fuß vor den rechten Oberschenkel auf den Boden stellen. Bauchmuskeln anspannen und langsam das rechte Bein gestreckt nach oben heben, dabei soll der Körper stabil liegen bleiben. Zwölf bis 15 Wiederholungen, dann die Übung mit dem linken Bein wiederholen.

Entengang (mit Theraband): Mit beiden Füßen in schulterbreitem Abstand so auf ein Theraband stellen, dass das Band unter den Fußballen liegt. Legen Sie das Band vor sich über

Kreuz, nehmen Sie mit jeder Hand ein Ende und halten es in Hüfthöhe (das Band sollte gespannt sein). Die Knie leicht beugen, und mit dem rechten Fuß einen Schritt nach rechts machen, dabei das Band gestrafft halten. Dann den linken Fuß nachziehen, sodass die Füße wieder in Schulterbreite nebeneinanderstehen. Machen Sie zehn bis 15 Schritte nach rechts, wiederholen Sie anschließend das Ganze in die linke Richtung.

Pinguin (mit Theraband): Nehmen Sie die gleiche Ausgangsposition wie beim Entengang ein. Allerdings bewegen Sie sich bei dieser Übung nicht zur Seite, sondern gehen vor und zurück. Halten Sie das Band unter Spannung, und machen Sie mit dem rechten Bein und geradem Rücken einen 20 bis 30 Zentimeter großen Schritt nach vorne, dann den linken Fuß neben den rechten stellen. Als Nächstes machen Sie mit dem rechten Fuß einen 20 bis 30 Zentimeter großen Schritt nach hinten, um anschließend den linken Fuß danebenzustellen. Zehn bis 15 Wiederholungen.

Squats, mit oder ohne Kurzhanteln: Stellen Sie sich etwa schulterbreit hin, und stemmen Sie die Hände in die Seiten. Verlagern Sie das Gewicht beim Beugen der Knie auf die Fersen, und schieben Sie den Po nach hinten, als würden Sie sich auf einen Stuhl setzen; dabei gleichzeitig die Arme nach vorne strecken, um das Gleichgewicht zu halten. Achten Sie dabei stets darauf, den Rücken gerade und die Füße parallel zu halten. Die Knie sollten die Fußspitzen nicht überragen. In die Ausgangsposition zurückgehen, zwölf bis 15 Wiederholungen. Anstrengender wird die Übung mit Kurzhanteln, die Sie seitlich vom Körper in den Händen halten.

Die To-do-Liste

- Beanspruchen Sie beim Arbeiten Ihre Muskeln. Statt wie eine Statue zu sitzen, bewegen Sie sich, oder beziehen Sie mehr Muskelgruppen in den Arbeitsalltag mit ein.
- Wählen Sie bei jeder sich bietenden Gelegenheit die aktive Fortbewegung. Jeder Schritt trägt zur Erhöhung der täglichen Gesamtmenge an körperlicher Bewegung bei. Verlassen Sie sich, um von A nach B zu gelangen, lieber auf die eigenen Füße statt auf die Technik.
- Verwandeln Sie Fernsehzeit in aktive Zeit, so können Sie ganz einfach das Angenehme (Fernsehen) mit dem Nützlichen (Bewegung) verknüpfen.
- Pflegen Sie Hobbys, die auf Bewegung beruhen.
- Verbinden Sie Sport und Freizeit miteinander, indem Sie zusammen mit der Familie oder mit Freunden trainieren beziehungsweise sich auf andere Weise miteinander bewegen.

12

Die ganze (ganzheitliche) Wahrheit

Um in den Genuss von besserer Gesundheit und einer längeren Lebenserwartung zu gelangen, braucht es fundierte Kenntnisse über Gesundheitsvorsorge, eine vernünftige Dosis gesunden Menschenverstands und die Fähigkeit, den Gesamtzusammenhang zu überblicken. Inzwischen wissen Sie, wie sich durch kluges Ess- und Bewegungsverhalten das Risiko chronischer Leiden verringern lässt, und dass sich gesundheitsfördernde Angewohnheiten sogar bis auf die Ebene der Genexpression positiv auswirken. Und wir wissen, dass Sie zweifelsohne über einen gesunden Menschenverstand verfügen, weil Sie in puncto Gesundheitsvorsorge bereits einen großen Schritt in die richtige Richtung getan haben, indem Sie dieses Buch lesen!

Der gesunde Menschenverstand lässt uns oft erahnen, was richtig ist und was falsch. Durch ihn wird in wisschenschaftlicher Forschung schließlich bestätigt (oder verworfen), was stichhaltige Hypothesen vermuten lassen haben. Und wenn uns der gesunde Menschenverstand sagt, dass etwas zu gut klingt, um wahr sein zu können, so ist das fast immer richtig. Das einzig Problematische am gesunden Menschenverstand ist, dass er zu selten angewendet wird, insbesondere, wenn es sich um die Themen Abnehmen und Gesundheit handelt.

Das dritte Element, der Gesamtzusammenhang, fällt häufig völlig unter den Tisch. Wir sehen den Wald vor lauter Bäumen nicht. Zum Beispiel, wenn wir nach einer schnellen Lösung suchen, um schlank, fit oder gesund zu werden, oder wenn wir eine gesunde Ernährung oder regelmäßigen Sport durch Nahrungsergänzungsmittel ersetzen wollen.

Die 45-jährige Denise kam erstmals zu mir in die Praxis, weil sie sich Hilfe beim Abnehmen holen wollte. Doch zunächst mussten wir erst einmal das Gesamtbild betrachten. Bei einer Größe von 1,60 Metern, einem Gewicht von 87 Kilo und einem BMI von 34 litt sie sowohl an Bluthochdruck wie auch an Typ-2-Diabetes. Das überschüssige Körperfett begünstigte diese Leiden noch, wenn es sie nicht sogar hervorgerufen hat. Sie nahm wegen ihrer Diabetes und des Bluthochdrucks Medikamente, über deren Nebenwirkungen sie sich beklagte. Allerdings waren sie noch nicht so schlimm, dass sie die Medikamente absetzen wollte, sie fühlte sich vor allem die meiste Zeit ziemlich erschöpft. Aufgrund ihrer Arthritis in den Knien und in der Hüfte nahm Denise zudem auch noch entzündungshemmende Medikamente. Die Arthritis ließ sich weitgehend auf ihr Übergewicht zurückführen, das die Gelenke bereits seit vielen Jahren belastete. Sie wusste, dass sie Sport treiben sollte, doch immer, wenn sie es versuchte, schmerzten ihre Gelenke. Sie hatte es daher komplett aufgegeben, mit der logischen Konsequenz, dass sie noch mehr zunahm. Und je mehr sie auf die Waage brachte, desto stärker wurden natürlich auch ihre Gelenke belastet, sodass sich ihre Arthritis stetig weiter verschlimmerte.

Erschwerend kam hinzu, dass Denise schlecht schlief und nachts dauernd aufwachte. Ihr Ehemann, zu dem sie ein eher gespanntes Verhältnis hatte, schlief in einem separaten Schlafzimmer – zum einen, weil sie nicht so gut miteinander auskamen, zum anderen, weil beide schnarchten. Weil Denise immer schlecht schlief, war sie ständig müde, häufig reizbar, und es fehlte ihr sowohl die Motivation wie auch die Selbstbeherrschung, um sich gesünder zu ernähren oder mehr zu bewegen. Hinzu kam, dass sie sich einsam, traurig und alles in allem ziemlich entmutigt fühlte.

Anders ausgedrückt, Denise befand sich in einem Teufelskreis: Sie aß zu viel von den falschen Lebensmitteln, teils, weil sie häufig hungrig war, teils, weil sie im Essen die Freude fand, die ihr in anderen Lebensbereichen versagt blieb. Dadurch, dass sie zu viel aß, stieg das Übergewicht, und die Gelenke schmerzten noch mehr; die Schlafqualität nahm immer weiter ab, während die Dosis der Medikamente, die sie gegen die Gelenkschmerzen, den Bluthochdruck und den zu hohen Blutzuckerspiegel einnahm, immer weiter angehoben wurde. An sich war Denise nur in meine Praxis gekommen, um sich Ernährungstipps zu holen, die ihr beim Abnehmen helfen sollten, doch damit war es in ihrem Fall noch lange nicht getan. Wir mussten das große Ganze betrachten.

In den USA wird die ganzheitliche medizinische Behandlung definiert als »ein System umfassender oder vollständiger Patientenversorgung, das die körperlichen, emotionalen, sozialen, ökonomischen und spirituellen Bedürfnisse der Person mit einbezieht; die jeweilige Reaktion auf Krankheit sowie die Auswirkung der Krankheit auf die Fähigkeit, sich um die eigenen Bedürfnisse zu kümmern.« In der Theorie bin ich damit einverstanden. In der Praxis nicht so sehr. Und zwar aus folgenden Gründen: Diese Definition lässt einige Fragen offen: Wie genau soll das in der Begegnung zwischen Arzt und Patient funktionieren? Was soll ein Mediziner im Behandlungszimmer tatsächlich tun, um allen gesundheitlichen Bedürfnissen eines Patienten mit einem Schlag gerecht zu werden? Besonders kompliziert gestaltet sich eine ganzheitliche Behandlung, wenn es sehr viele Probleme gibt, die behoben werden müssen, so wie es bei Denise der Fall war.

Wenn sich der Zustand eines Patienten dramatisch verschlechtert, insbesondere wenn es sich dabei um einen ernsthaft kranken Patienten handelt, der im Krankenhaus liegt, spricht man in US-amerikanischen Medizinerkreisen in diesem Zusammenhang häufig von »circling the drain« (eine Anspielung auf den Wasserstrudel, der sich in einem Abflussrohr bildet), dass also das Leben dieses Menschen bildlich gesehen ein »Abflussrohr hinunterwirbelt«. (Die Wortwahl von Medizinern ist manchmal ziemlich rüde; im Namen meines Berufsstands möchte ich mich dafür entschuldigen.) Einfach ausgedrückt, kann eine Reihe komplizierter medizinischer, emotionaler und sozialer Probleme eine Sogwirkung entfalten, die an einen Wasserstrudel erinnert, in dem sich die einzelnen Übel gegenseitig verstärken. In der Folge entwickelt sich eine Abwärtsspirale, die entweder in mutloser Passivität oder an der Pforte zum Tod mündet. »Circling the drain« ist eine grobe, aber sehr stimmige Metapher. Denise erlebte dieses Phänomen am eigenen Leib, auch wenn sie (noch) nicht unheilbar krank war.

Betrachten Sie das Ganze einmal aus folgendem Blickwinkel: Wenn wir uns Schritt für Schritt einem gesundheitlichen Problem nach dem anderen in diesem Abflussrohr zuwenden, wird es uns irgendwann gelingen, uns in diesem Rohr nach oben zu bewegen und die steinerne Treppe in Richtung größerer Vitalität zu erklimmen. Anders ausgedrückt, jedes einzelne gesundheitliche *Problem* vermag andere Probleme zu verschlimmern, während jede *Lösung* eines gesundheitlichen Problems dazu beiträgt, dieses und andere zu verbessern. Meiner Ansicht nach sollte diese Denkweise die Basis des ganzheitlichen medizinischen Ansatzes ausmachen. Das gilt, wenn sich ein Arzt um Sie kümmert, und es gilt ebenso, wenn Sie sich um sich selbst kümmern. Bei der ärztlichen Behandlung entspricht jede Lösung einer Art Therapie. Nehmen Sie die Probleme dagegen selbst in die Hand, so liegt die Grundlage der Lösung höchstwahrscheinlich in einem Skill.

Schlaflose Nächte

In Denises Fall mussten wir zunächst den gesundheitlichen Schlüsselfaktor bestimmen, den wir als Erstes angehen wollten. Für Denise war es am wichtigsten, nachts (endlich!) wieder gut zu schlafen. Daher habe ich sie ins Schlaflabor geschickt. Dabei hat sich herausgestellt, dass sie an einer Schlafapnoe litt, einem chronischen Leiden, das zu wiederholten Unterbrechungen beim Atmen führt, während die Person schläft. Als wir die Schlafapnoe in den Griff bekamen – dazu gibt es verschiedenste Methoden –, schlief sie zum ersten Mal seit Jahren nachts durch, mit der Folge, dass sie mehr Energie, Ansporn und Motivation hatte, um sich ihrem Wohlbefinden zuzuwenden. Sie war darüber hinaus auch nicht mehr so hungrig, ihre Laune war stabiler, und die Gelenke schmerzten ein bisschen weniger.

Denise und ich hatten eine Abmachung getroffen: Sie würde jeden Forschritt, den sie auf irgendeinem der Problemfelder machen würde, in ihren allgemeinen Gesundheitszustand »reinvestieren«. Das bedeutete zum Beispiel, dass mehr Energie und weniger Gelenkschmerzen die Möglichkeit für ein sanftes Training eröffneten. In Denises Fall hieß das, dass sie damit anfing, langsam spazieren zu gehen. (Für andere Patienten mit Gelenkschmerzen ist Schwimmen oder Wassergymnastik häufig eine gute Möglichkeit.) Im Anschluss daran behandelten wir die Gelenkschmerzen – ich verordnete ihr Massagetherapie gegen die Athrose in ihren Knien – mit Erfolg. Sie konnte die Dosis der Schmerzmittel verringern. Und weil die Gelenkschmerzen besser geworden waren, war es ihr zugleich möglich, mehr zu Fuß zu gehen, was sie auch tat – und allmählich dabei abnahm. Schließlich, nach und nach, wurden so die Gelenke immer weniger belastet.

Auf meinen Rat hin begannen Denise und ihr Ehemann eine Paartherapie, wo sie Themen besprachen, die sie lange unter den Teppich gekehrt hatten. Seitdem hat sich ihre Beziehung bedeutend verbessert und basiert heute auf gegenseitiger Unterstützung, Respekt und Zuneigung. Ihre Ehe ist für beide zu einer Quelle der Kraft geworden, statt die Ursache für Stress zu sein. Außerdem hat Denises Ehemann angefangen, sich ebenfalls gesünder zu ernähren, mehr zu bewegen und seinen Gesundheitszustand zu verbessern, indem er ebendiese Skills angewendet hat, die in diesem Buch geschildert werden. Innerhalb eines Zeitraums von zwei Jahren hat Denise knapp 30 Kilo abgenommen, ihre Typ-2-Diabetes wie auch ihren Bluthochdruck und ihre Schlafapnoe in den Griff bekommen. Hin und wieder bekommt sie eine Massage gegen ihre inzwischen sehr viel leichteren Gelenkschmerzen, und sehr selten nimmt sie Ibuprofen. Sie schläft meist gut und hat Energie, die sie darauf verwendet, gesünder zu leben.

In jedem Fall ist sie dem Strudel der sich gegenseitig verstärkenden Krankheiten entronnen und hat den Weg zu einer besseren Gesundheit erklommen. Der Grund für unser erstes Treffen waren Gewichtsprobleme, doch Denises Situation barg mehr offene Baustellen. Ich freue mich, dass dies eine Geschichte mit einem Happy End ist – eines, das sich viel leichter erreichen lässt, als viele Menschen glauben.

Gesundheit lässt sich lediglich als Ganzes betrachten, es gibt sie ausschließlich als Komplettpaket – da beißt die Maus keinen Faden ab. (Schließlich hilft es auch nicht weiter, dass die linke Körperhälfte gesund ist, wenn in der rechten ein Tumor sitzt.) Und auf dieses Komplettpaket kommt es an, auch wenn jedes einzelne Element daraus die anderen zu beeinflussen vermag. Bevor Sie anfangen können, gesund zu kochen, müssen Sie erst einmal wissen, wie man gesunde Zutaten einkauft, und bevor Sie den Gaumen dahingehend trainieren wollen, dass ihm gesunde Lebensmittel besser zusagen, müssen Sie erst einmal wissen, wie sich das Repertoire der Geschmacksknospen erweitern oder reformieren lässt. Sie sollen körperliche Aktivitäten finden, die Ihnen Spaß machen, doch Sie brauchen auch Mittel und Wege, sie in den hektischen Alltag einzubauen.

Diese Dynamik, die ich »Skill-Synergie« nenne, ist auch in anderen Fachgebieten ein verbreitetes Phänomen. Das Erlernen einer Fremdsprache wird beispielsweise umso leichter, je mehr Vokabeln und Phrasen wir bereits beherrschen. In der Schreinerlehre wird es mit jedem neuen Werkzeug, das man anwenden kann, leichter, den Umgang mit dem nächsten einzuüben, weil viele der dazu erforderlichen Skills auch bei anderen Werkzeugen vonnöten sind. Gleiches gilt für eine gesunde Lebensweise.

Indem Sie dieses Buch lesen, sind Sie auf einem guten Weg, die nötigen Skills und damit Skill-Synergie zu entwickeln. Damit Sie es auf die nächste Stufe schaffen, sollten Sie das Konzept personalisieren, um Ihre eigene Skill-Spirale zu erschaffen. Dafür sollten Sie bei den Skills anfangen, die Ihnen am wichtigsten sind oder am leichtesten fallen und sich den Elementen zuwenden, die es Ihnen leichter oder bequemer machen, Ess- und Bewegungsgewohnheiten zu verbessern.

Bevor Sie sich eine Methode zurechtlegen, um gesünder zu essen und regelmäßiger zu trainieren, sollten Sie eine Bestandsaufnahme der anderen Aspekte Ihres Lebensstils. Zu den wichtigsten Einflüssen gehören: Die Qualität und die Quantität des Schlafes, die zu bewältigende Stressmenge, Ihr Umgang mit chronischen Schmerzen sowie die Beschaffenheit Ihres sozialen Netzwerks.

Die Vorteile von Stillstand: Gesunder Schlaf

Die Qualität wie die Dauer von Schlaf wirken sich tiefgreifend auf Körper und Geist aus, und zwar aus psychologischer, immunologischer und neurologischer Sicht. Eine der Konsequenzen von chronischem Schlafmangel liegt in der Senkung der Schmerztoleranz. Mit anderen Worten: Schmerzen fühlen sich unter Schlafentzug sehr viel heftiger an. Der Schlaf beeinflusst zudem alle körperlichen Organsysteme – während wir schlummern, erledigt der Körper den Hauptteil der regenerativen Arbeit. Mehr noch, der Schlaf wirkt sich unmittelbar auf unsere Gehirnströme aus. Wenn also der Schlaf gestört, unterbrochen oder unzureichend ist, kann das dazu führen, dass unsere Gehirnströme nicht mehr synchron mit unserem Lebensstil verlaufen. Dann kann es vorkommen, dass wir tagsüber Gehirnströme erfahren, die eher zu einer Schlafphase passen würden, während wir doch eigentlich arbeiten und produktiv sein wollen. Oder wir haben nachts Gehirnströme, die sich zum Denken oder anderen mental anspruchsvollen Aktivitäten eignen, während wir einzuschlafen versuchen. Während extremer Schlafmangel tödlich sein kann, rufen mitunter auch mildere Störungen in einem gesunden Gehirnwellenmuster schon Reizbarkeit, Ungeduld, Konzentrationsstörungen, Frustration, Ärger und Depression hervor.

Zu wenig Schlaf kann über einen längeren Zeitraum hinweg auch das Immunsystem, beispielsweise die Produktion weißer Blutplättchen oder die hormonelle Regulation, beeinträchtigen. Das ist auch der Grund, warum Schlafmangel mit chronisch erhöhten Werten des Stresshormons Cortisol in Verbindung steht. Andere Folgen sind ein geschwächtes Abwehrsystem, erhöhte Hormonwerte, insbesondere des Insulins, vermehrtes Körperfett (insbesondere in der Taille) sowie die Entwicklung von systemischen Entzündungen und Typ-2-Diabetes. Weiterhin kann der Spiegel der Hormone Leptin und Ghrelin beeinträchtigt werden, die für die Regelung von Hunger und Sättigung zuständig sind.

Wussten Sie schon …?

Wissenschaftliche Studien haben einen Zusammenhang zwischen Schlaf, der circadianen Rhythmik (Hormonspiegelschwankungen innerhalb von 24 Stunden), Energieregulation (darunter Hunger) und Adipositas bewiesen, der bis auf die Ebene der Gene reicht. Schlafmangel kann demzufolge die Genexpression zum Negativen verändern; besserer Schlaf vermag sie dagegen zum Positiven zu verändern!

Darüber hinaus ist es anstrengend, sein Verhalten zu ändern. Dies erfordert sowohl Willenskraft wie auch Skill-Power, und für beides braucht man Energie. Wie Sie sicherlich aus eigener Erfahrung wissen, fühlen Sie sich, wenn Sie erschöpft sind, zu überhaupt nichts motiviert. Nun, chronischer Schlafmangel und/oder chronische Schlafstörungen können einen permanten Erschöpfungszustand herbeiführen. Auf diese Weise kann sich jegliche Motivation, jeder Entschluss, sich gesünder zu ernähren oder aktiver zu leben, in Luft auflösen. Außerdem neigt man unter Schlafmangel zu Reizbarkeit und Hunger und wendet sich viel schneller dem Essen als Trostmittel zu. All das kann einen Teufelskreis in Gang setzen, da sich eine schlechte Ernährung, Gewichtszunahme und eine sitzende Lebensweise in vielen Fällen negativ auf die Schlafqualität auswirken!

Hier ein paar Tipps, die Sie dabei unterstützen sollen, wieder auf festeren Boden zu gelangen:

- **Halten Sie sich an einen konstanten Schlafrhythmus.** Soll heißen, gehen Sie jeden Tag zur selben Zeit ins Bett, und stehen Sie immer zur selben Zeit auf (mit einer Abweichung von maximal einer Stunde), und das auch an den Wochenenden.
- **Verzichten Sie auf einen ausgiebigen Mittagsschlaf.** Es ist in Ordnung, wenn Sie ab und an ein Mittagsschläfchen von 30 Minuten machen. Länger sollten Sie tagsüber nicht schlafen, weil ansonsten die Wahrscheinlichkeit wächst, dass der Schlaf in der Nacht beeinträchtigt wird.
- **Vermeiden Sie kurz vor der Schlafenszeit anregende Substanzen.** Darunter fallen Koffein, Nikotin (auf das Sie überhaupt ganz verzichten sollten) und Alkohol. Alkohol macht unter Umständen zunächst ziemlich müde,

doch in der zweiten Nachthälfte, wenn der Körper ihn verstoffwechselt, führt er häufig zu Schlafstörungen. Trinken Sie also nach15 Uhr keinen Kaffee mehr (oder beschränken Sie den Kaffeegenuss auf die Vormittage, wenn Sie sehr empfindlich auf Koffein reagieren), und begrenzen Sie den Alkoholkonsum auf ein moderates Maß.

- **Treiben Sie tagsüber regelmäßig Sport.** Ob Sie nun am Morgen oder am Nachmittag trainieren, hängt ganz von Ihnen ab. Vermeiden Sie es allerdings, in den vier Stunden vor dem Zubettgehen ein anstrengenderes Trainingsprogramm zu absolvieren, das wirkt möglicherweise aufputschend (Yoga oder Pilates dürften am Abend jedoch kein Problem darstellen).
- **Befolgen Sie vor dem Zubettgehen ein entspannendes Ritual.** Sie könnten beispielsweise ein warmes Bad nehmen, ein schönes Buch lesen, Musik hören oder ein paar sanfte Dehnübungen machen. Versuchen Sie, emotionsgeladenen Konversationen oder Aktivitäten (wie Nachrichten schauen) aus dem Weg zu gehen, bevor Sie sich schlafen legen. Nehmen Sie Sorgen und Stress nicht mit ins Bett.
- **Sorgen Sie für eine angenehme Schlafatmosphäre im Schlafzimmer.** Sehen Sie nicht im Bett fern oder arbeiten dort. Das Schlafzimmer sollte ruhig und dunkel, das Bett komfortabel und der Raum nicht zu heiß oder zu kalt sein.
- **Konsultieren Sie Ihren Arzt.** Wenn die Schlafprobleme anhalten, könnte vielleicht mehr dahinterstecken. Der Arzt kann Ihnen dabei helfen, die Ursachen herauszufinden.

Belastung durch übermäßigen Stress

Viele der negativen Effekte durch Schlafmangel treten auch bei chronischem Stress auf. Das damit einhergehende hormonelle Ungleichgewicht (insbesondere mit Blick auf Cortisol und Insulin) wie auch leichte chronische Entzündungen können die Grundlage für die Entwicklung von Typ-2-Diabetes, verschiedene Formen von Krebs, Grippeinfektionen und andere Infektionskrankheiten schaffen. Chronischer Stress erhöht zudem die Anfälligkeit für Erkältungen. Und psychologischer Stress stört auf verschiedenartigste Weise das Gleichgewicht der Körperfunktionen (unter anderem den Entzündungs- und den hormonellen Stoffwechsel) mit häufig negativen Folgen für das Energieniveau.

Stress kann sich auch auf Ihren Gemütszustand niederschlagen, Ihr Arbeitsgedächtnis sowie Ihre Fähigkeit zur Impulskontrolle beeinträchtigen und das Risiko für Angststörungen und Depressionen erhöhen. Zudem kann Ihnen ungezügelter Stress Ihre Energie rauben sowie Ihre Motivation und Entschlossenheit, einen gesünderen Lebensstil beizubehalten, untergraben. Tatsächlich haben Forschungen der University of California in San Francisco ergeben, dass Menschen, die unter einem erhöhten Stressniveau litten, gleichzeitig den Hang hatten, mehr zu essen. Sie berichteten von Störungen wie hemmungslosem Essen, Binge Eating, ständigem Hunger und zahlreichen ineffektiven Versuchen, ihr Essverhalten unter Kontrolle zu halten. All diese Verhaltensweisen können zu einer Gewichtszunahme führen.

Halten Sie sich an folgende Strategien, damit der Stress nicht die Oberhand über Sie gewinnt:

- **Entwickeln Sie bessere Zeitmanagement-Kompetenzen.** Setzen Sie Prioritäten für das, was so schnell wie möglich erledigt werden muss, um sich im Anschluss daran den Dingen zuzuwenden, die als Nächstes an der Reihe sind, während Sie alles andere zurückstellen, das noch ein wenig warten kann.
- **Laden Sie sich weniger Verantwortung auf.** Lernen Sie, nein zu sagen, wenn ein Anliegen nicht so wichtig ist, und Aufgaben zu delegieren, die sich leicht auch von anderen (wie zum Beispiel Familienmitgliedern oder Kollegen) erledigen lassen.
- **Machen Sie Atemübungen.** Lernen Sie, langsam und rhythmisch zu atmen – durch die Nase einatmen (bis drei zählen) und durch den Mund ausatmen (bis drei zählen). Damit können Sie dem Stress die Spitze nehmen. Sobald Sie merken, dass der Stress eskaliert, nehmen Sie sich die Zeit, um ein paar Mal tief ein- und auszuatmen.
- **Treiben Sie regelmäßig Sport.** Dabei werden nicht nur »Wohlfühl«-Neurotransmitter (wie Serotonin) für Körper und Gehirn ausgeschüttet, körperliche Bewegung gibt Ihnen zudem die Kraft und die Zuversicht, dass Sie die verschiedensten Situationen in Ihrem Leben meistern können.
- **Entdecken Sie die für Sie optimale Technik zur Stressreduktion.** Dabei könnte es sich beispielsweise um Meditation, progressive Muskelentspannung, Visualisierung oder andere Techniken handeln. Mithilfe der Trial-and-Error-Methode können Sie herausfinden, welche sich für Sie am besten eignet, um diese danach regelmäßig anzuwenden.
- **Verpassen Sie Ihren Gedanken eine neue Grundausrichtung.** Ihre Auffassung von Stress vermag sich reduzie-

rend oder auch verstärkend auf diesen auswirken. Setzen Sie daher negativen Denkgewohnheiten ein Ende – etwa, immer vom Schlimmsten auszugehen, Alles-oder-nichts-Denken oder Dinge persönlich zu nehmen –, und versuchen Sie, die Geschehnisse neutraler zu beurteilen. Stellen Sie Ihre negativen Gedanken auf den Prüfstand, indem Sie überlegen, mit welcher Wahrscheinlichkeit Ihre größten Ängste eintreffen werden; vermeiden Sie dabei extreme Begriffe wie *immer* und *nie*. Fragen Sie sich auch, ob Sie tatsächlich beweisen können, dass das, von dem Sie ausgehen, der Wahrheit entspricht.

- **Sorgen Sie gut für sich.** Das sollte eigentlich selbstverständlich sein, doch wenn Sie unter Stress stehen, ist es besonders wichtig, sich gesund zu ernähren, ausreichend zu schlafen, regelmäßig Sport zu treiben und den Alkohol- und Koffeingenuss einzuschränken.

Ein persönlicher Kommentar über Stressmanagement: In meiner Klinik kommen wir ständig mit diesem Thema in Berührung und raten Patienten üblicherweise zu Techniken wie Yoga, Meditation, Visualisierung und Atemübungen. Das könnte auch bei Ihnen funktionieren. *Meinen* Kopf bekomme ich am besten frei, wenn ich körperlich aktiv bin, und das am liebsten draußen, in der freien Natur – beim Bergsteigen, Spazierengehen mit meinem Hund oder auch, wenn ich auf meinem Pferd Troubadour reite. Der Punkt ist ganz einfach: Alles, was Ihnen guttut, ist auch gut! Was den Stressabbau anbelangt, steckt in der antiken Weisheit »Erkenne dich selbst« der Anfang jeden Fortschritts. Suchen Sie sich die Methode aus, die bei Ihnen am besten funktioniert. Kehren Sie jedoch den Stress nicht unter den Teppich!

Belastung durch chronische Schmerzen

Wer unter chronischen Schmerzen leidet, ob sie nun ständig, immer wieder oder vereinzelt auftreten, bringt schwerlich die erforderliche Motivation oder Energie auf, um sein Verhalten neu auszurichten. Sie verhindern einen guten Schlaf wie auch den angemessenen Umgang mit Stress. Die negativen Folgen chronischer Schmerzen sind in den verschiedensten Lebensbereichen spürbar: Zusätzlich zu Schlaflosigkeit und Überbelastung durch Stress kommt es vermehrt zu Depressionen, Beziehungsproblemen, mangelnder körperlicher Bewegung und schlechten Essgewohnheiten. Chronische Schmerzen, insbesondere Gelenkschmerzen, Kopfschmerzen, Rücken- und Nackenschmerzen, sind ein ausgesprochen weit verbreitetes Problem – mehr als 100 Millionen US-Amerikaner leiden laut dem Institute of Medicine darunter (in Deutschland sind es, nach Zahlen der Deutschen Schmerzgesellschaft, mehr als 12 Millionen) – und sie sind einer der Hauptgründe, warum Menschen zum Arzt gehen.

Ihrer Gesundheit und auch Ihrem Wohlbefinden zuliebe sollten Sie unbedingt eng mit Ihrem Arzt zusammenarbeiten, um die Schmerzen unter Kontrolle zu bekommen. Die meisten Schmerzpatienten profitieren von einem mehrdimensionalen Ansatz, der Medikamente (wie Opioide, Analgetika, entzündungshemmende Arzneimittel oder Antidepressiva), lokale Wirkstoffe (von Capsaicin-Salbe, Lidocain-Salben oder nichtsteroidale entzündungshemmende Pflaster, z. B. Voltaren oder Ibuprofen), Körper-Geist-Ansätze (wie Verhaltenstherapie, Biofeedback, Entspannungstraining und Achtsamkeitsmeditation) und rehabilitative Methoden (wie

Physiotherapie, Ergotherapie sowie Wärme- oder Kälteanwendungen) vereint. Mitunter lassen sich Schmerzen auch durch komplementäre Methoden wie Akupunktur, therapeutische Massage und Yoga lindern.

Als Erstes sollte man:

- **Den Schmerz genau beschreiben.** Erklären Sie Ihrem Arzt, wo der Schmerz genau sitzt, seit wann Sie ihn haben, ob er ständig da ist oder mal stärker und mal schwächer ist und wodurch er hervorgerufen oder gelindert wird. Beschreiben Sie detailliert, wie er sich anfühlt (ob es sich beispielsweise eher um ein stechendes, pochendes oder brennendes Gefühl handelt). Es kann auch weiterhelfen, die Intensität auf einer Skala von eins bis zehn (wobei Stufe zehn dem schlimmstmöglichen Schmerz entspricht) einzuordnen.
- **Schildern Sie, wie der Schmerz Ihr Leben beeinträchtigt.** Erklären Sie dem Arzt nicht nur die Auswirkungen auf Ihre Energie, die Schlafqualität und die Fähigkeit, Sport zu treiben, sondern auch, wie Gemütszustand und Wohlbefinden, zwischenmenschliche Beziehungen und die Bewältigung Ihres privaten und beruflichen Alltags beeinträchtigt werden.
- **Nicht aufgeben, bevor Sie nicht eine wirksame Schmerzbewältigungsstrategie gefunden haben.** Manchmal dauert es eine Weile, die passende Kombination verschiedener Methoden und Strategien herauszufinden, die *Ihren* Schmerz lindert. Wenn Sie das Gefühl haben, Sie kommen mit Ihrem Arzt in dieser Hinsicht nicht weiter, lassen Sie sich zu einem Spezialisten überweisen.

Die Beschaffenheit Ihres sozialen Netzwerks

Der Mensch ist seit seiner Entstehung ein soziales Wesen und wird im Wesentlichen durch seine Beziehungen zu anderen beeinflusst. Doch hier geht es nicht allein um Wärme und Behaglichkeit. Die kalte und harte Genauigkeit medizinischer Versuche hat gezeigt, dass Menschen, die in liebevollen, unterstützenden Beziehungen leben, deutlich seltener chronische Krankheiten entwickeln oder früh versterben als diejenigen, die nicht in positiven Beziehungen leben. Allein die Tatsache, Freunde zu haben, trägt dazu bei, unsere Gesundheit zu schützen. Menschen mit guten sozialen Netzwerken sind optimistischer und zudem physisch wie psychisch belastbarer. Sie sind weniger anfällig für Erkältungen und neigen seltener zu Entzündungen, weiterhin zeigen sie robustere Immunreaktionen auf Impfungen. Die Auswirkungen sozialer Unterstützung lassen sich bis hin zu Zahl und Verhalten der weißen Blutplättchen sowie zum Gehirnwellenmuster feststellen.

Die Kehrseite der Medaille ist dagegen nicht selten äußerst düster. Eine Studie der Harvard University hat ergeben, dass Menschen, die ständig stärkeren sozialen Problemen (negative Interaktion mit Familienmitgliedern oder Freunden) ausgesetzt sind, im Tagesverlauf einen gestörten Freisetzungsrhythmus von Cortisol aufweisen, eine deutliche Belastung für Körper und Geist. (Falls es in Ihrem Haushalt Familienmitglieder gibt, mit denen Sie nicht sonderlich gut auskommen, so ist das an sich bereits ein Hemmschuh. Sie müssen daher im ersten Schritt an der Beziehung zu diesen Menschen arbeiten, bevor Sie auf deren Unterstützung bei der Veränderung Ihrer Lebensweise zählen können.)

Um von Familienmitgliedern, Freunden und Kollegen auf eine motivierende Weise so gut wie möglich unterstützt zu werden, sollten Sie sich folgender Strategien bedienen:

- **Finden Sie heraus, von welchen Menschen Sie die meiste Unterstützung erfahren.** Haben Sie diesen Punkt für sich geklärt, noch bevor Sie überhaupt Unterstützung benötigen, werden Sie sich im Notfall gestärkt fühlen, einfach, weil Sie wissen, dass es Menschen gibt – sogar ein ganzes Netzwerk –, an die Sie sich wenden können.
- **Leben Sie nach dem Prinzip von gegenseitigem Geben und Nehmen.** Mal sind Sie in der Rolle des Gebenden, mal ist es ein anderer. Achten Sie darauf, dass Unterstützung stets auf Gegenseitigkeit beruht, um zu verhindern, dass Freunde oder Familienmitglieder im Übermaß beansprucht werden.
- **Bitten Sie um Hilfe.** Schildern Sie vertrauten Menschen, wie es Ihnen geht, und lassen Sie sich von Familienmitgliedern oder Freunden dabei helfen, mit Herausforderungen besser fertigzuwerden. Damit Sie auch wirklich die Unterstützung erfahren, die Sie sich wünschen und brauchen, sollten Sie sehr genau beschreiben, wie Ihnen am besten geholfen werden kann.
- **Achten Sie auf eine konstruktive Gesprächsführung.** Versuchen Sie, schwierigen Beziehungen die Spannung zu nehmen, drücken Sie sich klar, aber taktvoll aus, indem Sie Ihre Bedürfnisse und Gefühle beschreiben. Verwenden Sie dabei Sätze, die mit »Ich« beginnen, um dann Ihren Wunsch nach Veränderung oder Unterstützung vorzubringen. Auf keinen Fall sollten Sie Ihrem Gegenüber Vorwürfe machen, sich beschweren oder jammern.

- **Erweitern Sie Ihr soziales Umfeld.** Beispielsweise, indem Sie sich für eine bestimmte Sache oder gemeinnützige Organisation, von der Sie überzeugt sind, ehrenamtlich engagieren, ins Fitnessstudio gehen, einem Verein beitreten (beispielsweise einer Wandergruppe oder einem Leseclub) oder einen Kurs besuchen.

Jeder einzelne dieser Faktoren – Schlaf, Stressbewältigung, soziale Unterstützung und Schmerzkontrolle – kann für sich genommen bereits positiv den Gesundheitszustand beeinflussen. Mehr noch, sie vermögen einen sich steigernden, synergetisch positiven Beitrag zur Förderung Ihrer Gesundheit und des Wohlbefindens zu leisten. Doch auch das Gegenteil ist richtig, wie Ihnen wahrscheinlich bewusst ist: Zu wenig oder schlechter Schlaf, zu viel Stress (oder mangelhafte Stressbewältigung), zu wenig Unterstützung oder Liebe und zu starke Schmerzen fordern ihren Tribut von der physischen wie emotionalen Gesundheit. Dieser Tribut fällt umso größer aus, je mehr dieser vier Kategorien betroffen sind.

Wie sich ein positiver Welleneffekt erzielen lässt

Geht es mit der Gesundheit einmal bergab, so bedarf es zunächst eines wohlüberlegten Schrittes in die entgegengesetzte Richtung, um diesen Prozess umzukehren. Wenn man die Verschlechterung des Gesundheitszustands mit einer Abwärtsspirale vergleicht, ist es nur logisch, dass sich die Situation lediglich dadurch verbessern lässt, indem man sich an dieser Spirale entlang nach oben bewegt. Jede einzelne Stufe, die Sie erklimmen, verbessert die Ausgangslage, um auch die nächste zu erreichen, und bringt Sie damit dem Hauptgewinn, der Ihnen an der Spitze winkt, ein ganzes Stück näher: der Vitalität. Sobald Sie mit der Kletterpartie beginnen, werden Sie merken, dass sich die Skills, auf die Sie zum Erklimmen jeder Stufe zurückgreifen müssen, gegenseitig verstärken, aufeinander aufbauen und positive Synergien schaffen. Das wirkt sich wiederum positiv verstärkend auf die Skills aus. Anders ausgedrückt, jeder Skill, den Sie sich erarbeiten, bereitet den Weg für den nächsten. Sie werden also immer besser! Haben Sie es bis an die Spitze der Spirale (die bestmögliche Vitalität) geschafft, so haben Sie höchstwahrscheinlich nicht nur ein paar Lebensjahre dazugewonnen, sondern noch dazu die Qualität dieser Jahre verbessert.

Am effektivsten lässt sich diese positive Kettenreaktion in Gang setzen, indem Sie Ihren natürlichen Startpunkt in der Skill-Spirale finden. Dann folgt ein individuell anpassbarer Plan, der Ihnen klar den Weg aufzeigt, wie Sie spezielle gesundheitsfördernde Skills ausbilden können. Betrachten Sie dies als Gegenmaßnahme zur sprichwörtlichen Abwärtsspirale im Wasserrohr: Indem Sie einen stufenweisen Prozess erarbeiten, wie Sie nach und nach einen gesundheitsfördernden Skill nach dem anderen herausbilden können, sind Sie in der Lage, die Spirale hin zu besserer Gesundheit zu erklimmen. Bevor Sie jedoch herausfinden können, wie das funktioniert, sollten Sie Ihr Augenmerk auf die Skills legen, die Sie entwickeln wollen, damit Sie an Zugkraft gewinnen und schneller Fortschritte auf Ihrem Weg zu einem gesünderen Selbst machen.

Das Ausfüllen der Tabelle zur ganzheitlichen Analyse Ihres Gesundheitszustandes wird Ihnen dabei helfen, die optimale Abfolge von Schritten festzulegen, um die benötigte Skill-

Power zu erwerben. Sobald Sie diese Abfolge einmal festgelegt haben, stellen Sie sich vor, wie und in welcher Reihenfolge Sie diese einzelnen Schritte (und die mit ihnen zusammenhängenden Skills) auf die verschiedenen Stufen verteilen, die Ihre persönliche Skill-Spirale hinaufführen. Während Sie sich diesen Schritten zuwenden und sich nach und nach die erforderlichen Skills erarbeiten, bewegen Sie sich stetig weiter nach oben auf Ihr angestrebtes Ziel zu: mehr Vitalität und ein verbesserter Gesundheitszustand. Die Analyse gliedert sich in vier Bereiche: *Wald*, *Familie und Freunde*, *Bewegung* und *Ernährung*. Gehen Sie den Inhalt der einzelnen Tabellen zu den verschiedenen Bereichen nacheinander sorgfältig durch, um festzustellen, ob es im jeweiligen Bereich Skills gibt, die Sie angehen müssen. Falls ja, ordnen Sie die Aufgaben nach der Priorität, wobei eins für die höchste Prioritätsstufe steht. Diese ist immer subjektiv und sollte darauf basieren, was für Sie die größte Herausforderung darstellt oder für Sie persönlich am wichtigsten ist. Unter Umständen hegen Sie Gedanken wie: »Ganz sicher könnte ich *die eine* Sache schaffen, wenn ich nur mit *der anderen* Sache fertigwerden würde …«, woraus ersichtlich wird, dass *der anderen* Sache die höhere Priorität zukommt. Sobald Sie die Prioritäten für alle vier Tabellen festgelegt haben, haben Sie im Wesentlichen Ihre persönliche Route festgelegt, die Sie durch die Skill-Spirale nach oben führt.

Wald

Der Begriff *Wald* bezieht sich auf das große Ganze, darauf, dass man den Wald trotz aller Bäume betrachten muss. Solange man an Schlafproblemen, übermäßigem Stress oder chronischen Schmerzen leidet, ist es noch zu früh, an der Ernährung oder den Bewegungsgewohnheiten zu arbeiten.

Falls irgendeines der genannten Hindernisse aus der »Wald«-Tabelle auf Sie zutrifft, sollte hier der Startpunkt Ihrer Skill-Spirale liegen. Nehmen Sie sich die fraglichen Situationen in der Reihenfolge Ihrer eigenen Prioritäten vor, und halten Sie sich dabei an die bereitgestellte Orientierungshilfe.

Tabelle 12.1 Der Wald: Das große Ganze – Ihr allgemeiner Gesundheitszustand

Situation	Priorität	Orientierungshilfe
Schlafprobleme		Kapitel 12
übermäßiger Stress		Kapitel 5, 12
chronische Schmerzen		Kapitel 12
gesellschaftliche Isolation		Kapitel 12

Familie und Freunde

Dieses Begriffspaar bezieht sich auf die Situation zu Hause. Wenn Sie einen (Ehe-)Partner, Mitbewohner oder enge Freunde haben, so ist die Wahrscheinlichkeit groß, dass diese Einfluss auf Ihren Lebensstil ausüben und umgekehrt. Kinder können eine gesunde Ernährung und körperliche Aktivität ebenso erleichtern wie erschweren.

Einigkeit macht stark; ohne Einigkeit kann der Aufstieg ebenso anstrengend wie steil sein. Die Menschen, die Ihnen nahestehen, sind Teil der Reise hin zu besserer Gesundheit, daher müssen Sie sie mit in die Formel für die Kompetenzentwicklung einbeziehen. Sofern Sie nicht doch alles im Alleingang machen, bestimmen Sie Ihre Situation in der »Familie und Freunde«-Tabelle, und setzen Sie Ihre persönliche Prioritätenabfolge, um sie anschließend durchzuarbeiten. Verwenden Sie dazu die bereitgestellten Orientierungshilfen. Falls Sie auch Stufen aus der »Wald«-Tabelle zu bewältigen haben, sollten Sie die aus dem Bereich »Familie und Freunde« im Anschluss daran der Spirale anfügen; falls nicht, beginnt Ihre Treppe hier.

Tabelle 12.2 Familie und Freunde: Die wichtigsten Beziehungen, die Ihre tägliche Routine beeinflussen

Situation	Priorität	Orientierungshilfe
(Ehe-)Partner		Kapitel 7, 8, 9, 10
Kinder		Kapitel 7, 8, 9, 10
Mitbewohner		Kapitel 7, 8, 10
großes soziales Netzwerk		Kapitel 9, 10

Bewegung

Hier geht es, selbstredend, um Bewegungsgewohnheiten und um Hindernisse, die Ihnen den Weg zu körperlicher Aktivität (oder mehr davon) in Ihrem Tagesablauf verstellen. Ermitteln Sie die wichtigsten Gründe, warum es Ihnen schwer fällt, mehr Sport zu treiben, und arbeiten Sie diese nach der Reihenfolge Ihrer persönlichen Prioritäten ab. Verwenden Sie dazu die bereitgestellten Orientierungshilfen. Falls Sie keine Stufen aus den Bereichen *Wald* oder *Familie und Freunde* zu bewältigen haben, beginnt Ihre Treppe hier. Bauen Sie ansonsten die Stufen im Anschluss auf die anderen beiden Themengebiete auf.

Tabelle 12.3 Bewegung: Ihr persönliches Aktivitätsmuster

Situation	Priorität	Orientierungshilfe
Mangelnde Trainingsmotivation		Kapitel 2, 10
Schwierigkeiten, Sport in den Alltag zu integrieren		Kapitel 10, 11
Probleme bei der Erstellung eines Trainingsprogramms		Kapitel 10
Training ist langweilig		Kapitel 10

Essverhalten

Hier dreht es sich um das Ernährungsmuster sowie die Hindernisse, die sich Ihrem Vorhaben, sich den Rest Ihres Lebens gesund zu ernähren, entgegenstellen. Ermitteln Sie die größten Barrieren für Sie in diesem Bereich, und arbeiten Sie sie in der Reihenfolge Ihrer Priorität ab. Verwenden Sie dazu die bereitgestellten Orientierungshilfen. Dies sind dann die letzten Stufen, die Sie auf Ihrem Weg zu bewältigen haben – falls Sie nicht sogar an diesem Punkt erst in die Spirale einsteigen, wenn Sie die anderen Kategorien nicht betreffen.

Die Skill-Spirale

Sobald Sie Ihre Prioritäten mithilfe der vorangegangenen Analyse festgelegt haben, können Sie damit beginnen, den Aufstieg in der Skill-Spirale zu planen. Wenn Sie beginnen,

Tabelle 12.4 Essverhalten: Ein umfassendes Bild Ihrer Ernährungsthematik

Situation	Priorität	Orientierungshilfe
Fehlendes Wissen über Ernährung		Kapitel 4
Vorliebe für ungesunde Lebensmittel		Kapitel 6
Zu wenig Geld für gesunde Lebensmittel		Kapitel 7
Mangelhafte Kochkenntnisse		Kapitel 8
Probleme, sich unterwegs gesund zu ernähren		Kapitel 9
Unkontrolliertes Essverhalten		Kapitel 5

sich Skills anzueignen, sollten Sie (wie ausnahmslos jeder) die folgenden beiden Dinge tun: Erstens, falls Sie momentan überhaupt keinen Sport treiben, orientieren Sie sich an Kapitel 11, um körperliche Bewegung in Ihren Alltag zu integrieren. Zweitens, sorgen Sie für mehr Kontrolle in Ernährungsfragen, indem Sie sich für unterwegs immer eine reich bestückte Brotzeitbox mitnehmen (Vorschläge dafür finden Sie in Kapitel 9). Diese beiden Schritte sind so wichtig, weil sie Ihrer Selbstbestimmung und Selbstachtung sofort einen gehörigen Schub verpassen, damit Sie auf dem Weg zu Ihrem angestrebten Ziel so richtig in Fahrt kommen. Sie führen sich damit selbst vor Augen, dass das Thema Gesundheit *heute* von Belang ist, sodass Sie im Weiteren gesündere Entscheidungen treffen werden.

Nehmen Sie sich für jede Kategorie zwei Wochen Zeit, um die Skills durchzuarbeiten – es kann also bis zu acht Wochen dauern, falls es in allen vier Bereichen Dinge gibt, die Sie betreffen, bis die komplette Treppe der Skill-Spirale fertiggestellt ist. Falls Sie es nicht schaffen, alle offenen Fragen einer Kategorie innerhalb von 14 Tagen anzugehen, nehmen Sie sich die Zeit, die Sie brauchen. Wichtig ist nur, *dass* Sie diese Veränderungen vornehmen!

Zwar sollten Sie nach einer Runde durch die Skill-Spirale mit der nötigen Skill-Power für den Weg zu langanhaltender Vitalität ausgerüstet sein, aber es spricht nichts dagegen, noch mehr Skill-Power aufzubauen. Es ist uns immer möglich, neue Kompetenzen zu erwerben oder bereits vorhandene weiter auszubauen. Sogar ein Schreinermeister kann davon profitieren, wenn er lernt, ein neues Werkzeug zu benutzen. Die Entwicklung von Skill-Power zur Förderung der eigenen Gesundheit ist dabei nichts anderes. Sie können also Ihre persönliche Skill-Spirale so oft Sie wollen umgestalten und durchwandern.

Wenn Sie die Spirale komplett bis oben verfolgt haben, werden Sie nicht nur über weitere, äußerst effektive Kompetenzen verfügen, sondern auch meisterhaft die Methode des Kompetenzerwerbs beherrschen! Sie werden aus eigener Erfahrung wissen, wie Hindernisse einzuschätzen sind, die Ihnen den Weg versperren, und wie Sie an die erforderlichen Informationen, Programme, Ressourcen, Werkzeuge oder andere Hilfsmittel gelangen, um sie zu umgehen. Der Begriff Skill-Power bedeutet sowohl über eine ganze Reihe von Kompetenzen zu verfügen als auch die Fähigkeit zu haben, im Bedarfsfall neue zu erwerben. Durch Engagement und die richtige Skill-Power werden Sie mit an Sicherheit grenzender Wahrscheinlichkeit einen Weg finden, um sich Ihrem Ziel, größerer Vitalität und einer Zukunft ohne Krankheiten, ein ganzes Stück weit anzunähern. Allerdings gibt es keinen Hubschrauber, der mit einem Mal auftaucht und Sie dorthin mitnimmt. Es führt kein Weg daran vorbei: Stufe um Stufe muss der Anstieg der Kompetenzspirale bewältigt werden.

Beachten Sie jedoch, dass sich die Maßnahmen zur Verhütung chronischer Erkrankungen und von vorzeitigem Tod nicht gegenseitig ersetzen können. Sie sollen vielmehr harmonisch nebeneinander existieren, damit sie eng zusammenarbeiten und einander somit positiv verstärken so wie die verschiedenen Instrumente eines Orchesters. Hinzu kommt, mit jedem Schritt, den Sie zur Verbesserung Ihrer Gesundheit unternehmen, werden Sie sich kompetenter fühlen, sodass es Ihnen leichterfallen wird, noch mehr für die Gesundheit zu tun, was sich wiederum positiv auf Ihr Selbstwertgefühl auswirkt, und so weiter.

Ob Sie es positive Rückkopplung, einen sich positiv verstärkenden Kreislauf oder einen vorteilhaften Welleneffekt nennen – unabhängig vom Namen stellt diese Investition in Ihr Wohlbefinden beachtliche Gewinne in Aussicht. Es funktioniert wirklich. In einer Studie mit 170 Teilnehmern, alle mit dem Ziel, ihr Gewicht zu reduzieren, fanden Forscher der University of Pittsburgh School of Nursing Folgendes heraus: Die Probanden, die sich daran hielten, nur noch begrenzt Fett zu sich zu nehmen, entwickelten ein stärkeres Selbstvertrauen, und je stärker es wurde, desto mehr nahmen sie im Lauf der 18-monatigen Laufzeit ab.

Um in Zukunft gesünder leben zu können, müssen Sie möglicherweise einen Schritt zurücktreten und Ihren Lebensstil daran anpassen, mehr natürliche Lebensmittel zu konsumieren und körperlich aktiver zu werden. Verlassen Sie sich nicht mehr so stark auf arbeitssparende technische Features. Anders ausgedrückt: Heutzutage müssen wir uns die gesundheitsfördernden Dinge aktiv vornehmen, die früher selbstverständlich waren. Darunter fällt auch, dass ausreichender und gesunder Schlaf einen oberen Platz auf der Prioritätenliste einnehmen sollte, ebenso wie eine gesunde Stressbewältigung (mittels Sport, Atemübungen, Meditation und dergleichen). Nicht zu vergessen die Pflege unserer Beziehungen, auch (oder erst recht) wenn das Leben hektisch ist.

Freilich, es können sich Ihnen auch unerwartete Hindernisse in den Weg stellen. Doch das Besondere an der Skill-Power ist, dass Sie lernen, Kompetenzen immer dann auszubilden, wenn Sie sie brauchen. Dieser Prozess wird Ihnen immer vertrauter, bis er irgendwann zu Ihrem eigenen wird. Frei nach dem amerikanischen Dichter Theodore Roethke: Man lernt, indem man den Weg geht, den man gehen muss. Das ist die wahre Macht der Skill-Synergie.

13

Global denken, lokal handeln und die Welt verändern

Ein großer Teil dieses Buches befasst sich damit, wie sich die Ernährung als Hauptschalthebel des medizinischen Schicksals einsetzen lässt, und wie Sie es schaffen können, dass ausschließlich Sie diesen Hebel bedienen. Sie brauchen nicht erst abzuwarten, bis die Welt sich ändert! Sie können jetzt und sofort die nötigen Maßnahmen zur Verbesserung Ihrer Gesundheit ergreifen.

Aber es wäre natürlich trotzdem schön, *wenn* die Welt sich ändern würde, sodass man nicht nur über wenig befahrene, beschwerlichere Straßen zu guter Gesundheit und optimalem Körpergewicht gelangen könnte (zumindest wie in unserer Kultur), sondern uns allen dieses Ziel über den Weg des geringeren Widerstandes offen stehen könnte. Das Problem liegt darin, dass keiner von uns dirket für die relevanten Faktoren zuständig ist, die in unserer modernen Gesellschaft zu Fettleibigkeit und chronischen Erkrankungen führen. Dennoch muss etwas gegen diese schädigenden Einflüsse getan werden. Doch wir sind uns alle dessen bewusst: Kultur, Gesellschaft und Institutionen ändern sich langsam und häufig widerwillig. Im Moment ist es an uns, die Hindernisse durch Skill-Power zu überwinden. Warum also unnötig warten?

Während jeder von uns die nötige Skill-Power entwickeln kann, um den eigenen Körper und vielleicht auch die Körper derer, die wir lieben, zu beschützen, obliegt es allein dem politischen Gemeinwesen, die Politik, das Gesundheitswesen und die Kultur an sich dergestalt zu verändern, dass eine gesündere Lebensweise ohne Gewichtsprobleme zur Norm wird. Das könnte tatsächlich wahr werden – das sollte es auch –, und jeder kann daran teilhaben.

Von den drei Musketieren stammt das berühmte Motto: »Einer für alle, alle für einen!« Die Idee, einander zu beschützen und für ein übergeordnetes Gut zu kämpfen, ist ohne Zweifel ehrenvoll. Doch wenn es darum geht, die öffentliche Gesundheit zu fördern, sieht die Wirklichkeit anders aus: Leider lässt sich kaum ein Individuum für eine anonyme Allgemeinheit entflammen. Das ist verständlich, denn die Öffentlichkeit ist namenlos und ohne Gesicht. Es ist daher schwer zu realisieren, dass eine »Reduktion chronischer Krankheiten um 80 Prozent« auch den Menschen zugutekäme, die wir lieben, deren Wohlergehen uns am Herzen liegt und die damit deutlich seltener von Herzinfarkten und Krebserkrankungen betroffen wären. Um unsere gesundheitsschädigende, adipositasfördernde Gesellschaft zu einer *gesundheitsförderlicheren* Gesellschaft zu reformieren, sind Schlüsselentscheidungen aus der Politik vonnöten, die es uns allen ermöglichen, einen Lebensstil zu führen, der einen weisen Umgang mit Ernährung und Bewegung begünstigt.

Um herauszufinden, auf welche Weise sich die Welt verändern sollte, kann es hilfreich sein, an den Bau eines Dammes zu denken. Mir gefällt diese Metapher aus drei Gründen: Erstens, wenn wir versuchen, uns besser zu ernähren, mehr Sport zu treiben und unser Gewicht zu reduzieren und/oder zu halten, sehen wir uns alle einer Flut von gegenläufigen Kräften ausgesetzt. Diese Flut besteht unter anderem aus stark verarbeiteten, kalorienreichen, nährstoffarmen, ungeheuer schmackhaften Lebensmitteln, die aus so vielen chemischen Zusatzstoffen bestehen, dass man sich vorstellen kann, sie würden im Dunkeln leuchten. Erschwerend hinzukommt ein konstanter Geldfluss für das Marketing, das uns und unsere Kinder dazu anhält, ständig mehr von dem Zeug zu essen, das uns immer weiter in die Arme von Fettleibigkeit und chronischen Krankheiten treibt. Jede Welle technischen Fortschritts bringt uns neue Apparate und Spielereien, die unseren Muskeln die Arbeit abnehmen. Die Hektik unseres Arbeitsalltags lässt uns wenig Zeit, auf unsere Gesundheit zu achten. Die amerikanische Agrarpolitik suventioniert den Anbau von Mais, um damit Kühe zu mästen, anstatt von Gemüse und Obst, sodass die Menschen vitaler leben könnten. Es ist eine gewaltige, adipositasfördernde, die Gesundheit kompromittierende Flut.

Und in der Tat, vergleichen wir die heutige Welt, so wie wir sie geschaffen haben, mit der von früher, so fällt uns Folgendes auf: Im Laufe der Menschheitsgeschichte waren Kalorien fast immer ein knappes, schwer zu beschaffendes Gut, während körperliche Bewegung gleichzeitig unvermeidbar war. Heute ist das Gegenteil richtig: Körperliche Bewegung ist ein knappes, kaum verfügbares Gut, während Kalorien unvermeidbar sind. Erschwerend kommt hinzu, dass wir von den verschiedensten schlechten Kalorien (diese stammen aus stark verarbeiteten Lebensmitteln mit geringem Nährwert) umzingelt werden. Houston, wir haben ein Problem! Wenn Sie eine Flut eindämmen und einen Gezeitenwechsel herbeiführen wollen, bauen Sie einen Damm. Das können wir Sandsack für

Sandsack tun. Ein Sandsack gibt noch keinen Damm, ebenso wenig kann ein einzelnes Programm, Werkzeug oder eine Strategie die allumfassende Antwort auf unsere adipositasfördernde, krankheitsbegünstigende Welt sein. Doch Schritt für Schritt nähern wir uns einer endgültigen Lösung an. Und wirklich, es gibt Beweise dafür, dass dieser Prozess zurzeit vonstatten geht. Ein Bericht der Robert Wood Johnson Foundation von September 2012 deutet darauf hin, dass die Adipositasrate bei Kindern gerade in den US-amerikanischen Städten, wo die größten Anstrengungen zur Vorbeugung dieses Problems unternommen werden, leicht zurückgeht.

Im gleichen Jahr veröffentlichte das Institute of Medicine (IOM) sein Gutachten über die erforderlichen Maßnahmen, um das Problem der epidemisch auftretenden Adipositas zu beheben. Zu den neuen Elementen, die in dem Bericht vorgestellt werden, gehört auch eine neue Perspektive auf die Gesundheitskosten – die Möglichkeit, bis zum Jahr 2030 über eine halbe Billion Dollar im Zusammenhang mit Adipositas auszugeben oder einzusparen. Im Bericht des IOM, der den Titel »Raschere Fortschritte bei der Adipositas-Prävention: Wie die Nation ihre Gewichtsprobleme lösen kann« trägt, fasste eine Arbeitsgruppe eine mögliche Lösung in fünf Hauptpunkten zusammen: Körperliche Bewegung jedweder Art soll in den Tagesablauf integriert werden; alles für ein gesundes Leben Erforderliche muss auf den Markt gebracht werden; gesunde Lebensmittel und Getränke sollen überall erhältlich sein; Arbeitgeber und Fachleute im Gesundheitswesen müssen bei der Lösung mit einbezogen werden; und die Schulen sollen in ihrer Funktion als zentraler Ort der Gesundheitsförderung gestärkt werden. Wir brauchen eine Menge Sandsäcke, um alle diese Aspekte anzugehen.

Die Damm-Metapher illustriert wunderbar, was in diesem Zusammenhang noch alles erledigt werden muss, und dient uns somit als Warnung. Es gibt nicht *die eine* Lösung. Meine Kollegen und ich haben verschiedene systematische Auswertungen und Metaanalysen über Adipositasprävention und -therapien veröffentlicht. Dafür haben wir die vorangegangenen Forschungsarbeiten sorgfältig durchgesehen und die Ergebnisse gebündelt, um so von einer höheren Warte aus zu einem Fazit zu gelangen. Wir entdeckten, dass es, trotz aller Herausforderungen, einige vielversprechende Ansätze zur Vorbeugung und Bekämpfung von Adipositas gibt. Wobei es noch mehr Methoden gibt, die lediglich im Rahmen einer umfassenderen Lösung erfolgversprechend sind. (Abbildung 13.1 zeigt eine Art »Ursachenpfad« für die Entwicklung von Adipositas und die damit einhergehenden chronischen Erkrankungen.)

Es kann passieren, dass wir lange, hart und konstruktiv arbeiten und dennoch keine Resultate feststellen, weil wir nur damit beschäftigt sind, die verschiedenen Elemente der Lösung zusammenzutragen. Bevor wir nicht alle Puzzleteile zusammengesetzt haben, werden wir kein Ergebnis sehen, ebenso wie eine Flut sich nur eindämmen lässt, wenn ein genügend großer Damm fertiggestellt ist.

Aus welchen Komponenten (Sandsäcken) besteht nun eine derartige Anti-Adipositas- und Pro-Gesundheits-Lösung? Wir könnten damit anfangen, alle zu Ernährungsexperten zu machen, indem wir überall, wo Menschen und Lebensmittel aufeinandertreffen, eine objektive, evidenzbasierte, auf den ersten Blick ersichtliche allgemeine Maßeinheit über den Nährwert eines Lebensmittels zur Verfügung stellen – und somit alle Schlupflöcher für Verzerrung durch Marketing schließen.

Abbildung 13.1: Ökologisches Modell von Diät, körperlicher Aktivität und Adipositas

Einflüsse

Biologisch & demographisch
Alter, Geschlecht, ethnische Zugehörigkeit, sozioökonomische Sicherheit, Erbfaktoren

Psychologisch
Glaube, Vorlieben, Gefühle, Selbstvertrauen, Pläne, Pros, Kontras, Fähigkeit zur Verhaltensänderung, Körperwahrnehmung, Motivation, Wissen

Soziokulturell
Soziale Unterstützung, Modelllernen, familiäre Faktoren, gesellschaftliche Normen und Werte, kulturelle Überzeugungen, kulturelle Anpassung

Organisatorisch
Methoden, Programme, Normen und Richtlinien in Schulen, Arbeitsplätzen, medizinischen Einrichtungen, Unternehmen und kommunalen Einrichtungen

Physisches Umfeld
Zugang zu hochwertigen Lebensmitteln, Freizeiteinrichtungen, Autos und passiver Unterhaltung; Stadtgestaltung, Verkehrsinfrastruktur, Informationsinfrastruktur

Strategien/Anreize
Nahrungsmittelpreise, körperliche Aktivitäten und passive Verhaltensweisen, Anreize für bestimmte Verhaltensweisen, Umweltregulierung

Entwickelt für den NHLBI Workshop on Predictors of Obesity, Weight Gain, Diet, and Physical Activity: August 4–5, 2004 MD

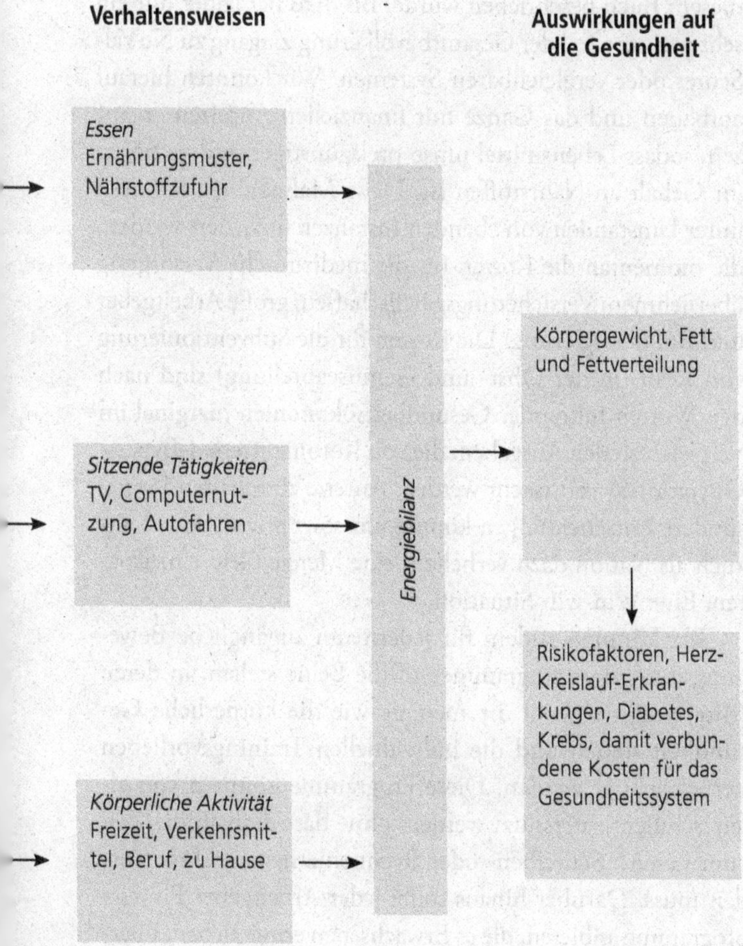

Indem wir eine andere Auswahl treffen, können wir das Angebot von Supermärkten und Restaurants verändern. Und genau das ist das Ziel des NuVal Systems, das weiter oben in diesem Buch beschrieben wurde. Bis dato hat leider nur ein sehr geringer Teil der Gesamtbevölkerung Zugang zu NuVal-Scores oder vergleichbaren Systemen. Wir könnten hierauf aufbauen und das Ganze mit finanziellen Anreizen ergänzen, sodass Lebensmittel umso preisgünstiger sind, je höher ihr Gehalt an Nährstoffen ist. Diese Maßnahmen könnten unter Umständen von ebenden Instanzen finanziert werden, die momentan die Kosten für die medizinische Versorgung übernehmen: Versicherungsgesellschaften, große Arbeitgeber und Bundesregierung. Die Kosten für die Subventionierung von Kohl (in der Obst- und Gemüseabteilung) sind nach den Worten führender Gesundheitsökonomen marginal im Vergleich zu den Ausgaben, die von Koronararterien-Bypass-Operationen verursacht werden. Anreize zu schaffen für gesündere Entscheidungen könnte uns sowohl individuell wie auch als Nation dazu verhelfen, eine Menge Geld einzusparen. Eine Win-win-Situation.

Wir könnten zudem für jedermann zugängliche Bewegungsförderungsprogramme auf die Beine stellen, in deren Mittelpunkt sowohl die mentale wie die körperliche Gesundheit stehen und die individuellen Trainingsvorlieben berücksichtigt werden. Diese Programme könnten von allen Schulen unterstützt werden, ohne dass deshalb die Zeit zum Lesen-, Schreiben- oder Rechnenlernen verkürzt werden muss. Darüber hinaus sollte jeder Arbeitgeber Fitnessprogramme anbieten, die es Erwachsenen ermöglichen, überall und jederzeit kleine Trainingseinheiten einzuschieben. Das von Dr. Toni Yancey von der University of California entwickelte Programm *Instant Recess* ist wiederum darauf zugeschnitten, dass sich Gruppen (beispielsweise Kirchengemeinden) für etwa zehn Minuten gemeinsam bewegen. Wir können unseren Arbeitsplatz verändern, indem wir uns mit gleichgesinnten Kollegen zusammentun und dem Management vorschlagen, für gesündere Speisen zu sorgen sowie körperliche Aktivitäten zu fördern.

Schritt für Schritt könnten wir dergestalt auf unsere Umgebung einwirken, dass sich jedes Viertel und jede Stadt für die Integration sportlicher Aktivitäten einsetzt. Entsteht ein Viertel neu, wächst oder entwickelt es sich, sollten wir die Optionen für »muskelbetriebenen Transport« (auch aktive Fortbewegung genannt), wie sie früher üblich waren, wiederherstellen. Die »Arbeitsgruppe des Weißen Hauses gegen Adipositas unter Kindern« hat sich zum Ziel gesetzt, die Zahl derjenigen, die zu Fuß oder mit dem Rad zur Schule gelangen, um 50 Prozent zu erhöhen. Zur Erfüllung dieses Zieles kann jede amerikanische Familie mit mindestens einem Kind beitragen, auch wenn das konkret lediglich bedeutet, einen Teil des Weges mit dem Auto zu fahren, es dann abzustellen und den Rest zu Fuß zu gehen. Firmen könnten ihren Angestellten auch Anreize und Möglichkeiten bieten, mit dem Fahrrad zur Arbeit zu kommen, was sowohl der Gesundheit der Mitarbeiter wie auch der Umwelt zugutekäme.

Sie selbst können unabhängig davon jetzt sofort die Beine in die Hand nehmen. Außerdem können Sie auch anderen einen Dienst erweisen, indem Sie nämlich die politisch Verantwortlichen dazu anhalten, die Gesetzgebung und die Finanzierung voranzutreiben, die die Fußgängerfreundlichkeit eines Viertels erhöhen. Zudem sollten wir sie dazu drängen, neue Wander- und Fahrradwege, Parks und Freiflächen zu schaffen, um den Bewohnern mehr Möglichkeiten an die Hand zu geben, sicher und einfach zu wandern, Rad zu fahren oder anderweitig sportlich aktiv zu sein. Studien haben ergeben, dass Menschen, die in besonders fußgängerfreundlichen Vierteln wohnen, häufiger moderat oder intensiv sportlich aktiv sind und gleichzeitig mit geringerer Wahrscheinlichkeit unter Übergewicht leiden als die Bewohner weniger fußgängerfreundlicher Gegenden.

Von klein auf

Zahlreiche Schulen und Firmen könnten zu einem Quell wahrhaft gesunder Ernährung werden, indem sie beispielsweise eigene Nutzgärten anlegten. Unsere Schulen könnten Kindern und ihren Eltern beibringen, nährstoffreichere Lebensmittel zu erkennen und auszuwählen. Kantinen sollten ihre Besucher behutsam zu einer gesünderen Speisenauswahl motivieren. Wie eine landesweite Untersuchung in den USA ergeben hat, suchen Eltern in Schulen sehr viel häufiger nach Wegen, gegen kindliche Adipositas anzugehen als bei Gesundheitsträgern und staatlichen Behörden. In gewissem Umfang ist das sinnvoll, schließlich verfügt keine andere Institution über einen derart kontinuierlichen und intensiven Kontakt zu Kindern. Doch damit sich Schulen überhaupt am Kampf gegen Adipositas beteiligen können (durch mehr Sportstunden, häufigere Pausen, gesunde Schulmahlzeiten und Snacks, Gesundheits- und Ernährungserziehung sowie hochwertige Gesundheitsleistungen), ist ein landesweites Mandat nötig. Bis es so weit ist, sollten Sie nicht müde werden, das Thema in den Schulen am Tag der offenen Tür, Elternbeiratssitzungen und Elternabenden aufs Tapet zu bringen. Die Kosten für diese hochmodernen, auf dem aktuellen wissenschaftlichen Stand basierenden gesundheitsfördernden Programme ließen sich beispielsweise (ähnlich der derzeitigen Finanzierung von Highways in den USA) durch Firmenpatenschaften für bestimmte Schulen decken.

Wie sich zeigt, legen Kinder in den Sommermonaten, wenn ihnen die geregelte Struktur der Schule fehlt, mehr an Gewicht zu als während des Schuljahres. Eine gute Schulpolitik allein genügt daher nicht – auch zu Hause brauchen die Kinder gesundheitsfördernde Abläufe. Für Kinder mit außergewöhnlich hohen Bedürfnissen sollten wir versuchen, noch mehr Mittel bereitzustellen. Vorstellbar wären unter anderem spezielle Internate, wo adipöse Kinder für ein ganzes Schuljahr akkreditiert werden könnten, um dort 20-50 Kilogramm abzunehmen. Gleichzeitig entkämen sie auf diese Weise dem Mobbing, dem diese Kinder so häufig ausgesetzt sind, einer, zusätzlich zur schlechten gesundheitlichen Verfassung, enormen seelischen Belastung, und gingen, gestärkt mit neuem Selbstbewusstsein, aus diesem Schuljahr hervor. Tatsächlich gibt es so etwas bereits an der MindStream Academy in South Carolina, USA, wo ich als medizinischer Berater tätig bin. Was wir im Moment brauchen, sind Krankenversicherungen, die für die Kosten eines Semesters an einer derartigen Schule aufkommen, so wie sie ansonsten die Kosten der Adipositaschirurgie übernehmen. Denn während sich die Entwicklung gesunder Skill-Power auf jeden Fall positiv für den betreffenden Menschen auszahlt, kann das Gleiche nicht für ein Magenband oder einen Dünndarm-Bypass behauptet werden.

Daneben sollten mehr familienfreundliche Gewichtsmanagementprogramme entwickelt werden, in deren Mittelpunkt gleichermaßen die Verbesserung der Gesundheit wie auch der Gewichtsverlust stehen – wobei die Teilnahmegebühren von den Krankenkassen übernommen werden sollten. Schließlich sind sie es, die im Moment die Kosten für gesundheitliche Probleme im Zusammenhang mit Übergewicht tragen. Dennoch steht der Kompetenzerwerb für Gewichtsmanagment und gesunden Lebensstil bei den meisten Versicherungen kaum im Vordergrund.

Was die Lebensmittel anbelangt, könnte und sollte das Marketing für Kinderprodukte reguliert werden – nicht, weil wir wollen, dass die Regierung uns vorschreibt, was wir frühstücken, sondern weil es einfach nicht fair ist, hochbezahlte Werbefachleute auf einen Sechsjährigen loszulassen! Es gibt keinen einzigen Grund, warum hervorragend ausgebildete und hochintelligente Erwachsene davon profitieren sollten, wenn sie Kinder von etwas überzeugen, das sie höchstwahrscheinlich chronisch krank macht. Ein äußerst skrupelloses Vorgehen. Während zahlreiche andere Länder bereits zu dieser überaus vernünftigen Einsicht gelangt sind und dementsprechend handeln, gibt es auch in Deutschland keinerlei Vorgaben, die die Marketingmaßnahmen zu Kinderlebensmitteln betreffen. Des Weiteren sollten viel eher Produkte, die die »Haltbarkeit« derer, die sie essen, verlängern, staatlich subventioniert werden, und nicht die Produkte mit der längsten Haltbarkeit.

Und wo wir schon mal dabei sind, könnten wir auch gleich dem Tabakkonsum den Garaus machen, einem enorm wichtigen gesundheitlichen Einfluss auf gesellschaftlicher Ebene. Viel zu lange schon hat diese schädliche Plage die Menschen ihrer guten Gesundheit und Langlebigkeit beraubt, derer sie sich ansonsten hätten erfreuen können. Denjenigen, die im Moment tabaksüchtig sind, sollte Tabak nur noch auf ein ärztliches Rezept hin ausgehändigt werden, während sie darüber hinaus jede Form der Unterstützung erhalten, die die moderne Forschung zum Aufhören bereithält. Doch der freie Verkauf und auch jegliches Marketing müssten verboten werden. Nie wieder sollte ein junger Mensch zum Rauchen verführt werden.

All das könnten wir tun und noch viel mehr. Und zwar so lange, bis 80 Prozent aller chronischen Krankheiten, die sich eliminieren lassen, wirklich eliminiert sind – nicht nur bei denjenigen, die gewillt sind, den Schutz der Gesundheit in die eigenen Hände zu nehmen, sondern bei allen. So könnte es aussehen, einen Damm zu bauen. Chronische Krankheiten würden durch chronische Gesundheit ersetzt, und die Last der Umsetzung all dessen müsste nicht mehr nur von einer Person allein getragen werden, sondern von allen gemeinsam. Tatsächlich erfordert es ein ganzes Dorf, um eine gesündere Umgebung zu erschaffen.

Doch lässt sich das alles verwirklichen? Selbstverständlich nicht sofort, was auch der Grund dafür ist, warum sich dieses Buch vor allem auf die Maßnahmen konzentriert, die Sie jetzt und sofort ergreifen können, um Ihre Gesundheit trotz aller Widrigkeiten zu beschützen. Dennoch können wir auch einen Einfluss auf die Politik ausüben, indem wir unsere Wahlentscheidungen anderen Prioritäten unterordnen. Bürgermeister wie Staatsoberhäupter sind dazu verpflichtet, sich um das zu kümmern, was den Wählern wichtig ist. Und sie sind außerdem dafür verantwortlich, die Menschen zu bestimmen, die mit der Planung unserer Städte inklusive der Planung von Parks und Naherholungsgebieten betraut werden.

Denn, wie sagte schon Willy Brandt: »Der beste Weg, die Zukunft vorherzusehen, ist, sie zu gestalten.« Und es versteht sich von selbst: Es kann keine gesundheitsfördernde

Veränderung unserer Gesellschaft und Umgebung stattfinden, wenn wir nicht zumindest darüber nachdenken.

Wir haben an Hand dieses Buches gesehen, dass wir es in der Hand haben, unsere Lebensgewohnheiten zu verändern. Doch wir können auch unsere Kultur beeinflussen, schließlich wurde sie gemeinsam von uns geschaffen. Wir könnten dem Thema Gesundheit in unserer Kultur oberste Priorität einräumen – natürlich nicht sofort, sondern in vielen kleinen Schritten, die sich mit der Zeit aufaddieren. Letzten Endes haben wir es als Gesellschaft wie auch als Individuum in der Hand, unsere Lebensweise umzustellen und die Gesundheit unserer Kinder und Enkelkinder zu bewahren, indem wir eine Umwelt fördern, in der Ernährung, Bewegung und Nichtrauchen die maßgeblichen Werkzeuge zur Gestaltung unserer medizinischen Zukunft darstellen. Das böte eine willkommene Abwechslung zu unserer gegenwärtig enormen Abhängigkeit von Stethoskopen, Skalpellen und Cholesterinhemmern im Nachgang unnötiger Krisen. Um bis dorthin zu gelangen, müssen wir den Weg des geringsten Widerstandes für eine gesunde Ernährung und ausreichend körperliche Bewegung schaffen. Wie die berühmte US-amerikanische Ethnologin Margaret Mead schon sagte: »Zweifle nie daran, dass eine kleine Gruppe engagierter Menschen die Welt verändern kann – tatsächlich ist dies die einzige Art und Weise, in der die Welt jemals verändert wurde.« Lasst uns daher zusätzlich zu unseren persönlichen Schritten auch Teil dieser kleinen Gruppe engagierter Menschen werden – und die Welt verbessern, sodass Gesundheit für jedermann über den Weg des geringsten Widerstands zu erreichen ist.

Während einer Tagung in Montreal vor ein paar Jahren hatte ich das Glück, das Ehepaar kennenzulernen, das das

Unternehmen Real Food for Real Kids (www.rfrk.com) in Toronto gegründet hat. Die Idee dazu wurde geboren, als die beiden vergeblich nach einer Kindertagesstätte suchten, in der frisch zubereitete, gesunde Gerichte und Snacks angeboten wurden. Aus diesem Dilemma heraus begannen sie, ihrem Sohn Selbstgekochtes und vollwertige Snacks in die Kita mitzugeben. Auf Wunsch bereiteten sie daraufhin das Essen für die ganze Kita zu, später sogar für ein ganzes Dutzend Kitas in ihrer Umgebung. Wie ich gehört habe, beliefern sie inzwischen beinahe 6000 Kinder täglich mit ihren vollwertigen, selbstgekochten Speisen. Dafür verwenden sie Zutaten wie Vollkornprodukte, Hülsenfrüchte, buntes Gemüse, frisches Obst und mageres Fleisch, Geflügel oder Fisch. Und da sie auf regionale Produkte aus nachhaltiger landwirtschaftlicher Herstellung Wert legen, unterstützen sie damit auch die Bauern aus der Umgebung. Das ist gut für die Umwelt, gut für die Kinder und, wie sich herausstellt, auch ein wirklich gutes Geschäft.

Sobald genügend von uns regional handeln, werden wir Teil dieser kleinen Gruppe engagierter Menschen, die es tatsächlich schaffen kann, die Welt zu verbessern. Überlegen Sie sich daher, was Sie persönlich dazu beitragen können, um diesen Prozess voranzutreiben. Und malen Sie sich dann einfach einmal aus, wie Sie Ihren Kindern eine Zukunft – und eine Kultur – hinterlassen, in der die Aufrechterhaltung der Gesundheit ein selbstverständlicher und natürlicher Bestandteil des Lebens ist. Sobald wir uns das vorstellen können, können wir es auch in die Tat umsetzen. Und sobald wir eine Zukunft vorhersehen können, wie wir sie uns und unseren Kindern wünschen würden, haben wir es auch in der Hand, diese nach und nach gemeinsam so zu gestalten!

Danksagung

Wie eh und je habe ich mich der Gemeinschaft von Wissenschaftlern verschrieben, die uns unser Potential aufgezeigt haben, unserem Leben ein paar Jahre hinzuzufügen und für eine bessere Lebensqualität zu sorgen. Namen nenne ich lieber keine, aus Angst, zahlreiche zu übergehen, die mindestens ebenso erwähnenswert gewesen wären. Ich würdige die Wissenschaft an sich und alle, die sie verbreiten und uns auf diese Weise mit Wissen, der Grundvoraussetzung für Macht, versorgen. Ich empfinde es als Privileg, wenn ich in bescheidenem Maße an der Erweiterung unseres Fundus an praktischem Wissen mitwirken kann, und bin dem allmählich fortschreitenden wissenschaftlichen Erkenntnisgewinn, der nur durch mühevolle Plackerei möglich wird, zu Dank verpflichtet wie jeder andere auch.

Ganz besonders möchte ich mich bei meinem Literaturagenten Rick Broadhead bedanken, der mir inzwischen zu einem wichtigen Freund geworden ist, und den ich in beiden Rollen sehr schätze. Christina Rodriguez und Caroline Sutton vom Penguin Verlag bin ich äußerst dankbar für die sorgfältige Bearbeitung und für ihre immerwährende Unterstützung. Ich danke ihnen ebenfalls für die besondere Form der fürsorglichen Disziplin, die Autoren wohl manchmal brauchen, um einen verrückten Wust an Gedanken in ein reelles Buch zu verwandeln.

Ich danke Catherine, meiner Frau, und meinen Kindern für ihr liebenswürdiges Entgegenkommen in all den Stunden, in denen meine Aufmerksamkeit nicht ihnen, sondern diesem Buch galt.

Und am meisten danke ich meiner Co-Autorin Stacey Colino für die vielen geduldigen Stunden harter Arbeit, für die gute Laune, die großartigen Erkenntnisse, für ihre offensichtliche Immunität gegenüber Schreibblockaden sowie für ihre grenzenlose Professionalität. Ich könnte mir in dieser Hinsicht keine bessere Partnerin vorstellen und bin stolz, nach langwieriger Arbeit gemeinsam mit ihr dieses Buch zuwege gebracht zu haben.

Ernährungstagebuch

Verwenden Sie folgende Tabelle, um auszuwerten, was Sie essen, wie viel und warum. Sie eignet sich besonders zum Aufdecken der emotionalen Gründe für Essen – damit Sie herausfinden, welches Bedürfnis tatsächlich gestillt wird.

Mahlzeit/ Snack	Deskriptoren		Wochentag/ Datum:	Arbeitstag? J/N
Frühstück	Was und wie viel			
	Wann und wo			
	Warum			
Vormittagssnack(s)	Was und wie viel			
	Wann und wo			
	Warum			
Mittagessen	Was und wie viel			
	Wann und wo			
	Warum			

Mahlzeit/ Snack	Deskriptoren		Wochentag/ Datum:	Arbeitstag? J/N
Nachmittagssnack(s)	Was und wie viel			
	Wann und wo			
	Warum			
Abendessen	Was und wie viel			
	Wann und wo			
	Warum			
abendliche Snacks	Was und wie viel			
	Wann und wo			
	Warum			
Sonstiges (Alkohol, Getränke)	Was und wie viel			
	Wann und wo			
	Warum			

Ausgewählte Literatur

Akesson, A., C. Weismayer, P. K. Newby, and A. Wolk. »Combined Effect of Low-Risk Dietary and Lifestyle Behaviors in Primary Prevention of Myocardial Infarction in Women.« *Archives of Internal Medicine* 167, no. 19 (October 22, 2007): 2122–27.

Aldana, S. G., R. L. Greenlaw, A. Salberg, H. A. Diehl, R. M. Merrill, C. Thomas, and S. Ohmine. »The Behavioral and Clinical Effects of Therapeutic Lifestyle Change on Middle-Aged Adults.« *Preventing Chronic Disease* 3, no. 1 (January 2006): A05.

American Psychological Association. »What Americans Think of Willpower: A Survey of Perceptions of Willpower and Its Role in Achieving Lifestyle and Behavior-Change Goals.« 2012. www.apa.org/helpcenter/stress-willpower.pdf (accessed 3/20/2013).

Anderson, L. M., T. A. Quinn, K. Glanz, G. Ramirez, L. C. Kahwati, D. B. Johnson, L. R. Buchanan, W. R. Archer, S. Chattopadhyay, G. P. Kalra, and D. L. Katz. »The Effectiveness of Worksite Nutrition and Physical Activity Interventions for Controlling Employee Overweight and Obesity: A Systematic Review.« *American Journal of Preventive Medicine* 37, no. 4 (October 2009): 340–57. Erratum in: *American Journal of Preventive Medicine* 39, no. 1 (July 2010): 104.

Annesi, J. J. »Self-Regulatory Skills Usage Strengthens the Relations of Self-Efficacy for Improved Eating, Exercise, and Weight in the Severely Obese: Toward an Exploratory Model.« *Behavioral Medicine* 37, no. 3 (July 2011): 71–76.

Babyak, M., J. A. Blumenthal, S. Herman, P. Khatri, M. Doraiswamy, K. Moore, W. E. Craighead, T. T. Baldewicz, and K. R. Krishnan. »Exercise Treatment for Major Depression: Maintenance of Therapeutic Benefit at 10 Months.« *Psychosomatic Medicine* 62, no. 5 (September–October 2000): 633–38.

Baker, R. C., and D. S. Kirschenbaum. »Weight Control During the Holidays: Highly Consistent Self-Monitoring as a Potentially Useful Coping Mechanism.« *Health Psychology* 17, no. 4 (July 1998): 367–70.

Ballard-Barbash, R., C. M. Friedenreich, K. S. Courneva, S. M. Siddiqi, A. McTiernan, and C. M. Alfano. »Physical Activity, Biomarkers, and Disease Outcomes in Cancer Survivors: A Systematic Review.« *Journal of the National Cancer Institute* 104, no. 11 (June 6, 2012): 815–40.

Barone Gibbs B., L. S. Kinzel, K. Pettee Gabriel, Y. F. Chang, and L. H. Kuller. »Short- and Long-Term Eating Habit Modification Predicts Weight Change in Overweight, Postmenopausal Women: Results from the WOMAN Study.« *Journal of the Academy of Nutrition and Dietetics* 112, no. 9 (September 2012): 1347–55.

Baumeister, R., J. Tierney, *Die Macht der Disziplin. Wie wir unseren Willen trainieren können.* Campus Verlag, Frankfurt am Main, 2012, S. 8.

Beers, E. A., J. N. Roemmich, L. H. Epstein, and P. J. Horvath. »Increasing Passive Energy Expenditure during Clerical Work.« *European Journal of Applied Physiology* 103, no. 3 (June 2008): 353–60.

Bernstein, M. S., A. Morabia, and D. Sloutskis. »Definition and Prevalence of Sedentarism in an Urban Population.« *American Journal of Public Health* 89, no. 6 (June 1999): 862–67.

Bhammar, D. N., S. S. Angadi, and G. A. Gaesser. »Effects of Fractionized and Continuous Exercise on 24-h Ambulatory Blood Pressure.« *Medicine and Science in Sports and Exercise* 44, no. 12 (December 2012): 2270–76.

Boutelle, K. N., D. S. Kirschenbaum, R. C. Baker, and M. E. Mitchell. »How Can Obese Weight Controllers Minimize Weight Gain During the High Risk Holiday Season? By Self-Monitoring Very Consistently.« *Health Psychology* 18, no. 4 (July 1999): 364–68.

Brown, S. G., and R. E. Rhodes. »Relationships among Dog Ownership and Leisure-Time Walking in Western Canadian Adults.« *American Journal of Preventive Medicine* 30, no. 2 (February 2006): 131–36.

Bruusgaard, J. D., I. B. Johansen, I. M. Egner, Z. A. Rana, and K. Gundersen. »Myonuclei Acquired by Overload Exercise Precede Hypertrophy and Are Not Lost on Detraining.« *Proceedings of the National Academy of Sciences* 107, no. 34 (August 24, 2010): 15111–16.

Burgess-Champoux, T. L., N. Larson, D. Neumark-Sztainer, P. J. Hannan, and M. Story. »Are Family Meal Patterns Associated with Overall Diet Quality during the Transition from Early to Middle Adolescence?« *Journal of Nutrition Education and Behavior* 41, no. 2 (March–April 2009): 79–86.

Callahan, P., J. Manier, and D. Alexander. »Where There's Smoke, There Might Be Food Research, Too.« *Chicago Tribune*, January 29, 2006, www.chicagotribune.com/business/chi-0601290254jan29,0,1306987.story (accessed 3/20/2013).

Chen, L., L. J. Appel, C. Loria, P. H. Lin, C. M. Champagne, P. J. Elmer, J. D. Ard, D. Mitchell, B. C Batch, L. P. Svetkey, and B. Caballero. »Reduction in Consumption of Sugar-Sweetened Beverages Is Associated with Weight Loss: The PREMIER Trial.« *American Journal of Clinical Nutrition* 89, no. 5 (May 2009): 1299–306.

Chen, R.C., M.S. Lee, Y.H. Chang, and M.L. Wahlqvist. »Cooking Frequency May Enhance Survival in Taiwanese Elderly.« *Public Health Nutrition* 15, no. 7 (July 2012): 1142–49.

Chiuve, S.E., K.M. Rexrode, D. Spiegelman, G. Logroscino, J.E. Manson, and E.B. Rimm. »Primary Prevention of Stroke by Healthy Lifestyle.« *Circulation* 118, no. 9 (August 26, 2008): 947–54.

Chiuve, S.E., L. Sampson, and W.C. Willett. »The Association between a Nutritional Quality Index and Risk of Chronic Disease.« *American Journal of Preventive Medicine* 40, no 5 (May 2011): 505–13.

Chuang, S.C., T. Norat, N. Murphy, A. Olsen, A. Tionneland, K. Overvad, M.C. Boutron-Ruault, F. Perquier, L. Dartois, R. Kaaks, B. Teucher, M.M. Bergmann, H. Boeing, A. Trichopoulou, P. Lagiou, D. Trichopoulos, S. Grioni, C. Sacerdote, S. Panico, D. Palli, R. Tumino, P.H. Peeters, B. Buenode-Mesquita, M.M. Ros, M. Brustad, L.A. Asli, G. Skeie, J.R., Quirós, C.A. González, M.J. Sánchez, C. Navarro, E. Ardanaz Aicua, M. Dorronsoro, I. Drake, E. Sonestedt, I. Johansson, G. Hallmans, T. Key, F. Crowe, K.T. Khaw, N. Wareham, P. Ferrari, N. Slimani, I. Romieu, V. Gallo, E. Riboli, P. Vineis. »Fiber Intake and Total and Cause-Specific Mortality in the European Prospective Investigation into Cancer and Nutrition Cohort.« *American Journal of Clinical Nutrition* 96, no. 1 (July 2012): 164–74.

Church, T.S., D.M. Thomas, C. Tudor-Locke, P.T. Katzmarzyk, C.P. Earnest, R.Q. Rodarte, C.K. Martin, S.N. Blair, and C. Bouchard. »Trends over 5 Decades in U.S. Occupation-Related Physical Activity and Their Associations with Obesity.« *PLoS One* 6, no. 5 (2011): e19657.

Coe, D.P., J.M. Pivarnik, C.J. Womack, M.J. Reeves, and R.M. Malina. »Health-Related Fitness and Academic Achievement in Middle School Students.« *Journal of Sports Medicine and Physical Fitness* 62, no. 6 (December 2012): 654–60.

Condrasky, M., J.H. Ledikwe, J.E. Flood, and B.J. Rolls. »Chefs' Opinions of Restaurant Portion Sizes.« *Obesity* 15, no. 8 (August 2007): 2086–94.

Cooper, S.B., S. Bandelow, and M.E. Nevill. »Breakfast Consumption and Cognitive Function in Adolescent Schoolchildren.« *Physiology and Behavior* 103, no. 5 (July 6, 2011): 431–39.

Cox, R.H., J. Guth, L. Siekemeyer, B. Kellems, S.B. Brehm, and C.M. Ohlinger. »Metabolic Cost and Speech Quality while Using an Active Workstation.« *Journal of Physical Activity and Health* 8, no. 3 (March 2011): 332–39.

Crowe, F.L., T.J. Key, P.N. Appleby, K. Overvad, E.B. Schmidt, R. Egeberg, A. Tjønneland, R. Kaaks, B. Teucher, H. Boeing, C. Weikert, A.

Trichopoulou, V. Ouranos, E. Valanou, G. Masala, S. Sieri, S. Panico, R. Tumino, G. Matullo, H. B. Bueno-de-Mesquita, J. M. Boer, J. W. Beulens, Y. T. van der Schouw, J. R. Quirós, G. Buckland, M. J. Sánchez, M. Dorronsoro, J. M. Huerta, C. Moreno-Iribas, B. Hedblad, J. H. Jansson, P. Wennberg, K. T. Khaw, N. Wareham, P. Ferrari, A. K. Illner, S. C. Chuang, T. Norat, J. Danesh, and E. Riboli. »Dietary Fibre Intake and Ischaemic Heart Disease Mortality: The European Prospective Investigation into Cancer and Nutrition-Heart Study.« *European Journal of Clinical Nutrition* 66, no. 8 (August 2012): 950–56.

Crum, A. J., W. R. Corbin, K. D. Brownell, and P. Salovey. »Mind over Milkshakes: Mindsets, Not Just Nutrients, Determine Ghrelin Response.« *Health Psychology* 30, no. 4 (July 2011): 424–29.

Csikszentmihalyi, M. *Flow: The Psychology of Optimal Experience.* New York: Harper and Row, 1990.

Daar, A. S., P. A. Singer, D. L. Persad, S. K. Pramming, D. R. Matthews, R. Beaglehole, A. Bernstein, L. K. Borysiewicz, S. Colagiuri, N. Ganguly, R. I. Glass, D. T. Finegood, J. Koplan, E. G. Nabel, G. Sarna, N. Sarrafzadegan, R. Smith, D. Yach, and J. Bell. »Grand Challenges in Chronic Non-Communicable Diseases.« *Nature* 450, no. 7169 (November 22, 2007): 494–96.

Davies, N. J., L. Batehup, and R. Thomas. »The Role of Diet and Physical Activity in Breast, Colorectal, and Prostate Cancer Survivorship: A Review of the Literature.« *British Journal of Cancer* 105 (2011): S52–S73.

Davis, C. L., N. K. Pollock, J. L. Waller, J. D. Allison, B. A. Dennis, R. Bassali, A. Meléndez, C. A. Boyle, and B. A. Gower. »Exercise Dose and Diabetes Risk in Overweight and Obese Children: A Randomized Controlled Trial.« *JAMA* 308, no. 11 (September 19, 2012): 1103–12.

De Castro, J. M., G. A. King, M. Duarte-Gardea, S. Gonzalez-Ayala, and C. H. Kooshian. »Overweight and Obese Humans Overeat Away from Home.« *Appetite* 59, no. 2 (October 2012): 204–11.

DeFina, L. F., B. L. Willis, N. B. Radford, A. Gao, D. Leonard, W. L. Haskell, M. F. Weiner, and J. D. Berry. »The Association between Midlife Cardiorespiratory Fitness Levels and Later-Life Dementia: A Cohort Study.« *Annals of Internal Medicine* 158, no. 3 (February 5, 2013): 162–68.

Eaton, S. B., L. Cordain, and P. B. Sparling. »Evolution, Body Composition, Insulin Receptor Competition, and Insulin Resistance.« *Preventive Medicine* 49, no. 4 (October 2009): 283–85.

Eaton, S. B., S. B. Eaton III, and M. J. Konner. »Paleolithic Nutrition Revisited: A Twelve-Year Retrospective on Its Nature and Implications.« *European Journal of Clinical Nutrition* 51, no. 4 (April 1997): 207–16.

Eaton, S. B., S. B. Eaton III, M. J. Konner, and M. Shostak. »An Evolutionary Perspective Enhances Understanding of Human Nutritional Requirements.« *Journal of Nutrition* 126, no. 6 (June 1996): 1732–40.

Eaton, S. B., and M. Konner. »Paleolithic Nutrition. A Consideration of Its Nature and Current Implications.« *New England Journal of Medicine* 312, no. 5 (January 31, 1985): 283–89.

Ebbeling, C. B., J. F. Swain, H. A. Feldman, W. W. Wong, D. L. Hachey, E. Garcia-Lago, and D. S. Ludwig. »Effects of Dietary Composition on Energy Expenditure during Weight-Loss Maintenance.« *JAMA* 307, no. 24 (June 27, 2012): 2627–34.

Ford, E. S., M.M. Bergmann, J. Kröger, A. Schienkiewitz, C. Weikert, and H. Boeing. »Healthy Living Is the Best Revenge: Findings from the European Prospective Investigation into Cancer and Nutrition — Potsdam Study.« *Archives of Internal Medicine* 169, no. 15 (August 10, 2009): 1355–62.

»Four Healthy Lifestyle Factors Help Ward off Chronic Disease: Diet, Exercise, Low Body Mass Index and Not Smoking Can Reduce the Incidence of Heart Disease, Diabetes, Stroke and Cancer.« *Duke Medicine Health News* 15, no. 11 (November 2009): 4–5.

»Four Steps to Lower the Toll of Killer Diseases.« *Heart Advisor* 7, no. 8 (August 2004): 2.

Framson, C., A. R. Kristal, J. M. Schenk, A. J. Littman, S. Zeliadt, and D. Benitez. »Development and Validation of the Mindful Eating Questionnaire.« *Journal of the American Dietetic Association* 109, no. 8 (August 2009): 1439–44.

French, D. P., A. Stevenson, and S. Michie. »An Intervention to Increase Walking Requires Both Motivational and Volitional Components: A Replication and Extension.« *Psychology, Health and Medicine* 17, no. 2 (2012): 127–35.

Friedman, E. M., A. S. Karlamangla, D. M. Almeida, and T. E. Seeman. »Social Strain and Cortisol Regulation in Midlife in the U. S.« *Social Science and Medicine* 74, no. 4 (February 2012): 607–15.

Furie, G. L., and M. M. Desai. »Active Transportation and Cardiovascular Disease Risk Factors in U. S. Adults.« *American Journal of Preventive Medicine* 43, no. 6 (December 2012): 621–28.

Galimanis, A., M. L. Mono, M. Arnold, K. Nedeltchev, and H. P. Mattle. »Lifestyle and Stroke Risk: A Review.« *Current Opinion in Neurology* 22, no. 1 (February 2009): 60–68.

Gano, L. B., A. J. Donato, G. L. Pierce, H. M. Pasha, K. A. Magerko, C. Roeca, and D. R. Seals. »Increased Proinflammatory and Oxidant Gene

Expression in Circulating Mononuclear Cells in Older Adults: Amelioration by Habitual Exercise.« *Physiological Genomics* 43, no. 14 (July 27, 2011): 895–902.

Gaziano, J. M., H. D. Sesso, W. G. Christen, V. Bubes, J. P. Smith, J. MacFadyen, M. Schvartz, J. E. Manson, R. J. Glynn, and J. E. Buring. »Multivitamins in the Prevention of Cancer in Men: The Physicians' Health Study II Randomized Controlled Trial.« *JAMA* 308, no. 18 (November 14, 2012): 1871–80.

Glanz, K., J. Hersey, S. Cates, M. Muth, D. Creel, J. Nicholls, V. Fulgoni III, and S. Zaripheh. »Effect of a Nutrient Rich Foods Consumer Education Program: Results from the Nutrition Advice Study.« *Journal of the Academy of Nutrition and Dietetics* 112, no. 1 (January 2012): 56–63.

Gopinath, B., E. Rochtchina, V. M. Flood, and P. Mitchell. »Healthy Living and Risk of Major Chronic Diseases in an Older Population.« *Archives of Internal Medicine* 170, no. 2 (January 25, 2010): 208–9.

Graham, D. J., and M. N. Laska. »Nutrition Label Use Partially Mediates the Relationship between Attitude toward Healthy Eating and Overall Dietary Quality among College Students.« *Journal of the Academy of Nutrition and Dietetics* 112, no. 3 (March 2012): 414–18.

Gregg, E. W., H. Chen, L. E. Wagenknecht, J. M. Clark, L. M. Delahanty, J. Bantle, H. J. Pownall, K. C. Johnson, M. M. Safford, A. E. Kitabchi, F. X. Pi-Sunyer, R. R. Wing, and A. G. Bertoni. »Look AHEAD Research Group. Association of an Intensive Lifestyle Intervention with Remission of Type 2 Diabetes.« *JAMA* 308, no. 23 (December 19, 2012): 2489–96.

Groesz, L. M., S. McCoy, J. Carl, L. Saslow, J. Stewart, N. Adler, B. Laraia, and E. Epel. »What Is Eating You? Stress and the Drive to Eat.« *Appetite* 58, no. 2 (April 2012): 717–21.

Gupta, B. P., M. H. Murad, M. M. Clifton, L. Prokop, A. Nehra, and S. L. Kopecky. »The Effect of Lifestyle Modification and Cardiovascular Risk Factor Reduction on Erectile Dysfunction: A Systematic Review and Meta-analysis.« *Archives of Internal Medicine* 171, no. 20 (November 14, 2011): 1797–803.

Hanlon, B., M. J. Larson, B. W. Bailey, and J. D. Lecheminant. »Neural Response to Pictures of Food after Exercise in Normal-Weight and Obese Women.« *Medicine and Science in Sports and Exercise* 44, no. 10 (October 2012): 1864–70.

Heim, S., J. Stang, and M. Ireland. »A Garden Pilot Project Enhances Fruit and Vegetable Consumption among Children.« *Journal of the American Dietetic Association* 109, no. 7 (July 2009): 1220–26.

Hermans, R. C., J. K. Larsen, C. P. Herman, and R. C. Engels. »How Much

Should I Eat? Situational Norms Affect Young Women's Food Intake during Meal Time.« *British Journal of Nutrition* 107, no. 4 (February 2012): 588–94.

Herring, M.P., M.L. Jacob, C. Suveg, R.K. Dishman, and P.J. O'Connor. »Feasibility of Exercise Training for the Short-Term Treatment of Generalized Anxiety Disorder: A Randomized Controlled Trial.« *Psychotherapy and Psychosomatics* 81, no. 1 (2012): 21–28.

Hetherington, M.M., R. Foster, T. Newman, A.S. Anderson, and G. Norton. »Understanding Variety: Tasting Different Foods Delays Satiation.« *Physiology and Behavior* 87, no. 2 (February 28, 2006): 263–71.

Hoffman, B.M., M.A. Babyak, W.E. Craighead, A. Sherwood, P.M. Doraiswamy, M.J. Coons, and J.A. Blumenthal. »Exercise and Pharmacotherapy in Patients with Major Depression: One-Year Follow-up of the SMILE Study.« *Psychosomatic Medicine* 73, no. 2 (February– March 2011): 127–33.

Institute of Medicine. »Accelerating Progress in Obesity Prevention: Solving the Weight of the Nation.« National Academies Report, May 8, 2012, www.iom.edu/Reports/2012/Accelerating-Progress-in-Obesity-Prevention.aspx (accessed 3/20/2013).

Jha, P., C. Ramasundarahettige, V. Landsman, B. Rostron, M. Thun, R.N. Anderson, T. McAfee, and R. Peto. »21st-Century Hazards of Smoking and Benefits of Cessation in the United States.« *The New England Journal of Medicine* 368, no. 4 (January 24, 2013): 341–50.

Katz, D.L. »Behavior Modification in Primary Care: The Pressure System Model.« *Preventive Medicine* 32, no. 1 (January 2001): 66–72.

—. »Competing Dietary Claims for Weight Loss: Finding the Forest through Truculent Trees.« *Annual Review of Public Health* 26 (2005): 61–88.

—. »Life and Death, Knowledge and Power: Why Knowing What Matters Is Not What's the Matter.« *Archives of Internal Medicine* 169, no. 15 (August 10, 2009): 1362–63.

—. *Nutrition in Clinical Practice, Second Edition.* Philadelphia: Lippincott Williams and Wilkins, 2008.

—. »Obesity … Be Dammed!: What It Will Take to Turn the Tide.« *Harvard Health Policy Review* 7 (2006): 135–51.

—. »Pandemic Obesity and the Contagion of Nutritional Nonsense.« *Public Health Reviews* 31, no. 1 (2003): 33–44.

—. »Plant Foods in the American Diet? As We Sow …« *Medscape Journal of Medicine* 11, no. 1 (2009): 25. Epub January 26, 2009.

—. »School-Based Interventions for Health Promotion and Weight Control: Not Just Waiting on the World to Change.« *Annual Review of Public Health* 30 (2009): 253–72.

—. *The Flavor Point Diet: The Delicious, Breakthrough Plan to Turn Off Your Hunger and Lose the Weight for Good.* New York: Rodale Inc., 2005.

—. »2011 Lenna Frances Cooper Memorial Lecture: The Road to Health Is Paved with Good Inventions: Of Science, Sense, and Elephense.« *Journal of the Academy of Nutrition and Dietetics* 112, no. 2 (February 2012): 313–21.

—., J. Boukhalil, S.C. Lucan, D. Shah, W. Chan, and M.C. Yeh. »Impediment Profiling for Smoking Cessation. Preliminary Experience.« *Behavior Modification* 27, no. 4 (September 2003): 524–37.

—., D. Cushman, J. Reynolds, V. Njike, J.A. Treu, J. Walker, E. Smith, and C. Katz. »Putting Physical Activity Where It Fits in the School Day: Preliminary Results of the ABC (Activity Bursts in the Classroom) for Fitness Program.« *Preventing Chronic Disease* 7, no. 4 (July 2010): A82. Epub June 15, 2010.

—., K. Doughty, V. Njike, J.A. Treu, J. Reynolds, J. Walker, E. Smith, and C. Katz. »A Cost Comparison of More and Less Nutritious Food Choices in US Supermarkets.« *Public Health Nutrition.* 14, no. 9 (September 2011): 1693–99.

—., and M.H. Gonzalez. *The Way to Eat.* Naperville, IL: Sourcebooks, Inc., 2002.

—., C.S. Katz, J.A. Treu, J. Reynolds, V. Njike, J. Walker, E. Smith, and J. Michael. »Teaching Healthful Food Choices to Elementary School Students and Their Parents: The Nutrition Detectives™ Program.« *Journal of School Health* 81, no. 1 (January 2011): 21–28.

—., V.Y. Njike, Z. Faridi, L.Q. Rhee, R.S. Reeves, D.J. Jenkins, and K.T. Ayoob. »The Stratification of Foods on the Basis of Overall Nutritional Quality: The Overall Nutritional Quality Index.« *American Journal of Health Promotion* 24, no. 2 (November–December 2009): 133–43.

—., M. O'Connell, V.Y. Njike, M.C. Yeh, H. Nawaz. »Strategies for the Prevention and Control of Obesity in the School Setting: Systematic Review and Meta-analysis.« *International Journal of Obesity* 32, no. 12 (December 2008): 1780–89.

—., M. O'Connell, M.C. Yeh, H. Nawaz, V. Njike, L.M. Anderson, S. Cory, and W. Dietz (Task Force on Community Preventive Services). »Public Health Strategies for Preventing and Controlling Overweight and Obesity in School and Worksite Settings: A Report on Recommendations of the Task Force on Community Preventive Services.« *Morbidity and Mortality Weekly Report Recommendations and Reports.* 54, no. RR-10 (October 7, 2005): 1–12.

—., K. Shuval, B.P. Comerford, Z. Faridi, and V.Y. Njike. »Impact of an

Educational Intervention on Internal Medicine Residents' Physical Activity Counselling: The Pressure System Model.« *Journal of Evaluation in Clinical Practice* 14, no. 2 (April 2008): 294–99.

Katzmarzyk, P. T., and I. M. Lee. »Sedentary Behavior and Life Expectancy in the U. S. A.: A Cause-Deleted Life Table Analysis.« *British Medical Journal* 2, no. 4 (2012).

Keskitalo, K., H. Tuorila, T. D. Spector, L. F. Cherkas, A. Knaapila, K. Silventoinen, and M. Perola. »Same Genetic Components Underlie Different Measures of Sweet Taste Preference.« *American Journal of Clinical Nutrition* 86, no. 6 (December 2007): 1663–69.

Kessler, D. A. *Das Ende des großen Fressens: Wie die Nahrungsmittelindustrie Sie zu übermäßigem Essen verleitet.* Mosaik bei Goldmann 2011.

King, D. E., A. G. Mainous III, M. Carnemolla, and C. J. Everett. »Adherence to Healthy Lifestyle Habits in U. S. Adults, 1988–2006.« *American Journal of Medicine* 122, no. 6 (June 2009): 528–34.

Knoops, K. T., L. C. de Groot, D. Kromhout, A. E. Perrin, O. Moreiras-Varela, A. Menotti, and W. A. van Staveren. »Mediterranean Diet, Lifestyle Factors, and 10-Year Mortality in Elderly European Men and Women: The HALE Project.« *JAMA*. 292, no. 12 (September 22, 2004): 1433–39.

Kong, A., S. A. Beresford, C. M. Alfano, K. E. Foster-Schubert, M. L. Neuhouser, D. B. Johnson, C. Duggan, C. Y. Wang, L. Xiao, R. W. Jeffery, C. E. Bain, and A. McTiernan. »Self-Monitoring and Eating-Related Behaviors Are Associated with 12-Month Weight Loss in Postmenopausal Overweight-to-Obese Women.« *Journal of the Academy of Nutrition and Dietetics* 112, no. 9 (September 2012): 1428– 35.

Konner, M., and S. B. Eaton. »Paleolithic Nutrition: Twenty-Five Years Later.« *Nutrition in Clinical Practice* 25, no. 6 (December 2010): 594–602.

Kovelis, D., J. Zabatiero, K. C. Furlanetto, L. C. Mantoani, M. Proenca, and F. Pitta. »Short-Term Effects of Using Pedometers to Increase Daily Physical Activity in Smokers: A Randomized Trial.« *Respiratory Care* 57, no. 7 (July 2012): 1089–97.

Kramer, R. F., A. J. Coutinho, E. Vaeth, K. Christiansen, S. Suratkar, and J. Gittelsohn. »Healthier Home Food Preparation Methods and Youth and Caregiver Psychosocial Factors Are Associated with Lower BMI in African American Youth.« *Journal of Nutrition* 142, no. 5 (May 2012): 948–54.

Kuipers, R. S., M. F. Luxwolda, D. A. Dijck-Brouwer, S. B. Eaton, M. A. Crawford, L. Cordain, and F. A. Muskiet. »Estimated Macronutrient and Fatty Acid Intakes from an East African Paleolithic Diet.« *British Journal of Nutrition* 104, no. 11 (December 2010): 1666–87.

Kurth, T., S. C. Moore, J. M. Gaziano, C. S. Kase, M. J. Stampfer, K. Berger, and J. E. Buring. »Healthy Lifestyle and the Risk of Stroke in Women.« *Archives of Internal Medicine* 166, no. 13 (July 10, 2006): 1403–9.

Kvaavik, E., G. D. Batty, G. Ursin, R. Huxley, and C. R. Gale. »Influence of Individual and Combined Health Behaviors on Total and Cause-Specific Mortality in Men and Women: The United Kingdom Health and Lifestyle Survey.« *Archives of Internal Medicine* 170, no. 8 (April 26, 2010): 711–18.

Lapointe, A., V. Provencher, S. J. Weisnagel, C. Bégin, R. Blanchet, A. A. Dufour- Bouchard, C. Trudeau, and S. Lemieux. »Dietary Intervention Promoting High Intakes of Fruits and Vegetables: Short-Term Effects on Eating Behaviors in Overweight-Obese Postmenopausal Women.« *Eating Behaviors* 11, no. 4 (December 2010): 305–8.

Larson, N. I., M. C. Nelson, D. Neumark-Sztainer, M. Story, and P. J. Hannan. »Making Time for Meals: Meal Structure and Associations with Dietary Intake in Young Adults.« *Journal of the American Dietetic Association* 109, no. 1 (January 2009): 72–79.

Larson, N., D. Neumark-Sztainer, M. N. Laska, and M. Story. »Young Adults and Eating Away from Home: Associations with Dietary Intake Patterns and Weight Status Differ by Choice of Restaurant.« *Journal of the American Dietetic Association* 111, no. 11 (November 2011): 1696–703.

Laska, M. N., N. I. Larson, D. Neumark-Sztainer, and M. Story. »Does Involvement in Food Preparation Track from Adolescence to Young Adulthood and Is It Associated with Better Dietary Quality? Findings from a 10-Year Longitudinal Study.« *Public Health Nutrition* 15, no. 7 (July 2012): 1150–58.

Lee, I. M., E. J. Shiroma, F. Lobelo, P. Puska, S. N. Blair, and P. T. Katzmarzyk (Lancet Physical Activity Series Working Group). »Effect of Physical Inactivity on Major Non-communicable Diseases Worldwide: An Analysis of Burden of Disease and Life Expectancy.« *Lancet* 380, no. 9838 (July 21, 2012): 219–29.

Lentino, C., A. J. Visek, K. McDonnell, and L. DiPietro. »Dog Walking Is Associated with a Favorable Risk Profile Independent of Moderate to High Volume of Physical Activity.« *Journal of Physical Activity and Health* 9, no. 3 (March 2012): 414–20.

Levine, J. A., and J. M. Miller. »The Energy Expenditure of Using a ›Walkand-Work‹ Desk for Office Workers with Obesity.« *British Journal of Sports Medicine* 41, 9 (September 2007): 558–61.

Levine, J. A., S. J. Schleusner, and M. D. Jensen. »Energy Expenditure of Nonexercise Activity.« *American Journal of Clinical Nutrition* 72, no. 6 (December 2000): 1451–54.

Liu, P. J., C. A. Roberto, L. J. Liu, and K. D. Brownell. »A Test of Different Menu Labeling Presentations.« *Appetite* 59, no. 3 (December 2012): 770–77.

Loprinzi, P. D., and B. J. Cardinal. »Association between Biologic Outcomes and Objectively Measured Physical Activity Accumulated in ›10-Minute Bouts and‹ 10-Minute Bouts.« *American Journal of Health Promotion* 27, no. 3 (January–February 2013): 143–51.

Loureiro, M. L., S. T. Yen, and R. M. Nayga Jr. »The Effects of Nutritional Labels on Obesity.« *Agricultural Economics* 43, no. 3 (May 2012): 333–42.

McCullough, M. L., A. V. Patel, L. H. Kushi, R. Patel, W. C. Willett, C. Doyle, M. J. Thun, and S. M. Gapstur. »Following Cancer Prevention Guidelines Reduces Risk of Cancer, Cardiovascular Disease, and All-Cause Mortality.« *Cancer Epidemiology, Biomarkers and Prevention* 20, no. 6 (June 2011): 1089–97.

McDonald, N. C., A. L. Brown, L. M. Marchetti, and M. S. Pedroso. »U. S. School Travel, 2009: An Assessment of Trends.« *American Journal of Preventive Medicine* 41, no. 2 (2011): 146–51.

McGinnis, J. M., and W. H. Foege. »Actual Causes of Death in the United States.« *JAMA*. 270, no. 18 (November 10, 1993): 2207–12.

McGonigal, K. *The Willpower Instinct: How Self-Control Works, Why It Matters, and What You Can Do to Get More of It.* New York: Penguin Group, 2012.

Manier, J., P. Callahan, and D. Alexander. »The Oreo, Obesity and Us: A Tribune Special Report in Three Parts.« *Chicago Tribune*, August 21–23, 2005, www.chicagotribune.com/news/watchdog/chi-oreos-specialpackage,0,6758724.special (accessed 3/20/2013).

Meng, L., G. Maskarinec, J. Lee, and L. N. Kolonel. »Lifestyle Factors and Chronic Diseases: Application of a Composite Risk Index.« *Preventive Medicine* 29, no. 4 (October 1999): 296–304.

Meyer, P., B. Kayser, M. P. Kossovsky, P. Sigaud, D. Carballo, P. F. Keller, X. E. Martin, N. Farpour-Lambert, C. Pichard, and F. Mach. »Stairs Instead of Elevators at Workplace: Cardioprotective Effects of a Pragmatic Intervention.« *European Journal of Cardiovascular Prevention and Rehabilitation* 17, no. 5 (October 2010): 569–75.

Mokdad, A. H., J. S. Marks et al. »Actual Causes of Death in the United States, 2000.« *JAMA*. 291, no. 10 (March 10, 2004): 1238–45. Review. Erratum in *JAMA* 293, no. 3 (January 19, 2005): 293–94.

Muchiteni, T., and W. B. Borden. »Improving Risk Factor Modification: A Global Approach.« *Current Cardiology Reports.* 11, no. 6 (November 2009): 476–83.

Murawski, M. E., V. A. Milsom, K. M. Ross, K. A. Rickel, N. DeBraganza,

L. M. Gibbons, and M. G. Perri. »Problem Solving, Treatment Adherence, and Weight-Loss Outcome among Women Participating in Lifestyle Treatment for Obesity.« *Eating Behaviors* 10, no. 3 (August 2009): 146–51.

Myers, K. P., and A. Sclafani. »Development of Learned Flavor Preferences.« *Developmental Psychobiology* 48, no. 5 (July 2006): 380–88.

National Diabetes Information Clearinghouse: Diabetes Prevention Program (DPP). http://diabetes.niddk.nih.gov/dm/pubs/preventionprogram/ (accessed 3/20/2013).

Nicklett, E. J., R. D. Semba, Q. L. Xue, J. Tian, K. Sun, A. R. Cappola, E. M. Simonsick, L. Ferrucci, and L. P. Fried. »Fruit and Vegetable Intake, Physical Activity, and Mortality in Older Community-Dwelling Women.« *Journal of the American Geriatrics Society* 60, no. 5 (May 2012): 862–68.

O'Connell, M., B. P. Comerford, H. K. Wall, V. Yanchou-Njike, Z. Faridi, and D. L. Katz. »Impediment Profiling for Smoking Cessation: Application in the Worksite.« *American Journal of Health Promotion* 21, 2 (November–December 2006): 97–100.

O'Connell, M., S. C. Lucan, M. C. Yeh, E. Rodriguez, D. Shah, W. Chan, and D. L. Katz. »Impediment Profiling for Smoking Cessation: Results of a Pilot Study.« *American Journal of Health Promotion* 17, no. 5 (May–June 2003): 300–303.

O'Keefe, J. H., R. Vogel, C. J. Lavie, and L. Cordain. »Achieving Hunter-Gatherer Fitness in the 21st Century: Back to the Future.« *American Journal of Medicine* 123, no. 12 (December 2010): 1082–86.

—. »Organic Fitness: Physical Activity Consistent with Our Hunter-Gatherer Heritage.« *Physician and Sportsmedicine*. 38, no. 4 (December 2010): 11–18.

Ogden, L. G., N. Stroebele, H. R. Wyatt, V. A. Catenacci, J. C. Peters, J. Stuht, R. R. Wing, and J. O. Hill. »Cluster Analysis of the National Weight Control Registry to Identify Distinct Subgroups Maintaining Successful Weight Loss.« *Obesity* 20, no. 10 (October 2012): 2039–47.

Ornish, D., S. E. Brown, L. W. Scherwitz, J. H. Billings, W. T. Armstrong, T. A. Ports, S. M. McLanahan, R. L. Kirkeeide, R. J. Brand, and K. L. Gould. »Can Lifestyle Changes Reverse Coronary Heart Disease? The Lifestyle Heart Trial.« *The Lancet* 336, no. 8708 (July 21, 1990): 129–33.

—., J. Lin, J. Daubenmier, G. Weidner, E. Epel, C. Kemp, M. J. Magbanua, R. Marlin, L. Yglecias, P. R. Carroll, and E. H. Blackburn. »Increased Telomerase Activity and Comprehensive Lifestyle Changes: A Pilot Study.« *The Lancet Oncology* 9, no. 11 (November 2008): 1048–57.

—., M. J. Magbanua, G. Weidner, V. Weinberg, C. Kemp, C. Green, M. D.

Mattie, R. Marlin, J. Simko, K. Shinohara, C. M. Haqq, and P. R. Carroll. »Changes in Prostate Gene Expression in Men Undergoing an Intensive Nutrition and Lifestyle Intervention.« *Proceedings of the National Academy of Sciences U. S. A.* 105, no. 24 (June 17, 2008): 8369–74.

—., L. W. Scherwitz, J. H. Billings, S. E. Brown, K. L. Gould, T. A. Merritt, S. Sparler, W. T. Armstrong, T. A. Ports, R. L. Kirkeeide, C. Hogeboom, R. J. Brand, et al. »Intensive Lifestyle Changes for Reversal of Coronary Heart Disease.« *JAMA* 280, no. 23 (December 16, 1998): 2001–7.

Orrell-Valente, J. K., L. G. Hill, W. A. Brechwald, K. A. Dodge, G. S. Pettit, and J. E. Bates. »›Just Three More Bites‹: An Observational Analysis of Parents' Socialization of Children's Eating at Mealtime.« *Appetite* 48, no. 1 (January 2007): 37–45.

Park, M. »Twinkie Diet Helps Nutrition Professor Lose 27 Pounds.« *CNN*, November 8, 2010, www.cnn.com/2010/HEALTH/11/08/twinkie.diet.professor/index.html (accessed 3/20/2013).

Parschau, L., L. Fleig, M. Koring, D. Lange, N. Knoll, R. Schwarzer, and S. Lippke. »Positive Experience, Self-Efficacy, and Action Control Predict Physical Activity Changes: A Moderated Mediation Analysis.« *British Journal of Health Psychology*, 18, no. 2, May 2013: 395–406.

Pecoraro, N., F. Reyes, F. Gomez, A. Bhargava, and M. F. Dallman. »Chronic Stress Promotes Palatable Feeding, Which Reduces Signs of Stress: Feed-forward and Feedback Effects of Chronic Stress.« *Endocrinology* 145, no. 8 (August 2004): 3754–62.

Pollan, Michael. *Lebensmittel: Eine Verteidigung gegen die industrielle Nahrung und den Diätenwahn*. Goldmann, 2009.

Prochaska, J. O., J. C. Norcross, and C. C. DiClemente. *Changing for Good: A Revolutionary Six-Stage Program for Overcoming Bad Habits and Moving Your Life Positively Forward.* New York: William Morrow and Company, 1994.

Ramsden, C. E., K. R. Faurot, P. Carrera-Bastos, L. Cordain, M. De Lorgeril, and L. S. Sperling. »Dietary Fat Quality and Coronary Heart Disease Prevention: A Unified Theory Based on Evolutionary, Historical, Global, and Modern Perspectives.« *Current Treatment Options in Cardiovascular Medicine* 11, no. 4 (August 2009): 289–301.

Ramsey, F., A. Ussery-Hall, D. Garcia, G. McDonald, A. Easton, M. Kambon, L. Balluz, W. Garvin, and J. Vigeant. »Prevalence of Selected Risk Behaviors and Chronic Diseases – Behavioral Risk Factor Surveillance System (BRFSS), 39 Steps Communities, United States, 2005.« *Morbidity and Mortality Weekly Report Surveillance Summary* 57, no. 11 (October 31, 2008): 1–20.

Ratey J. J., Eric Hagerman. *Superfaktor Bewegung: Das Beste für Ihr Gehirn!* VAK Verlag, Kirchzarten, 2013.

Razquin, C., J. A. Martinez, M. A. Martinez-Gonzalez, J. Fernández-Creheut, J. M. Santos, and A. Marti. »A Mediterranean Diet Rich in Virgin Olive Oil May Reverse the Effects of the – 174G/C IL6 Gene Variant on 3-Year Body Weight Change.« *Molecular Nutrition and Food Research* 54, suppl. 1 (May 2010): S75–82.

Razquin, C., J. A. Martinez, M. A. Martinez-Gonzalez, M. T. Mitjavila, R. Estruch, and A. Marti. »A 3 Years Follow-Up of a Mediterranean Diet Rich in Virgin Olive Oil Is Associated with High Plasma Antioxidant Capacity and Reduced Body Weight Gain.« *European Journal of Clinical Nutrition* 63, no. 12 (December 2009): 1387–93.

Reynolds, G. *The First 20 Minutes: Surprising Science Reveals How We Can Exercise Better, Train Smarter, Live Longer*. New York: Hudson Street Press, 2012.

Robert Wood Johnson Foundation. »Declining Childhood Obesity Rates – Where Are We Seeing the Most Progress?« *Health Policy Snapshot*, September 2012, www.rwjf.org/content/dam/farm/reports/issue_briefs/2012/rwjf401163. (accessed 3/20/2013).

Roberts, V., R. Maddison, C. Simpson, C. Bullen, and H. Prapavessis. »The Acute Effects of Exercise on Cigarette Cravings, Withdrawal Symptoms, Affect, and Smoking Behaviour: Systematic Review Update and Meta-analysis.« *Psychopharmacology* 222 (2012): 1–15.

Robinson, E., J. Blissett, and S. Higgs. »Recall of Vegetable Eating Affects Future Predicted Enjoyment and Choice of Vegetables in British University Undergraduate Students.« *Journal of the American Dietetic Association* 111, no. 10 (October 2011): 1543–48.

Rolls, B. J., L. S. Roe, and J. S. Meengs. »Large Portion Sizes Lead to a Sustained Increase in Energy Intake over 2 Days.« *Journal of the American Dietetic Association* 106, no. 4 (April 2006): 543–49.

Ruby, M. B., E. W. Dunn, A. Perrino, R. Gillis, and S. Viel. »The Invisible Benefits of Exercise.« *Health Psychology* 30, no. 1 (January 2011): 67–74.

Salomon, J. A., H. Wang, M. K. Freeman, T. Vos., A. D. Flaxman, A. D. Lopez, and C. J. Murray. »Healthy Life Expectancy for 187 Countries, 1990–2010: A Systematic Analysis for the Global Burden Disease Study 2010.« *The Lancet* 380, no. 9859 (December 15, 2012): 2144–62. Erratum in *The Lancet* 380, no. 9867 (February 23, 2012): 628.

Schwartz, M. B., L. R. Vartanian, C. M. Wharton, and K. D. Brownell. »Examining the Nutritional Quality of Breakfast Cereals Marketed to Children.« *Journal of the American Dietetic Association* 108, no. 4 (April 2008): 702–5.

»Shape of the Nation Report 2012.« National Association for Sport and Physical Education and the American Heart Association.

Smith, K. J., L. Blizzard, S. A. McNaughton, S. L. Gall, T. Dwyer, and A. J. Venn. »Takeaway Food Consumption and Cardio-Metabolic Risk Factors in Young Adults.« *European Journal of Clinical Nutrition.* 66, no. 5 (May 2012): 577–84.

Snyder, A., B. Colvin, and J. K. Gammack. »Pedometer Use Increases Daily Steps and Functional Status in Older Adults.« *Journal of the American Medical Directors Association.* 12, no. 8 (October 2011): 590–94.

Spencer, E. A., K. L. Pirie, R. J. Stevens, V. Beral, A. Brown, B. Liu, J. Green, and G. K. Reeves. »Diabetes and Modifiable Risk Factors for Cardiovascular Disease: The Prospective Million Women Study.« *European Journal of Epidemiology* 23, no. 12 (2008): 793–99.

Steeves, J. A., D. L. Thompson, and D. R. Bassett Jr. »Energy Cost of Stepping in Place while Watching Television Commercials.« *Medicine and Science in Sports and Exercise.* 44, no. 2 (February 2012): 330–35.

Stein, L. J., H. Nagai, M. Nakagawa, and G. K. Beauchamp. »Effects of Repeated Exposure and Health-Related Information on Hedonic Evaluation and Acceptance of a Bitter Beverage.« *Appetite.* 40, no. 2 (April 2003): 119–29.

Steptoe, A., and J. Wardle. »What the Experts Think: A European Survey of Expert Opinion about the Influence of Lifestyle on Health.« *European Journal of Epidemiology* 10, no. 2 (April 1994): 195–203.

Stroebele, N., and J. M. De Castro. »Effect of Ambience on Food Intake and Food Choice.« *Nutrition* 20, no. 9 (September 2004): 821–38.

—. »Listening to Music While Eating Is Related to Increases in People's Food Intake and Meal Duration.« *Appetite* 47, no. 3 (November 2006): 285–89.

Sun, X. D., X. E. Liu, and D. S. Huang. »Curcumin Induces Apoptosis of Triple-Negative Breast Cancer Cells by Inhibition of EGFR Expression.« *Molecular Medicine Reports* 6, no. 6 (December 2012): 1267–70.

Tanaka, S., S. Yamamoto, M. Inoue, M. Iwasaki, S. Sasazuki, H. Iso, and S. Tsugane. »Projecting the Probability of Survival Free from Cancer and Cardiovascular Incidence through Lifestyle Modification in Japan.« *Preventive Medicine* 48, no. 2 (February 2009): 128–33.

Taylor, A. H., and A. J. Oliver. »Acute Effects of Brisk Walking on Urges to Eat Chocolate, Affect, and Responses to a Stressor and Chocolate Cue: An Experimental Study.« *Appetite* 52, no. 1 (February 2009): 155–60.

Turner, S. A., A. Luszczynska, L. Warner, and R. Schwarzer. »Emotional and Uncontrolled Eating Styles and Chocolate Chip Cookie Consumption: A Controlled Trial of the Effects of Positive Mood Enhancement.« *Appetite* 54, no. 1 (February 2010): 143–49.

Van der Ploeg, H. P., T. Chey, R. J. Korda, E. Banks, and A. Bauman. »Sitting Time and All-Cause Mortality Risk in 222,497 Australian Adults.« *Archives of Internal Medicine* 172, no. 6 (March 26, 2012): 494–500.

Van Dijk, S. J., E. J. Feskens, M. B. Bos, D. W. Hoelen, R. Heijligenberg, M. G. Bromhaar, L. D. de Groot, J. H. de Vries, M. Müller, and L. A. Afman. »A Saturated Fatty Acid-Rich Diet Induces an Obesity-Linked Proinflammatory Gene Expression Profile in Adipose Tissue of Subjects at Risk of Metabolic Syndrome.« *American Journal of Clinical Nutrition* 90, no. 6 (December 2009): 1656–64.

Van Kleef, E., M. Shimizu, and B. Wansink. »Food Compensation: Do Exercise Ads Change Food Intake?« *International Journal of Behavioral Nutrition and Physical Activity* 8 (January 28, 2011): 6.

Vartanian, L. R., C. P. Herman, and B. Wansink. »Are We Aware of the External Factors That Influence Our Food Intake?« *Health Psychology* 27, no. 5 (2008): 533–38.

Wallace, J. P., J. S. Raglin, and C. A. Jastremski. »Twelve Month Adherence of Adults Who Joined a Fitness Program with a Spouse vs. without a Spouse.« *Journal of Sports Medicine and Physical Fitness* 35, no. 3 (September 1995): 206–13.

Wannamethee, S. G., A. G. Shaper, M. Walker, and S. Ebrahim. »Lifestyle and 15-Year Survival Free of Heart Attack, Stroke, and Diabetes in Middle-Aged British Men.« *Archives of Internal Medicine* 158, no. 22 (December 7–21, 1998): 2433–40.

Wansink, B., *Essen ohne Sinn und Verstand. Wie die Lebensmittelindustrie uns manipuliert.* Campus Verlag, Frankfurt am Main, 2008.

Warziski, M. T., S. M. Sereika, M. A. Styn, E. Music, and L. E. Burke. »Changes in Self-Efficacy and Dietary Adherence: The Impact on Weight Loss in the PREFER Study.« *Journal of Behavioral Medicine* 31, no. 1 (February 2008): 81–92.

Weisburger, J. H. »Lifestyle, Health and Disease Prevention: The Underlying Mechanisms.« *European Journal of Cancer Prevention* 11, suppl. 2 (August 2002): S1–7.

Woo, J. »Relationships among Diet, Physical Activity and Other Lifestyle Factors and Debilitating Diseases in the Elderly.« *European Journal of Clinical Nutrition* 54, suppl. 3 (June 2000): S143–47.

Wyse, R., E. Campbell, N. Nathan, and L. Wolfenden. »Associations between Characteristics of the Home Food Environment and Fruit and Vegetable Intake in Preschool Children: A Cross-Sectional Study.« *BMC Public Health* 11 (December 16, 2011): 938.

Yeh, M. C., S. B. Ickes, L. M. Lowenstein, K. Shuval, A. S. Ammerman, R.

Farris, and D. L. Katz. »Understanding Barriers and Facilitators of Fruit and Vegetable Consumption among a Diverse Multi-ethnic Population in the U. S. A.« *Health Promotion International* 23, no. 1 (March 2008): 42–51.

Yeh, M. C., E. Rodriguez, H. Nawaz, M. Gonzalez, D. Nakamoto, and D. L. Katz. »Technical Skills for Weight Loss: 2-Year Follow-Up Results of a Randomized Trial.« *International Journal of Obesity and Related Metabolic Disorders* 27, no. 12 (December 2003): 1500–1506.

Yi W., and H. Y. Wetzstein. »Anti-Tumorigenic Activity of Five Culinary and Medicinal Herbs Grown under Greenhouse Conditions and Their Combination Effects.« *Journal of the Science of Food and Agriculture* 91, no. 10 (August 15, 2011): 1849–54.

Zhang, Y., and R. Cooke. »Using a Combined Motivational and Volitional Intervention to Promote Exercise and Healthy Dietary Behaviour among Undergraduates.« *Diabetes Research and Clinical Practice.* 95, no. 2 (February 2012): 215–23.

Register